妇幼保健机构
质量管理PDCA
实用案例

主 编◎王 鉴

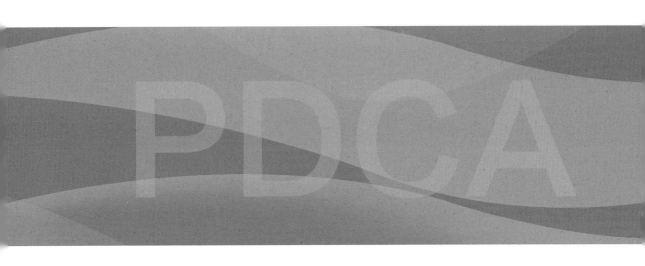

重庆大学出版社

图书在版编目（CIP）数据

妇幼保健机构质量管理PDCA实用案例/王鉴主编
. --重庆：重庆大学出版社，2023.7
ISBN 978-7-5689-3835-8

Ⅰ.①妇…　Ⅱ.①王…　Ⅲ.①妇幼保健－医院－医疗
质量管理－案例　Ⅳ.①R197.5

中国国家版本馆CIP数据核字（2023）第068635号

妇幼保健机构质量管理 PDCA 实用案例
FUYOU BAOJIAN JIGOU ZHILIANG GUANLI PDCA SHIYONG ANLI

主　编：王　鉴
策划编辑：胡　斌

责任编辑：胡　斌　　版式设计：胡　斌
责任校对：王　倩　　责任印制：张　策

*

重庆大学出版社出版发行
出版人：饶帮华
社址：重庆市沙坪坝区大学城西路 21 号
邮编：401331
电话：（023）88617190　88617185（中小学）
传真：（023）88617186　88617166
网址：http://www.cqup.com.cn
邮箱：fxk@cqup.com.cn（营销中心）
全国新华书店经销
重庆长虹印务有限公司印刷

*

开本：787mm×1092mm　1/16　印张：19.5　字数：404千
2023 年 7 月第 1 版　　2023 年 7 月第 1 次印刷
ISBN 978-7-5689-3835-8　　定价：146.00 元

编委会

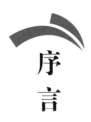

序言

医疗质量管理是医疗机构永恒的主题。2021年国务院办公厅发布《关于推动公立医院高质量发展的意见》中明确提出了持续改进医疗质量管理体系和标准体系，提高不同地区、不同级别公立医院医疗服务同质化水平。要求健全运营管理体系和内部控制制度。

无论是国家政策的文件要求，还是从医疗管理的经验来看，我们的医疗机构，包括综合医院和妇幼保健机构，都应该使用质量管理工具提升行政和临床的管理能力，促进医疗质量管理水平的提高。2016年9月，原国家卫生计生委发布的《医疗质量管理办法》中明确提出了"医疗机构应当熟练运用医疗质量管理工具开展医疗质量管理与自我评价"，并特别点明了医疗质量管理工具指为实现医疗质量管理目标和持续改进所采用的措施、方法和手段。

在我担任重庆市妇幼保健院院长的七年多时间里，在全院上下做了多轮质量管理工具的培训，踏踏实实地做了质量管理工作。到每一个科室去指导和督导月度质量会议，在工作中积累了丰富的经验和实际案例。同时也举办了多次PDCA案例分析比赛，选出了一批参考价值较高的优秀案例。两年一度的PDCA案例分析比赛在重庆市妇幼保健院继续传承。现新任领导班子将相关优秀案例汇编成书，旨在为广大医务工作者，尤其是在妇幼保健院工作的同仁，提供管理中的参考范例，促进大家共同提高医疗质量管理水平。此实为一件幸事，既从一个方面记录了重庆市妇幼保健院迅速发展的历程，给同行一种从理论到实践的实操方法，也实现了我的心愿——继续为我热爱的妇幼事业做贡献。祝贺《妇幼保健机构质量管理PDCA实用案例》成功出版！

重庆市人民医院院长

徐华

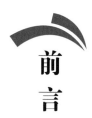

前言

　　党的二十大提出，要"加快构建新发展格局，着力推动高质量发展"。2021年国务院办公厅《关于推动公立医院高质量发展的意见》中明确提出了持续改进医疗质量管理体系和标准体系。妇幼保健机构作为卫生健康体系的重要组成，担负着保障妇女儿童等重点人群健康的职责。面对新形势，新要求，妇幼保健机构需要不断提高管理水平，促进机构的高质量发展，满足广大人民群众的健康需求。

　　用好质量管理工具，是促进机构内部管理的重要手段。同时，按照国家卫生健康委员会要求，四年一度的妇幼保健机构等级评审，也要求利用质量管理工具，围绕质量、安全、服务、管理、绩效做好机构内涵建设。在等级评审的工作中，极其注重医院质量管理体系的建立和持续改进，引入的重要质量管理工具就是戴明环（PDCA）。PDCA的循环递进，体现了质量管理中计划制定、组织实施、自我评价并不断改进的完整过程，从而实现医疗质量和安全的持续改进和持续发展，也体现了关注基础管理、引导科学管理、注重管理实效的监管思路。

　　重庆市妇幼保健院自2017年起每两年举办PDCA案例分析比赛，在妇幼特色、质量与安全、管理与服务、效率与效益等板块积累了多个优秀案例，覆盖医疗服务和行政管理的多个方面。我们从中遴选出具有妇幼特色普适性的实用案例汇编成册，分享给大家，给同行从理论到实践的实例参考，希望能够促进妇幼机构质量管理水平的提升。

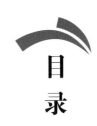

目 录

模块一 质量管理工具应用概述

目前的医疗机构，无论是综合医院还是妇幼保健院，都提倡应用质量管理工具辅助行政和临床的管理工作，促进医疗质量管理水平的提高。2016年9月原国家卫生计生委发布《医疗质量管理办法》（以下简称《办法》）指出，医疗质量管理是指按照医疗质量形成的规律和有关法律、法规要求，运用现代科学管理方法，对医疗服务要素、过程和结果进行管理与控制，以实现医疗质量系统改进、持续改进的过程。《办法》明确强调"医疗机构应当熟练运用医疗质量管理工具开展医疗质量管理与自我评价"，还特别点明医疗质量管理工具是指为实现医疗质量管理目标和持续改进所采用的措施、方法和手段，如全面质量管理（Total Quality Control，TQC）、质量环 [即 Plan（计划）、Do（执行）、Check（检查）和 Action（行动），简称"PDCA 循环"]、品管圈（Quality Control Circle，QCC）、疾病诊断相关分组（Diagnosis Related Group，DRG）绩效评价、单病种管理、临床路径管理等。

常规管理中，经常提到质量控制旧七种工具和新七种工具。质量控制（Quality Control，QC）旧七种工具是指传统七种工具，包括因果图（鱼骨图）、排列法（柏拉图）、检查表、直方图、分层法、控制图和相关图，即医学统计图表。医院管理人员和临床医务人员由于很少经过系统的统计学学习，在使用旧七种工具时常常误用，或者流于形式，没能达到应用工具提升管理水平的目的。下面将分享从事医疗质量管理和医学统计学应用分析的经验体会，逐一介绍新旧工具的应用方法和范围，有助于规范科学使用医疗质量管理工具。

一、QC 旧七种工具

QC 旧七种工具，又称传统七种工具，有因果图（鱼骨图）、排列法（柏拉图）、检查表、直方图、分层法、控制图和相关图。

（一）鱼骨图

1. 使用方法简介

鱼骨图（Fishbone Diagram），如图 1.1.1 所示，又名因果图、石川图，指的是一种分析问题原因的方法，常分为问题型、原因型及对策型鱼骨图等几类。原因型鱼骨图鱼头在右（通常以"为什么……"来写），对策型鱼骨图鱼头在左（通常以"如何提高 / 改善……"来写）。医疗实践中多用原因型鱼骨图。由于大部分问题的原因涉及多个方面，应用鱼骨图是为了分析时不交叉、不重复、不遗漏，使用鱼骨图分类分析、层层递进，实现原因分析的全面汇总。

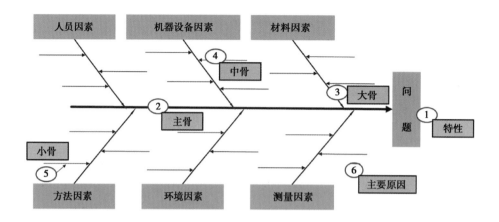

注：①特性就是"问题的简要结果描述"；②主骨，原因型鱼头朝右；③大骨，6M，包括人员（Manpower）、机器设备（Machinery）、材料（Material）、方法（Method）、环境（Mother-nature）、测量（Measurement）。原因分类通常根据需要书写3~6个，绘图时，大骨与主骨成60°夹角；④中骨，针对主骨的分类进一步描述"事实"；⑤小骨，如果中骨已经是最后一层分类，小骨要围绕分析原因"为什么会那样？"来写。如果中骨分类不够，小骨进一步分类，小骨更要进一步追查"为什么那样？"，围绕原因来写；⑥圈出主要原因，可以采用头脑风暴法，或者柏拉图法

图1.1.1　鱼骨图

2. 语言描述要点

常规的大骨分类"人、机、料、法、环、测"本身是不交叉、不重复的。中骨、小骨分类时，尽量考虑周全，覆盖各种可能的情况，做到不交叉、不重复、不遗漏。

对于最后一层原因分析的描述，直接切入原因。常用主谓短语表达，如"培训工作→培训频率低""质控考核→次数少"；或者没有对策的反馈，如"没有照明""没有报警""学习不足""人员太少""制度不健全"等。

3. 鱼骨图使用要点

（1）鱼骨图应用是为了帮助整理思维，厘清原因，忌为用鱼骨图而使用鱼骨图（很多场合就是滥用），不刻意使用工具。

（2）一般如果问题较小，原因少于8个，文档列表阐述分类和原因，小组讨论即可，没必要用鱼骨图。如果原因有15个及以上，列表很难分清，难以做到原因分析不交叉、不重复、不遗漏，宜应用鱼骨图。

（3）原因和分类不要混用。如大骨分类不够，再用中骨。医疗问题一般用到一级和二级分类即可，三级分类的极少，各分类下最后一级分析原因。

（4）最好圈定要因，或者叫根因，有限的资源处理要因对应的措施。原因少，讨论人员少，建议通过小组讨论确定要因；原因数量多，争议多，讨论人员多，建议用柏拉图来确定要因。

（二）柏拉图

柏拉图（Pareto Chart）又叫帕累托图，是将某一时期收集的数据，按特定角度适当分类，依据大小顺序排列的图表，是把握重要原因或问题重点的有效工具。柏拉图是 QC 里常用的统计管理方法之一。

根据"二八原则"，柏拉图能够充分反映出"少数关键、多数次要"的规律，也就是说柏拉图是一种寻找主要因素、抓住主要矛盾的方法。柏拉图将各个原因按照百分比排序，通过计算累计百分比，往往累计 80% 左右的少数几个要因就是解决问题的主要方面，一般有 2~3 个主要原因，最多不超过 4 个，如图 1.1.2 所示。

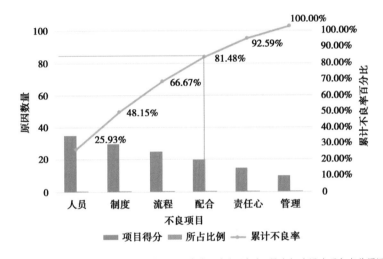

注：图中显示了医疗不良事件产生的原因数量、不良率、累计不良率。横坐标为医疗不良事件原因名称；右纵坐标为各原因的累计百分率（各原因累计数／总数×100%）。前四个原因（人员、制度、流程和配合）占比达到 81.48%，将这四个问题解决了，就解决了医疗不良事件问题的 80%

图 1.1.2　科室不良项目统计图

（三）检查表

检查表（Checklist）又称调查表、核对表，用来进行数据的收集和整理，并在此基础上进行问题和原因的粗略分析。建议工作中务必结合政策文件要求和医院科室实际情况制定检查内容，动态调整，尽量落实到客观扣分中。可以按照科室分类制定检查表，也可以按照专项分类制定检查表，各有侧重。在全面质量检查中做到要全面覆盖，同时兼顾重点内容。对于专项的检查内容，如医疗核心制度，对于病历质控、临床用血、合理用药等检查，每次检查要有要点，起到实际作用，尽量不过多交叉重复，如图 1.1.3 所示。

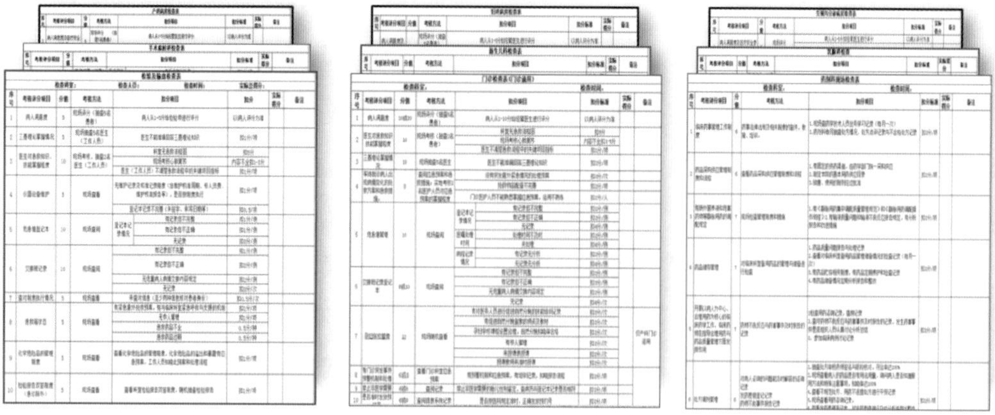

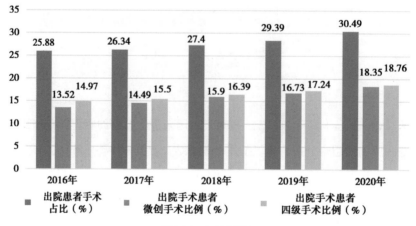

图 1.1.3　检查表示例

（四）直方图

直方图（Histogram）又称质量分布图，是用一系列高度不等的纵向条纹或线段表示数据分布的情况，是一个连续变量（定量变量）的概率分布图。直方图是数值数据分布的精确图形表示，一般横轴表示数据类型，纵轴表示分布情况。

为了构建直方图，需要先将值的范围分段，即将整个值的范围分成一系列间隔，然后计算每个间隔中有多少个值。这些值通常被指定为连续的。常规 Excel 制作即可满足质控需要。直方图和直条图统称柱形图，直方图中的各矩形通常是连续排列的，而直条图则是分开排列的。实际应用中，普通的单项目直方图较少见，分类直方图较常见，如图 1.1.4 所示。

直方图在科室质控报告中的应用较多，尤其是频数分布，可以直观地比较不同科室、不同时间的具体项目。

图 1.1.4　直方图示例

（五）分层法

分层法（Stratification）又称数据分层法、分类法、分组法、层别法，是将收集的原始数据，按照一定标准加以分类整理的一种方法。日本质量管理大师石川馨曾说过："不对数据进行分层，就不能搞好质量管理。"

医疗质量管理中常按照科室、病种、时间段、类别等进行分层，层层递进，不断深入，找到不同类别下的问题所在，也易于呈现所关注的要点。既可以用表进行分类（表1.1.1），也可以用图（饼图、环形图、直方图等）进行分类（图1.1.5）。

表 1.1.1　表应用示例

科室	检查病案数	平均得分	甲级病案数	乙级病案数	丙级病案数
产科	272	95.92	268	4	0
妇科	124	96.34	123	1	0
生殖内分泌科	111	95.64	109	2	0
新生儿科	41	97.56	41	0	0
乳腺科	46	94.50	44	2	0
重症医学科	4	98.00	4	0	0
合计	598	95.97	589	9	0

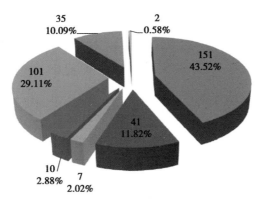

■ 产科病房　■ 妇科病房　■ 生殖内分泌科　■ 门诊　■ 新生儿科　■ 乳腺科　■ ICU

图 1.1.5　饼图应用示例

（六）控制图

控制图（Control Chart）又叫管制图，用于分析和判断过程是否处于稳定状态所使用的带有控制界限的图，是具有区分正常波动和异常波动的功能图表，如图1.1.6所示。控制图是现场质量管理中重要的统计工具之一，常规控制图包括计量值控制图（包括单值控制图、平均数和极差控制图、中位数和极差控制图）和计数值控制图（包括不合格品数控制图、不合格品率控制图、缺陷数控制图、单位缺陷数控制图等）两类。医学上常用均数 ±

标准差表示。

医疗质控中常将需要设置的极值或者控制线在图形中标识清楚，当某些值超过范围时，可以明显地提醒管理者。

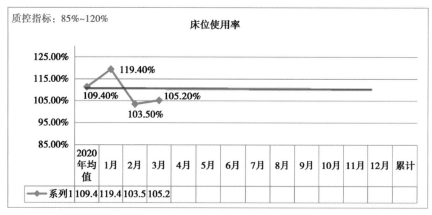

图 1.1.6　控制图应用示例

（七）相关图

相关图（Scatter Diagram）又称散点图或散布图，是研究相关关系的直观工具，如图 1.1.7 所示。一般在进行详细的定量分析之前，可利用相关图对现象之间存在的相关关系的方向、形式和密切程度进行大致判断。从图形上各点的分散程度即可判断两变量间关系的密切程度，包括正线性相关、负线性相关、非线性相关和不相关。

实际医疗质控中应用较多的是线图，可直接分析和查看趋势变化，以及判断变量间是否有相关性。

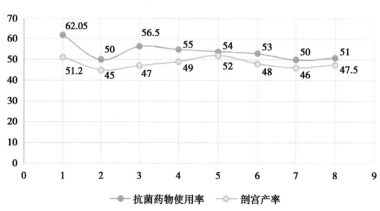

图 1.1.7　线图应用示例

二、QC 新七种工具

《医疗质量管理办法》中描述的七种新工具：质量环（PDCA循环）、全面质量管理（TQC）、品管圈（QCC）、疾病诊断相关分组（DRG）绩效评价、单病种管理、临床路径管理、常规应用的根因分析（RCA），统称为医疗质量管理新七种工具。每种工具都是一类方法，都是一个系统工程，远远超出普通QC工具的范畴，在医院管理过程中需要全面培训和应用。

（一）PDCA 循环（戴明环）

PDCA循环是美国质量管理专家沃特·阿曼德·休哈特（Walter A. Shewhart）首先提出的，由戴明采纳、宣传、得以普及，所以又称戴明环。全面质量管理的思想基础和方法依据就是PDCA循环。P（Plan）——计划，确定方针和目标，活动计划；D（Do）——执行，实地去做，实现计划内容；C（Check）——检查，总结执行结果；A（Action）——行动，固化成果，体现持续改进。对总结检查的结果进行处理，成功的经验加以肯定并适当推广、标准化；失败的教训加以总结，未解决的问题放到下一个PDCA循环。PDCA循环不仅仅是一种工具，更是一种思维方式，可以用于整个系统管理中，体现了管理者的管理思想。

1. 基本的使用步骤

PDCA循环分为四个阶段和八个步骤，如图1.1.8所示。

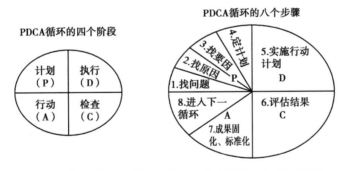

注：P—写你要做的；D—做你所写的；C—检查你做的；A—改进做错的

图 1.1.8 PDCA 循环的四个阶段和八个步骤

2. 落实方式

系统性：科室整体质控，以指标展现、问题汇总为主。

单项目质控：如病历质控、临床路径等。

个案：PDCA案例表、RCA根因分析、个案病例讨论。

留存好记录：科室质控报告、完善填写的案例表。

无论系统管理还是个案管理，均要体现PDCA思想。

3. 应用的要点

（1）逻辑清晰。PDCA 循环的四个阶段是互相对应的，原因分析对应的是问题，整改措施针对原因或要因进行，检查针对措施执行的要点或者关键指标，最后的成果固化针对执行过程中提炼的要点。日常医疗管理中常见误用是 PDCA 逻辑不清，相互割裂，形式上做了四个阶段，实际流于形式，关联不强，效果不好。

（2）措施可行。应用 PDCA 循环的目的是解决问题，达到改进的目标，所以要求措施可行，简单实用，日常工作中可以落实到位。日常医疗管理中常见误用是分析原因的时候往往面面俱到，制定措施的时候反而没有顾及"5W1H"的方式，措施多是"加强""提升""改进""注意"等，实用性不强，落实不到位，起不到解决问题的效果。

（3）如何体现行动 A（Action）。实际工作中，持续改进的内涵可以很广泛，往往从以下几个方面体现 A 的持续改进。一是结构质量方面，此前没有管理组织架构的，有了完善的管理组织构架，此前制度流程不完善的，有了更新的制度规范流程等，并加以固化，甚至推广应用；二是过程质量方面，解决具体问题，无论是行政管理，还是临床诊疗、护理、院感、后勤等多个方面，解决或者改进了医疗管理中的问题，其具体措施可以固化，供其他科室或其他医院参考，就是成功的；三是结果质量方面，设定目标值的改进，以指标体现，该提高的提高，该降低的降低。体现 A 最好的方式是标准化，将整个过程中形成的组织构架、处理流程、规章制度等标准化之后，可以供长期固化使用，培训医院和科室新员工。通过不断的 PDCA 循环，形成固定的、标准化的成果，实现整个管理体系的持续改进。

（二）全面质量管理

曹荣桂主编的《医院管理学：质量管理分册》提出了全面质量管理八项原则，即以病人为中心、领导的作用、全员参与、过程方法、系统管理、持续改进、以数据为基础、医患诚信合作。实际医疗管理中重在落实院科两级的管理模式。一是管理委员会体系，二是职能部门管理和科室管理结合的模式。妇幼保健机构等级评审标准实施细则里提出了医院质量安全管理委员会的要求，与综合医院不太一致，也与医疗质量管理办法中的要求不同，在医院质量安全管理委员会的基础上，设立医疗保健质量安全管理委员会、护理质量安全管理委员会、院感质量安全管理委员会等至少 8 个管理委员会。管理委员会体系的规范设置和良好运作是全面质量管理的重要方面。

日常工作中，医务科、质控科等职能部门落实重点板块的院级层面管理，临床医技科室需要设置重点板块的质控员，落实科室层面管理，实现《医疗质量管理办法》中强调的院科两级管理，人人参与。院科两级管理中，尽量构建完备的体系，落实以指标为导向和以问题为导向，将其体现在季度、半年或者年度的科室、院级质控报告中。

（三）品管圈

品管圈是由同一工作现场、工作性质相类似的工作部门人员，以改进质量、降低消耗、提高人的素质和经济效益为目的组建起来，运用质量管理理论和方法开展活动的小组，又称QC小组，成员5~10人，全体合作，集思广益，按照一定的活动程序，应用传统QC工具，来解决工作现场、管理、文化等方面所发生的问题。

品管圈的相关文献较多，每年也有医疗机构品管圈相关的案例比赛，本书不做过多介绍。品管圈活动中，常应用鱼骨图、柏拉图、检查表、直方图、分层法等QC工具，依据PDCA循环解决问题，实现成果固化及标准化。

品管圈的基本步骤：①组圈，确定人员构架、圈名、圈徽、圈口号；②选主题，定计划；③调查现况；④设定目标，分析可行性；⑤分析原因，分析要因；⑥制定对策和方案；⑦实施对策；⑧检查并评价效果；⑨固化、标准化成果；⑩制定下一步工作计划。

（四）疾病诊断相关分组绩效评价

疾病诊断相关分组（DRG）主要是根据疾病的诊断、合并症、并发症、手术及治疗操作等临床情况，按临床病情复杂程度的同质性和医疗资源消耗（住院日、住院费用）等因素，将病例分入若干诊断组进行管理的体系。

基于DRG的医疗服务能力评价指标包括CMI值（Case Mix Index，疾病组合指数，代表收治病例的总体特征）、DRG组数（组数越多，代表医院收治疾病覆盖的病种越广泛）、高/低风险组死亡率（反映医疗质量的敏感指标）、每执业医师年负担权重（医院救治病例总权重数与医院执业医师人数的比值）、时间消耗指数（住院时间）和费用消耗指数（住院花费）。

随着国家医保DRG付费方式的改革，CMI值也成为公立医院绩效考核指标之一。院内可以就DRG分组按照科室的CMI值进行排序，甚至考核到科室，鼓励科室收治疑难危重患者。但对于妇幼保健机构以及妇女儿童医院来说，产科和儿内科的CMI值都偏低，比较固定，这与疾病情况有关；CMI值较高的往往是妇科肿瘤和儿外科。

（五）单病种管理

单病种质量管理与控制是以病种为管理单元，通过构建基于病种诊疗全过程的质量控制指标和评价体系进行医疗质量管理，以规范临床诊疗行为，持续改进医疗质量和医疗安全的管理方法。《国家卫生健康委办公厅关于进一步加强单病种质量管理与控制工作的通知（国卫办医函〔2020〕624号）》要求各医疗机构要将单病种质量管理与控制工作制度作为医疗质量管理制度的重要组成部分，明确管理部门和责任，充分发挥院、科两级医疗质量管理组织作用，加强人员培训，利用信息化手段统计、分析、反馈单病种相关质量监测信息，指导临床持续改进诊疗质量。国家卫健委建立了全国单病种质量管理与控制制度和信息平台，以确定国家监测的单病种范围和监测技术方案，收集、分析全国单病种诊疗信息，并定期向行业内反馈监测结果，持续改进医疗质量安全相关要求。

单病种管理包括：①诊断质量指标：出入院诊断符合率、手术前后诊断符合率、临床与病理诊断符合率；②治疗质量指标：治愈率、好转率、并发症发生率、病死率、抗生素使用率；③效率指标：平均住院日、术前平均住院日；④经济指标：平均住院费用、手术费用、药品费用、耗材费用。

《三级妇幼保健院评审标准实施细则（2016年版）》明确提出用单病种质量管理等质控指标，监控临床诊疗质量。其中，剖宫产被纳入作为单病种质量监测，并作为核心条款。此外，单病种质量管理还包括异位妊娠、宫颈癌等妇科疾病的管理，以及早产、窒息、黄疸、肺炎等新生儿常见疾病的管理。

（六）临床路径管理

临床路径（Clinical Pathway）是指针对某一疾病建立一套标准化治疗模式与治疗程序，是一个有关临床治疗的综合模式，以循证医学证据和指南为指导来促进治疗组织和疾病管理的方法。临床路径是医院内医务人员必须遵循的诊疗模式，引导病人从入院到出院依照该模式接受检查、手术、治疗、护理等医疗服务。临床路径可起到规范医疗行为，减少变异，降低成本，提高质量的作用。

自2009年以来，国家卫健委共印发1212个临床路径，涵盖30余个临床专业，基本实现临床常见、多发疾病全覆盖，基本满足临床诊疗需要。无论是带量采购中选品种，还是医保品种、新版基药品种，落实到医院环节的采购和使用，都离不开临床路径；医保支付方式改革、药占比、合理用药、重点监控药品制度等更是与临床路径息息相关。从临床路径的内涵可以看到，临床路径的完备是实行单病种付费、DRG等医保支付方式改革的重要基础，两者有着共同的管理思路，以及提高医疗质量、降低医疗成本的诉求。此外，目前国家对于医院临床路径管理率、临床路径入路径率和完成率的要求都在不断提高。

目前基本各个医院都在开展临床路径管理，应用对应的信息系统。在管理工作中，每季度各科室都需要将临床路径管理的指标做深入分析，尤其是分析出径和未完成的典型案例，而不只是单独罗列指标，以此才能有助于提高管理水平。

临床路径管理的应用需要科室的临床路径管理员与信息部门配合，结合科室实际病种的管理情况，不断优化分支路径，优化表单，这样使用起来才更方便，体验才更好，确实起到临床路径管理的真正作用。

（七）根本原因分析

根本原因分析（Root Cause Analysis，RCA），简称根因分析，是一项结构化的问题处理法和系统化的问题处理过程，用以逐步找出问题的根本原因并加以分析，找出问题的解决方法，并制定问题预防措施。

1. 目的

寻找系统过错与责任，就是找出潜在的失误及根本原因，制定预防措施和可执行的计划，从而改进系统，避免类似事件再次发生。即：明确发生了什么事件？为什么会发展到这个地步？如何预防类似事件再次发生？

2. 应用范围

（1）根据严重性评估标准（Severity Assessment Criteria，SAC）将风险评估为Ⅰ级或Ⅱ级的事件。Ⅰ级事件（警讯事件）包括非预期死亡，或非疾病自然进展过程中造成的永久性功能丧失。Ⅱ级事件是在医疗过程中，非疾病本身造成的病人机体与器官功能较严重的损害，如手术部位错误、治疗延迟，药物错误（发错药或用错药），特殊药物事件（精神类药物、麻醉药物、高浓度电解质等），造成严重后果的跌倒或坠床，血液或血液制品使用、院内自杀，输液泵故障，造成严重后果的病人约束事件等。

（2）SAC风险评估为Ⅲ级或Ⅳ级，但发生频率高，或者逐年上升的事件。

（3）系统问题的事件，往往由于系统管理漏洞造成。解决之后，可以根除一系列的安全隐患。

（4）有特殊学习价值的事件。

3. 使用步骤

（1）组成团队，调查事件与问题。

（2）找出直接原因，人为的、设备的、可控及不可控的外在环境因素和其他因素。

（3）确认根本原因。利用鱼骨图、柏拉图等，选出真正的根本原因。

（4）制定并执行改进计划。PDCA思维贯穿其中。

海恩法则指出：每一起严重事故的背后，必然有29次轻微事故和300起未遂先兆以及1000起事故隐患。某些差错或者事故的发生，其原因往往不是表象的，而是系统的深层次原因，找到这些原因并解决，才能根除此类问题。医疗质量安全核心制度是确保医院医疗护理质量，规范诊疗行为，杜绝医疗事故发生的重点规范制度，也是医务人员正常医疗活动中必须遵守的工作规则。在医疗管理应用过程中，很多常见的小问题无须启动根因分析，普通问题按照PDCA管理思维完成即可。《三级妇幼保健院评审标准实施细则（2016年版）》中，有五项条款明确提出根因分析，尤其针对较为重大的医疗安全（不良）事件，当遇到较为严重的问题或特大事件时，尤其涉及多个科室，小组讨论难以解决时，需启用根因分析。

2.1 创新高危孕产妇、高危儿管理模式，保障母婴安全

一、P 阶段

（一）选题背景

中共中央、国务院出台《"健康中国 2030"规划纲要》，对促进妇女儿童健康提出了明确的要求。国务院修订《中华人民共和国母婴保健法实施办法》，也对保障母婴安全，落实母婴保健法要求提出了具体目标。国家卫生健康委妇幼司将高危孕产妇、高危儿管理纳入等级妇幼保健评审标准。希望通过加强高危人群管理，降低孕产妇死亡率和婴儿死亡率，保障母婴安全。然而目前国内尚无统一的高危孕产妇、高危儿管理标准，全国 3000余家妇幼保健机构对高危孕产妇、高危儿管理均处于探索、试行阶段。寻求一种科学的、连续的、动态的、可推广的管理模式已成为妇幼保健体系的迫切需求。为此，探索利用PDCA 循环提高高危孕产妇、高危儿的管理水平具有重要意义。

（二）现状调查

重庆市妇幼保健院（以下简称"我院"）尚未对高危孕产妇、高危儿进行规范的统一管理，存在管理率低、失访率高、监管不足等突出问题（图 2.1.1、图 2.1.2、图 2.1.3），高危人群干预治疗措施成效判断困难，部分高危人群因挂号困难且无有效标识而错失干预时机的情况时有发生，这些都成为了制约高危孕产妇和高危儿及时、有效获得治疗和干预的巨大阻力。

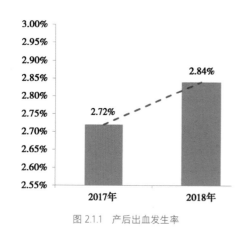

图 2.1.1 产后出血发生率

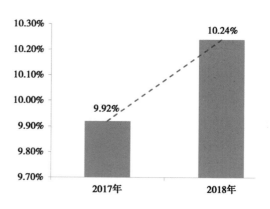

图 2.1.2 早产儿发生率

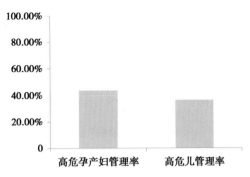

图 2.1.3　高危孕产妇、高危儿管理率低

（三）成立 CQI 小组

针对上述现状，成立持续质量改进（Continuous Quality Improvement，CQI）小组，如表 2.1.1 所示。

表 2.1.1　CQI 小组成员及分工

成员	职务	分工	科室
A	组长、督导	主题选定、效果确认、全程把握	院办
B	副组长、督导	主题选定、效果确认、全程把握	院办
C	组员、秘书	现状调查、因素分析、对策拟定、对策实施	医务科
D	组员	现状调查、因素分析、对策拟定、对策实施	质量管理科
E	组员	对策拟定、对策实施	信息科
F	组员	对策拟定、对策实施	孕产保健部
G	组员	对策拟定、对策实施	儿童保健部
H	组员	对策实施、标准推行	质量管理科
I	组员	对策实施、标准推行	质量管理科

（四）设定目标

本项目预计利用一年时间，通过全院多部门参与精细化高危孕产妇、高危儿管理，达到以下目标：

（1）打破高危孕产妇、高危儿独立管理模式，形成科学、高效、推广性强的高危孕产妇、高危儿一体化全周期管理模式。

（2）预计投入 100 万元，建设实用性强、运行效率高、功能齐备的高危孕产妇、高危儿管理信息系统。

（3）2019 年底，高危孕产妇、高危儿管理率达 95% 以上。

（4）产出相关适宜技术不少于 2 项，并进行推广。

（五）拟定计划

根据预期目标拟定计划，如图 2.1.4 所示。

活动计划		2019年1季度			2019年2季度			2019年3季度			2019年4季度		
		1	2	3	4	5	6	7	8	9	10	11	12
P	发现问题												
	建立团队												
	设定目标												
	分析原因												
	拟定对策												
D	对策实施												
C	效果评估												
A	标准化												
	持续改进												

图 2.1.4　创新高危孕产妇、高危儿管理模式——甘特图

（六）分析原因

从人员、监测、设备、环境、流程 5 个方面进行原因分析，头脑风暴，并绘制鱼骨图、柏拉图（图 2.1.5、图 2.1.6）。主要问题集中在以下几个方面：一是高危管理组织不明，制度不健全，权责不够清晰，岗位不够明确，约束性不强；二是未建立专病门诊，专病未集中、分级管理，未形成全周期高危孕产妇、高危儿管理模式，管理相对独立且局限；三是缺乏高危孕产妇、高危儿一体化信息系统支撑，人工管理工作量大、成本高且效率较低；四是质量控制模式存在自限性，缺乏更完善的质量控制体系；五是无专人管理；六是宣传不足，患者参与不够。

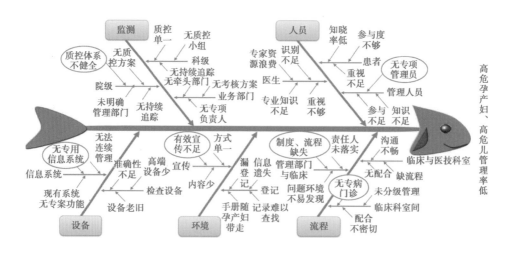

图 2.1.5　高危孕产妇、高危儿管理率低的原因分析——鱼骨图

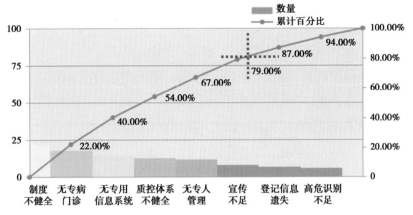

图 2.1.6 高危孕产妇、高危儿管理率低的原因分析——柏拉图

（七）制定对策

高危孕产妇、高危儿规范化管理——"5W1H"（表 2.1.2）。

表 2.1.2 高危孕产妇、高危儿规范化管理——"5W1H"

主题（What）	原因（Why）	对策（How）	责任人（Who）	科室（Where）	时间（When）
高危孕产妇、高危儿管理率低	制度不健全	制定制度、规范流程	XXX	医务科	2019 年 1—3 月
	无专病门诊	健全专病门诊	XXX	产科、儿科	2019 年 1—5 月
	无专用信息系统	建立高危管理信息系统	XXX	信息科	2019 年 1—10 月
	质控体系不健全	建立院科两级专项质控体系	XXX	质量管理科	2019 年 1—5 月
	无专人管理	明确专职人员管理	XXX	产科、儿科	2019 年 1—3 月
	宣传不足	开展多样化健康宣教	XXX	医务科	2019 年 3—12 月

1. 整改措施

（1）制定制度、规范流程。

（2）培训专职人员管理。

（3）健全专病专科门诊。

（4）建立高危孕产妇、高危儿一体化管理信息系统。

（5）完善院科两级专项质控方案。

（6）多样化开展健康宣教。

2. 责任部门／科室

医务科为主要牵头行政职能科室，护理部、医院感染控制科、质量管理科为主要配合职能科室，以将高危孕产妇、高危儿结合管理，形成"孕前—孕期—产后—新生儿—婴幼儿"的高危孕产妇、高危儿一体化全周期管理模式为原则，组织临床科室修订院级管理制度，明确工作规范、专案管理制度，规范随访、转诊、会诊流程等。

信息科：牵头组织建设"高危孕产妇、高危儿一体化健康管理系统"，一套系统涵盖高危孕产妇、高危儿管理，主要实现根据高危判定条件自动建档、多科室信息资源共享、高危孕产妇五色预警管理、高危儿Ⅲ级管理、随访提醒等功能。

人事科：牵头启动人才引进，引进成熟人才组建团队，建设营养科、心理科等科室配合高危人群专病门诊管理。

质量管理科：牵头制定院科两级高危孕产妇、高危儿质量控制体系及标准，并组织实施。

临床、医技科室：在医务科指导下，产科、新生儿科、儿童保健科开设高危专病门诊，实现高危孕产妇、高危儿分级诊疗、集中管理，畅通科内、科间、院外转诊转介。成立高危孕产妇专病门诊，包括双胎门诊、糖尿病一日门诊、产前诊断门诊、妊娠期高血压疾病门诊、妊娠期感染门诊；成立高危儿专病门诊，包括早产儿门诊、高危儿预防接种门诊、住院新生儿随访门诊、儿童心理发育门诊、儿童康复门诊等，排班医师资质要求为主治及以上；相关科室明确专人管理；重症监护室（Intensive Care Unit，ICU）、新生儿重症监护中心（Neonatal Intensive Care Center，NICU）、检验科、超声科、放射科等科室做好急诊急救绿色通道畅通配合工作。

健康教育科：扩大宣教范围，组织各临床科室制作宣教素材，充分借助信息化、媒体的力量多渠道多形式宣传，提高大众认知度，提升患者参与度。

二、D 阶段

（一）完善制度、规范流程

医务科、质量管理科、产科、儿科等科室组织多次讨论，明确工作规范、专案管理制度，改进随访、转诊、会诊流程等制度，建立高危孕产妇、高危儿规范化管理模式，健全危重孕产妇早期识别、预警、干预体系，以产科、儿科为核心的多学科合作机制，完善转诊转介标准化流程。

（二）明确专职人员管理

设院科两级专项管理员，专人专管，做好电话随访、预约、转诊登记、就诊登记等工作。规范台账管理，建立院科两级管理体系。

（三）健全专病门诊——实现高危孕产妇、高危儿高质量病种管理

规范设置产前诊断门诊、围产期心理门诊、糖尿病一日门诊、妊娠期感染专科门诊、

双胎门诊、早产儿门诊、高危儿预防接种门诊、住院新生儿随访门诊、儿童康复门诊等专病门诊，高危孕产妇、高危儿实现专人专案、全程管理、动态监管、集中救治，发现一例、登记一例、报告一例、管理一例、救治一例。

（四）系统支持——建设高危孕产妇、高危儿一体化健康管理

建设高危孕产妇、高危儿一体化健康管理系统，信息平台贯穿"孕前—孕期—产后—新生儿—婴幼儿"全程，一个系统内，完成诊疗、检查及随访操作，后台数据自动同步，方便医生操作。

（五）健全院科两级专项质控体系

制定院级高危孕产妇、高危儿专项质控方案，专项质控小组由质量管理科、医务科、护理部、院感科组成，每季度组织开展高危孕产妇、高危儿专项联合检查。定期举办PDCA案例分析比赛，促进质量管理工具在解决临床和管理实际问题中的应用。

（六）多渠道多形式提升患者参与度

充分借助信息化、媒体的力量多渠道多形式宣传，如利用官方微信、微信群、孕妇学校、微博、宣传资料等形式，提高大众认知度，提升患者参与度。

三、C 阶段

（一）制度清晰，流程规范

完善高危孕产妇、高危儿管理制度，包括工作规范，专案管理制度，随访、转诊、会诊流程等；设立分管院长为第一责任人的危重孕产妇救治领导小组、救治专家小组；规范工作流程，实现医院整体调配的产儿科抢救中心的多科室联动机制，共享医疗资源，建立急救绿色通道，保障医疗救治顺利开展。

（二）围绕中心，一体管理

在围产医学中心模式的建立和支持下，形成妇幼保健全周期高危孕产妇、高危儿管理模式，实现"孕前—孕期—产后—新生儿—婴幼儿"全流程管理，以及不同时期各类高危人群的全面监管。如图 2.1.7、图 2.1.8 所示，高危孕产妇、高危儿管理人数逐年上升，实现高危孕产妇管理率 100%，高危儿管理率 100%。

（三）分级分类，专案专管

落实孕产妇妊娠风险评估与管理制度、高危儿专案管理制度，将高危孕产妇、高危儿分级管理，保障高危人群的专人专案管理、全程管理、集中管理、动态管理。建立双胎门诊、糖尿病一日门诊、产前诊断门诊、妊娠期高血压疾病门诊、妊娠期感染门诊、早产儿门诊、

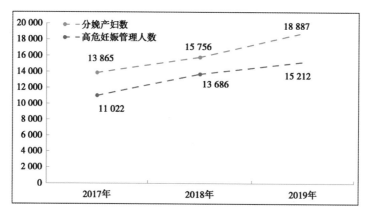

图 2.1.7　2017—2019 年分娩产妇数与高危妊娠管理人数

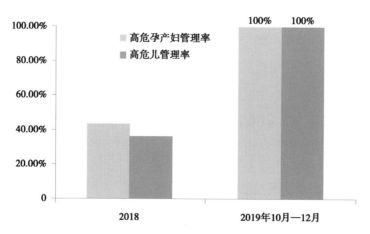

图 2.1.8　2019 年底高危孕产妇、高危儿管理率 100%

高危儿预防接种门诊、住院新生儿随访门诊、儿童心理发育门诊、儿童康复门诊等专病门诊。实现高危孕产妇、高危儿由高年资、高职称医师分级管理目标，做到全程管理中高危级别发生改变时，动态转诊至相应级别专案管理。

（四）建设系统，信息智能

建成集高危孕产妇、高危儿管理于一体的"高危孕产妇、高危儿健康管理系统"，实现高危孕产妇、高危儿就诊过程中自动识别身份、自适应级别转变、专案建档、系统内转诊转介、病历资源共享、规律随访、到期随访提醒等功能，确保高危人群无遗漏、系统随访有规律。

（五）科学质控，全面监管

建立高危孕产妇、高危儿专项质控体系，以院科两级质控为方向，开展院级专项质控、科级质控汇报会、院科两级质控报告，融入 PDCA 循环理念，形成定期举办高危管理质控案例分析比赛的机制，将质控管理工具应用引入科室日常管理。每年开展高危孕产妇、高危儿专项质控 4 次，通过查阅资料及专案、数据核对、现场抽考等方式开展专项考核。规范并落实高危孕产妇管理制度、职责及流程 20 余项，查阅资料 31 份，查阅专案 100 余份，数据核对 485 项，抽考 18 人次，发现并整改问题 4 项。

（六）健康宣教，患者参与

实现高危孕产妇、高危儿知识覆盖孕妇学校、母子健康手册、宣传折页、官方微信公众号等渠道，完成"扩大宣传、患者参与"的目标，有效提高高危孕产妇、高危儿监护人的自我识别、自我监测、自我干预，有效保障医患互动。2017 年实现首次建册孕产妇孕妇学校听课率 100%。2017 年、2018 年、2019 年门诊患者满意度分别是 87.09%，91.41%，97.84%，住院患者满意度分别是 94.16%，94.39%，98.52%。

（七）指标向好，母婴安全

在分娩产妇数、活产数逐年上升（图 2.1.9）的情况下，剖宫产率从 2019 年 1 月的 52.38% 下降到 2020 年 4 月的 46.26%。无指征剖宫产率和产后出血发生率分别从 2017 年的 6.76% 和 2.72% 下降到 2019 年的 4.06% 和 2.44%（图 2.1.10）。早产儿发生率降低至 2019 年的 7.93%（图 2.1.11），新生儿窒息发生率降低至 0.87%（图 2.1.12）。

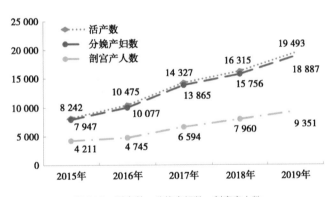

图 2.1.9　活产数、分娩产妇数、剖宫产人数

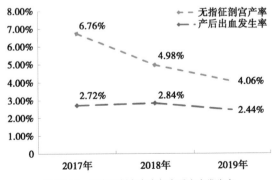

图 2.1.10　无指征剖宫产率与产后出血发生率

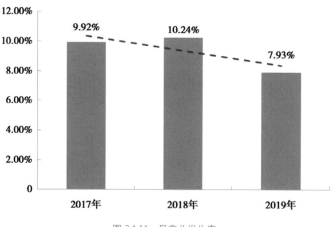

图 2.1.11　早产儿发生率

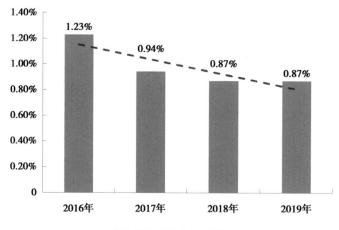

图 2.1.12　新生儿窒息发生率

四、A 阶段

经过 10 个月的持续改进，门诊设置日趋健全，高危孕产妇、高危儿一体化管理系统基本完善，原有的录入流程得到优化，高危管理系统与医院信息系统（Hospital Information System，HIS）的有效资源得到整合，人口学相关信息可直接导入系统，避免医务人员重复录入。通过持续改进，剖宫产率、产后出血率、患者满意度、高危孕产妇和高危儿管理率等指标持续向好。

产出 5 项适宜技术，包括"子宫下段止血带环扎法应用于防治剖宫产术中产后出血的适宜技术""产程监护和产程并发症的规范化处理技术""助产机构围产期新生儿复苏多学科联动救助综合模式的构建""心腹横切面二维超声快速筛查胎儿复杂心脏畸形的推广应用"等，涵盖产科、新生儿科、超声等学科，投入经费 90 万元，累计推广市内 22 个区县。

2019 年 3 月，举办重庆市妇幼保健机构等级评审和质量管理持续改进培训班，重点分享高危孕产妇、高危儿管理等保障母婴安全的管理经验，市内外 40 余家医疗机构的 600 余名代表参会。

举办两届"长江—莱茵河"新生儿围产期医学论坛国家级继教班，发布《围产医学中心建设标准》。

尽管高危孕产妇及高危儿管理较前有明显进步，但仍存在母子健康手册与高危系统欠匹配、动态监控不足等问题，将列入下一个 PDCA 循环中继续改进。

2.2 改进孕前检查人群地中海贫血筛查模式

一、P 阶段

（一）选题背景

地中海贫血，简称地贫，又称海洋性贫血或珠蛋白生成障碍性贫血，是由于珠蛋白基因缺陷导致珠蛋白肽链合成障碍所致的遗传性溶血性疾病，是重庆地区常见的单基因遗传病之一，也是严重影响儿童健康和出生人口素质的地方高发出生缺陷疾病，给家庭和社会带来沉重的精神和经济负担。

地贫目前尚无药物和成熟的基因治疗方法，虽难治但可防。在地贫高发地区通过婚前、孕前及产前优生检查，检出携带同类型地贫基因的风险夫妇，阻止重型地贫患儿出生是目前国际公认的有效防控地贫的首要措施和重要策略。

根据国家卫健委发布的地贫防控试点项目技术服务规范，常规地贫筛查流程为：血常规异常进行血红蛋白电泳分析，电泳结果异常进行基因检测。血常规异常指标为：平均红细胞体积（Mean Corpuscular Volume, MCV）<80 fl 或平均红细胞血红蛋白含量（Mean Corpuscular Hemoglobin, MCH）<27 pg。一般来说，地贫基因携带者血常规及血红蛋白电泳均异常。但是在工作中发现，现有的地贫筛查模式存在着漏诊风险。比如血常规异常，即使血红蛋白电泳正常者，仍有地贫可能；血常规 MCV 为 80~82 fl，或 MCH 为 27~28 pg 临界值时，仍然可能是地贫；甚至血常规正常，由于静止型地贫的存在，也不能完全排除地贫。以上三种情况都有可能导致地贫的漏诊。

因此，进一步改进孕前检查人群地中海贫血筛查模式，可降低地贫患者漏诊率，避免重型地贫患儿出生。为此，探索使用 PDCA 循环改进孕前检查人群地贫筛查模式具有重大意义。

（二）基础工作

重庆市妇幼保健院妇女保健科（以下简称"我科"）是全国妇幼保健机构专科建设试点工作孕前保健唯一的试点机构，也是市级孕前保健重点专科。每年约有 4000 余对夫妇于我科进行孕前检查，仅 2015 年 7 月—12 月，就有 2000 对孕前夫妇进行了地贫筛查，其中，211 对夫妇进行了血红蛋白电泳分析，126 对夫妇进行了基因检测。

（三）设立目标

公共卫生项目是以人群筛查为手段，其目的是检查出更多可能患病的人，所以我们设定目标为提高地贫检出率，减少地贫漏诊率，尽可能防止重型地贫患儿的出生。

（四）拟定计划

拟利用 9 个月的时间实施对策，5 个月的时间评估效果，在实施中不断修订时间表，并根据对策进行详细分工，科室医生、护士均参与具体的工作实施，明确由谁在什么时候怎样完成相关任务，如图 2.2.1、表 2.2.1 所示。

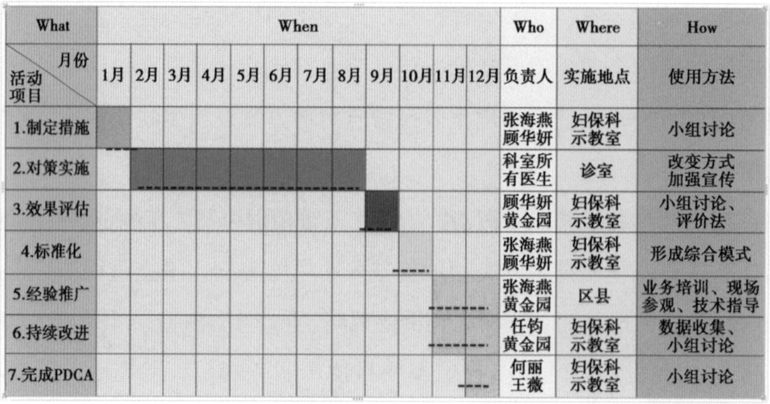

What	When												Who	Where	How
活动项目	月份 1月	2月	3月	4月	5月	6月	7月	8月	9月	10月	11月	12月	负责人	实施地点	使用方法
1.制定措施													张海燕 顾华妍	妇保科 示教室	小组讨论
2.对策实施													科室所有医生	诊室	改变方式 加强宣传
3.效果评估													顾华妍 黄金园	妇保科 示教室	小组讨论、评价法
4.标准化													张海燕 顾华妍	妇保科 示教室	形成综合模式
5.经验推广													张海燕 黄金园	区县	业务培训、现场参观、技术指导
6.持续改进													任钧 黄金园	妇保科 示教室	数据收集、小组讨论
7.完成PDCA													何丽 王薇	妇保科 示教室	小组讨论

虚线为计划时间，实线为实际时间

图 2.2.1　甘特图

表 2.2.1　改进孕前检查人群地贫筛查模式——"5W1H"

What	Why	How	Who	When	Where	
问题点	真因	解决方案	负责者	实施时间	地点	对策编号
如何减少地贫漏诊率	筛查标准不恰当	改变筛查标准 采用卫生行业标准筛查 血常规的阳性指标：MCV<82fl或MCH<28pg	张海燕 顾华妍	2016.2–2016.10	妇女保健科	对策1
	筛查流程不合理	修订筛查流程 血常规异常，血红蛋白电泳正常，告知可检测铁蛋白或直接检测基因，若检测铁蛋白异常，可补铁治疗8周，复查血常规仍异常，检测基因	任钧 朱欣	2016.2–2016.10	妇女保健科	对策2
	静止型地贫被忽略	开展地贫相关培训，提高医务人员认识	张海燕	2016.1–2016.10	妇保科 示教室	对策3
		完善结果告知	科室所有医务人员	2016.1–2016.10	妇女保健科	对策3
		加强健康教育宣传	科室护理小组	2016.2–2016.10	妇女保健科	对策3

（五）分析原因

根据上述分析以及在基础工作中积累的经验，从"人、机、料、法、环"等方面进行综合分析，深入查找漏诊原因。根据鱼骨图中涉及临床工作的因素，对科室及项目地区的医护人员进行问卷调查，调查内容涉及筛查标准、筛查流程、对疾病的认识、健康宣教等方面。

通过对问卷调查的数据进行分析，结果发现 80% 的问题主要集中在三个方面，即筛查标准、筛查流程、医患沟通。根据柏拉图的提示，找出这些重要影响因素，如医生对疾病认识不充分、忽略静止型地贫、解释告知不到位、筛查标准不恰当、筛查流程不合理等，如图 2.2.2、图 2.2.3 所示。

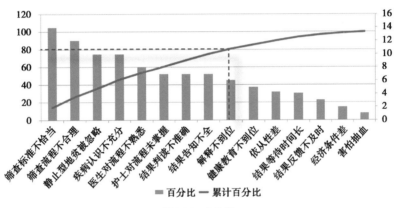

图 2.2.2 柏拉图

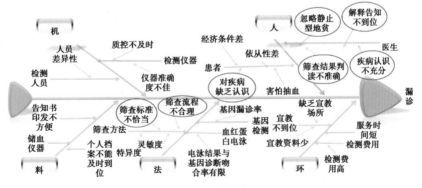

图 2.2.3 鱼骨图

（六）制定对策

（1）改变筛查标准。

（2）修订筛查流程。

（3）加强医患沟通。

二、D 阶段

（一）改变筛查标准

综合国家卫生行业标准、文献提示以及数据分析，将地贫筛查的血常规阳性指标修订为 MCV<82 fl 或 MCH<28 pg。

（二）修订筛查流程

对于血常规异常但电泳结果正常者，告知可进行地贫基因检测或铁蛋白水平检测；对于补铁治疗无效者，仍建议行地贫基因检测。

（三）加强医患沟通

制定一系列告知书，包括阳性结果和阴性结果告知书，对于血常规阴性者，告知由于静止型地贫的存在，不能完全排除地贫可能，并且对筛查对象进行书面告知，签字留档。

三、C 阶段

（一）检出率明显提高

2016 年 11 月—2017 年 3 月，进行了效果评估，采用现标准筛查后，电泳分析人数及基因检测人数明显增加，我科共筛出 7 对同型地贫基因携带者夫妇。地贫基因检出率由原来的 3.27% 上升为 4.61%，如直方图 2.2.4 所示，差异有统计学意义。

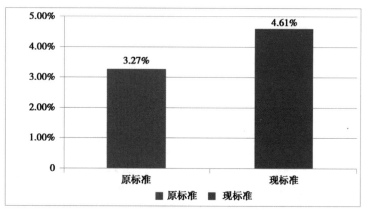

图 2.2.4 地贫基因检出率

（二）流程规范标准

形成一套完整标准化的地贫筛查流程，并遵照该流程对每一对来我科孕期检查的夫妇进行地贫筛查，提高地贫检出率，降低漏诊率。

（三）经验得到推广

将经验推广到基层，3 个地贫项目区全部采用修订后的地贫筛查流程和告知书。

四、A 阶段

经过 1 年多的持续改进，科室形成一套完整标准化的地贫筛查流程，不仅提高了孕前检查人群的地贫检出率，同时将该筛查流程推广应用到基层，对于避免重型地贫患儿的出生意义重大。

科室医生发表地贫相关论文 3 篇，探讨地贫筛查模式、基因检测结果等。科室申请地贫相关课题 1 项，比较研究不同地贫防控模式的效果。

科室不断总结经验，并反馈临床，已举办 3 届针对全市妇幼保健机构的地中海贫血防控培训班，累计培训 400 余人次，显著提高地贫检出率。

尽管我科明显提升了地贫检出率，但对于目前改进后的地贫筛查模式，其有效性和准确性仍有待更多的数据支持，需要更多的 PDCA 应用实践。

2.3 降低新生儿低血糖发生率

一、P 阶段

（一）选题背景

低血糖症是新生儿常见的代谢性疾病，发病率为 3%~11%。新生儿经历从宫内到宫外的环境改变，血糖水平（Blood Glucose Level，BGL）容易产生较大波动。脐带结扎后新生儿不再接受母体血糖的供应，生后 1~4 h 内因暂时性的自身胰岛素水平偏高，以及酮体对胰高血糖素和肾上腺素的反应受抑制，若未及时建立有效喂养，容易发生过渡期低血糖，常在生后 1 h 达到过渡期最低血糖水平。一项调查问卷显示，英国的 135 个国家级医疗保健卫生机构中，88.1% 的医疗机构将 BGL<2.6 mmol/L 作为低血糖事件的临床处理阈值。新生儿中，存在低血糖高危因素者达 30%；有高危因素的新生儿中，低血糖事件发生率高达 51%。

持续的低血糖水平及血糖过大波动均可导致永久性脑损伤，而过于积极地将过渡期血糖偏低者收入院，则会显著增加新生儿入院率，加重家庭、社会及国家的经济负担。既要避免过度的医疗干预，又需防治低血糖脑损伤，这就需要对新生儿低血糖进行科学、有效的管理，提高产科护理人员对于低血糖高危新生儿的血糖管理能力，降低新生儿低血糖的发生率，在维持正常血糖范围的同时提高远期母乳喂养率，调动新生儿家属的护理参与度，提高满意度，最终提高医疗护理质量，保障母婴安全。

2018 年 2 月，我院发生 1 例严重新生儿低血糖事件，新生儿血糖值仅为 1.1 mmol/L，新生儿出现面色发绀、呼吸困难、肌张力低等临床症状。所幸及时发现，并积极处理，新生儿预后良好。为了避免严重新生儿低血糖事件，重庆市妇幼保健院产科（以下简称"我科"）

开展了降低新生儿低血糖发生率的持续质量改进项目。

（二）现状调查

信息系统数据显示，2017年我院产科病房新生儿低血糖检出417例，新生儿低血糖发生率为3.6%。其中357例为新生儿一过性低血糖，经积极处理后血糖恢复正常；60例因反复低血糖转新生儿科。对60例因反复低血糖转科的新生儿进行原因查检，结果显示护士对新生儿低血糖观察识别不到位、母乳喂养管理不到位、新生儿交接班内容不全面为主要原因，如表2.3.1所示。

表 2.3.1　新生儿低血糖原因查检表

项目	例数	百分比 / %	累计百分比 / %
新生儿低血糖观察识别不到位	25	42	42
母乳喂养管理不到位	19	32	74
新生儿交接班内容不全面	7	12	86
产程管理不到位	6	11	97
医务人员沟通不到位	1	1	98
母亲代谢性、内分泌疾病	1	1	99
新生儿因素	1	1	100

采用横断面调查法，结合问卷调查及行为测试，在2018年4月—5月对89名产科护士和119名产妇或主要照顾家属进行调查，结果如图2.3.1所示。

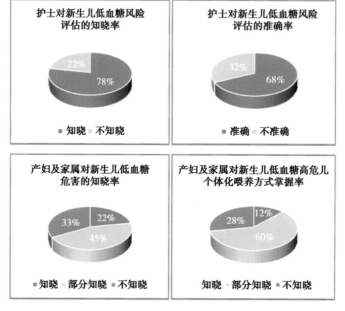

图 2.3.1　新生儿低血糖风险知晓调查情况

（三）成立新生儿低血糖质量管理小组

成立新生儿低血糖质量管理小组，小组成员及分工如表 2.3.2 所示。

表 2.3.2　新生儿低血糖质量管理小组成员及分工

成员	职务	分工	科室
A	组长	主题选定、全程把握	产科
B	副组长	主题选定、检查督导	产科
C	督导	技术指导、检查督导	儿科
D	秘书	数据分析、资料整理	产科
E	组员	现状调查、因素分析	产科
F	组员	现状调查、因素分析	产科
G	组员	对策拟定、对策实施	产科
H	组员	对策拟定、对策实施	产科
I	组员	收集数据、资料整理	产科
J	组员	效果确认、标准推行	产科

（四）设定目标

本项目计划用一年时间，通过全院多部门参与，降低新生儿低血糖发生率，建立规范的新生儿低血糖管理流程。

（1）圈能力和改善重点，改善前的柏拉图如图 2.3.2 所示，圈能力评价表如表 2.3.3 所示。

①改善重点：根据改善前柏拉图，可知改善重点为新生儿低血糖观察识别不到位、母乳喂养管理不到位、新生儿交接班内容不全面（累计百分比 86%）。

②圈能力：圈能力依据所有成员得分评估得出。10 名成员分别给予圈能力评分，取得平均分为 3.8 分。

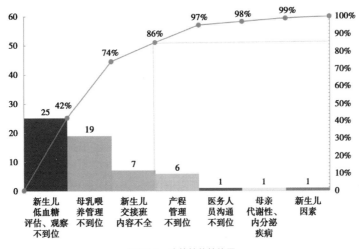

图 2.3.2　改善前的柏拉图

表 2.3.3　圈能力评价表

组员	A	B	C	D	E	F	G	H	I	J
分值	5	3	3	3	5	5	3	5	1	5
评分标准	自己解决				需一个单位解决			需多方配合		
	5				3			1		
平均分	3.8									

（2）目标值设定，如图 2.3.3 所示。目标值 = 现况值 - 改善值 = 现况值 -（现况值 ×
改善重点 × 圈能力）=3.6%-（3.6% × 86% × 76%）=1.3%。

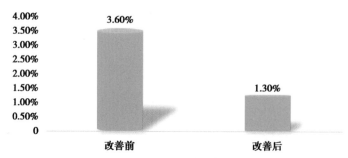

图 2.3.3　目标值设定

（五）拟定计划

降低新生儿低血糖发生率的实施计划如图 2.3.4 所示。

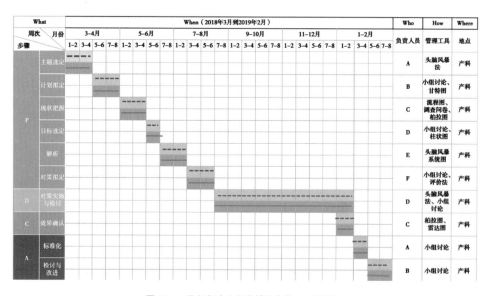

图 2.3.4　降低新生儿低血糖发生率——甘特图

（六）原因分析

小组成员结合工作中存在的问题，从"人、机、料、法、环"等方面进行原因分析，主要问题集中在以下几个方面（图 2.3.5）：①护士对新生儿低血糖观察、识别不到位。因无症状性新生儿低血糖发生率是症状性新生儿低血糖的 10~20 倍，相同 BGL 的低血糖不同个体的临床表现差异也可能较大，医护人员在临床上较难识别。②母乳喂养管理不到位。③新生儿交接班内容不全面。④产程管理不到位。

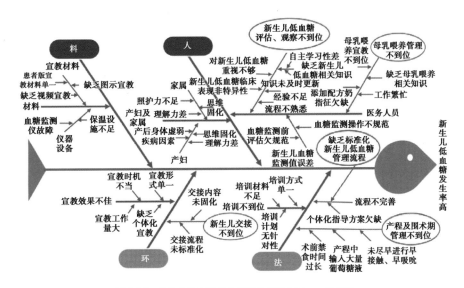

图 2.3.5　新生儿低血糖发生率高的原因分析——鱼骨图

（七）制定对策

降低新生儿低血糖发生率的"5W1H"整改措施如表 2.3.4 所示。

（1）优化流程落实细节，健全新生儿低血糖质量管理体系。

（2）落实培训考核，提高护士对新生儿低血糖评估及观察能力。

（3）提高母乳喂养管理质量，降低新生儿低血糖发生率。

（4）细化新生儿交接班内容，提高交接班质量。

（5）提高产程管理质量，缩短术前禁食时间。

表 2.3.4　降低新生儿低血糖发生率——"5W1H"

What	Why	How	Who	Where	When
降低新生儿低血糖发生率	护士对低血糖观察识别不到位	规范新生儿血糖监测的高危因素，制定母婴同室新生儿低血糖临床管理流程、低体温管理流程等	A	产科病房	2018.3—2018.5

续表

What	Why	How	Who	Where	When
降低新生儿低血糖发生率	护士对低血糖观察识别不到位	优化新生儿低血糖管理细节；制定体重下降对照表；改进新生儿吊牌；制作新生儿床旁观察记录单；制作早期病情预警评分表	A	产科病房	2018.3—2018.5
		新生儿低血糖理论知识、新生儿低血糖管理流程、EENC 等知识专项培训	B	产科病房	2018.3—2018.5
		制定新生儿微量血糖操作规范，并对护士进行培训及考核，保证测量的精准性	C	产科病房	2018.3—2018.5
		建立 POCT 质量管理体系，保证血糖监测的准确性	D	产科病房	2018.3—2018.5
	母乳喂养管理不到位	每月开展母乳喂养知识技能培训，每季度开展考核，提高护士母乳喂养理论及技能水平	A	产科病房	2018.3—2019.2
		病区配置母乳喂养专职护士，全面、全程监管母乳喂养质量			
		多途径开展母乳喂养健康教育，提高宣教质量			
		通过全国母乳喂养日、世界母乳喂养周等活动，扩大母乳喂养社会影响力			
		加速母乳喂养专科护士培养，提升母乳喂养管理整体质量			
	新生儿交接内容不全面	细化交接班内容做到： 1 对：床头卡、吊牌、腕带； 2 看：面色、呼吸、肌张力、精神反应； 3 接：哺乳次数、婴儿吸吮情况、大小便次数、末次小便时间； 4 评：高危因素	B	产科病房	2018.3—2019.2
	产程管理不规范	产程中加强饮食管理，保证摄入量，但避免大量输入糖水	F	产科病房	2018.3—2019.2
		剖宫产术前避免禁食时间过长			

二、D 阶段

（一）优化流程落实细节，健全新生儿低血糖质量管理体系

（1）明确新生儿血糖监测的高危因素（图 2.3.6）。

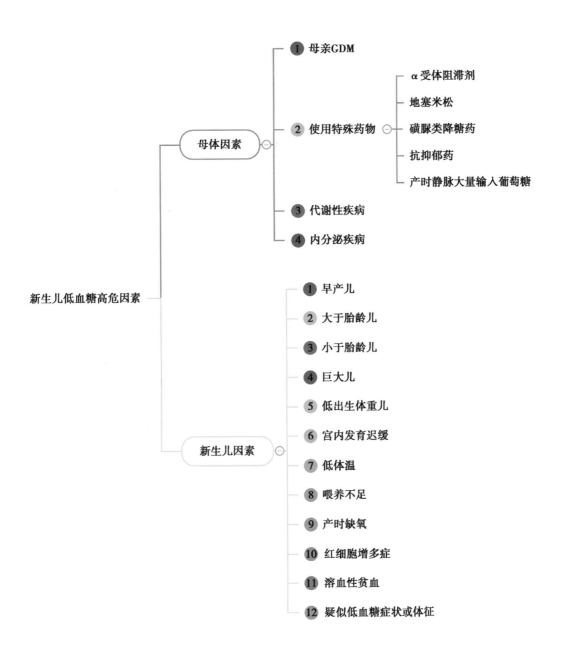

图 2.3.6　新生儿低血糖高危因素

（2）制定母婴同室低血糖高危儿的临床管理流程（图2.3.7）。

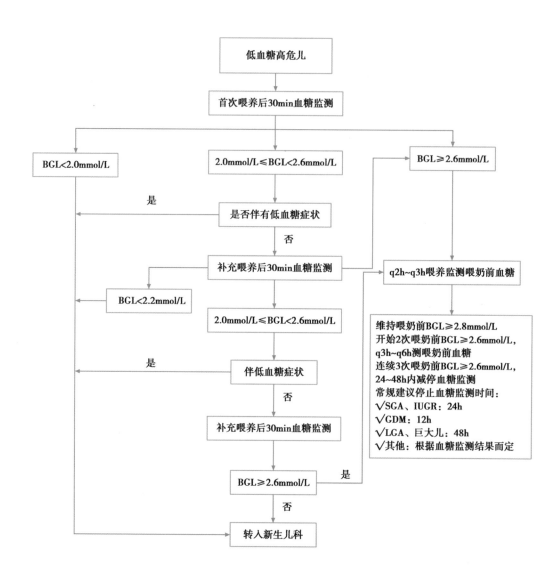

图 2.3.7　母婴同室低血糖高危儿临床管理流程

（3）制定新生儿微量血糖监测操作规程。

用品准备：血糖仪、采血针、血糖试纸、棉签、75%酒精。

操作步骤：①核对医嘱，洗手、戴口罩，查对床号、姓名，做好解释工作；②按摩新生儿足部并消毒待干；③从试纸瓶内取出试纸插入血糖仪，屏幕出现闪烁的血滴符号；④用采血针刺入已消毒过采血部位（图2.3.8），拭去第一滴血。将血滴触及试纸边缘，试纸自动吸血，需确认测试区完全被血覆盖；⑤读取屏幕上显示的测量结果并记录；⑥取出试纸，关闭血糖仪。

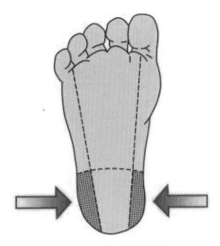

图2.3.8 婴儿足部安全采血

注意事项：①血糖试纸取出后应在3分钟内插入血糖仪测量血糖，取出试纸后应随手盖紧瓶盖以防试纸受潮失效。②手取试纸时勿触碰测试区，避免污染。③彻底清洁并晾干采血部位，残留水份或酒精可能稀释血样，影响检测结果。④采血时稍挤压足部形成一小滴血样，但应避免过分挤压足部。

（4）优化新生儿低血糖管理细节：制定体重下降对照表（表2.3.5），严格监测新生儿体重下降情况，当新生儿体重下降率达到出生体重7%时，需全面评估新生儿喂养情况、复测体重，必要时监测血糖；改进新生儿吊牌（图2.3.9），增加新生儿体重下降临界值；制作新生儿床旁观察记录单（表2.3.6），记录新生儿喂养情况、大小便情况；制定新生儿早期病情预警评分表（表2.3.7），及时发现新生儿病情变化并给予积极处理。

表2.3.5 新生儿体重下降对照表

体重（g）	下降7%	体重（g）	下降7%	体重（g）	下降7%	体重（g）	下降7%
2300	2139	2800	2604	3330	3069	3800	3534
2325	2162	2825	2627	3325	3092	3825	3557
2350	2186	2850	2651	3350	3116	3850	3581
2375	2209	2875	2674	3375	3139	3875	3604
2400	2232	2900	2697	3400	3162	3900	3627
2425	2255	2925	2720	3425	3185	3925	3650
2450	2279	2950	2744	3450	3209	3950	3674
2475	2302	2975	2767	3475	3232	3975	3697
2500	2325	3000	2790	3500	3255	4000	3720
2525	2348	3025	2813	3525	3278	4025	3743
2550	2372	3050	2837	3550	3302	4050	3767
2575	2395	3075	2860	3575	3325	4075	3790
2600	2418	3100	2883	3600	3348	4100	3812
2625	2441	3125	2906	3625	3371	4125	3836
2650	2465	3150	2930	3650	3395	4150	3860
2675	2488	3175	2953	3675	3418	4175	3883
2700	2511	3200	2976	3700	3341	4200	3906
2725	2534	3225	2999	3735	3464	4225	3929
2750	2558	3250	3023	3750	3488	4250	3953
2775	2581	3275	3046	3775	3514	4275	3976

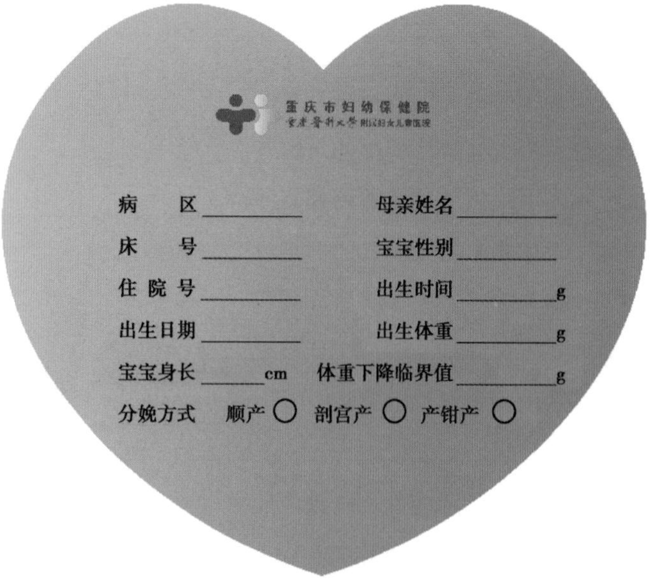

图 2.3.9 新生儿吊牌

表 2.3.6 新生儿床旁观察记录单

科室: 　　姓名: 　　床号: 　　住院号:

日期											
	母乳	哺乳时间									
		持续(分钟)									
	混合/人工	加奶/水时间									
		量（mL）									
	大便时间、颜色和性状										
	排小便时间										
日期											
	母乳	哺乳时间									
		持续(分钟)									
	混合/人工	加奶/水时间									
		量（mL）									
	大便时间、颜色和性状										
	排小便时间										
日期											
	母乳	哺乳时间									
		持续(分钟)									
	混合/人工	加奶/水时间									
		量（mL）									
	大便时间、颜色和性状										
	排小便时间										

表 2.3.7　改良版新生儿早期预警评分量表

项目		0 分	1 分	2 分	3 分
体温（℃）		36.5~37.4	36.0~36.4 或 37.5~38.0	< 36.0 或 > 38.0	—
心率（次 /min）		100~159	80~99 或 160~179	180~219	< 80 或 > 120
呼吸（次 /min）		31~50	20~30 或 51~70	> 70	< 20
吸气性三凹征		无	轻度	中度	重度或呼吸暂停
意识状态		清醒	嗜睡或激惹	迟钝或抽搐	松软或昏迷
血氧饱和度（%）	足月儿或过期产儿	> 90	85~90	80~84	< 80
	早产儿	> 88	80~88	70~79	< 70
末梢血（mmol/L）		2.6~7.0	1.5~2.5 或 7.1~11.1	1.1~1.7 或 > 11.1	< 1.1
毛细血管充盈时间（s）		< 3	3	4	≥ 5

注：意识状态判断标准，清醒为弹足底 2~3 次后哭，哭声响亮，肢体自发动作有力；激惹为弹足底 1
　　次即哭，哭声高亢，肢体活动多；嗜睡为弹足底 3 次后哭，哭声弱，很快入睡；迟钝为很难唤醒，弹
　　足底 5 次后哭很快入睡；昏迷为弹足底 5 次无反应。出生胎龄 < 37 周为早产儿；37~42 周为足月儿；
　　> 42 周为过期产儿。

（5）建立即时检测（Point of Care Testing，POCT）质量管理体系，保证血糖监测的准确性。对于微量血糖仪，使用科室每天开展室内质控，校对并做好记录；检验科每半年对全院微量血糖仪和大型生化仪器进行统一比对；国家每年开展一次 POCT 室间质评。

（二）落实培训考核，提高护士对新生儿低血糖评估及观察能力

（1）将新生儿低血糖管理纳入护士继续教育培训计划，定期培训并考核。

（2）开展新生儿低血糖临床表现、早期识别、应急处理等相关培训，提高护士对低血糖的认识，提高护士的低血糖病情观察能力。

（3）开展新生儿常见疾病识别等培训，提高护士知识储备，保障新生儿安全。

（4）开展微量血糖监测、新生儿血糖监测操作要领及注意事项培训。

（5）开展母乳喂养培训，强化母乳喂养过程管理，重点关注母乳喂养新生儿的体重变化及大小便情况，预防新生儿低血糖。

（三）提高母乳喂养管理质量，降低新生儿低血糖发生率

（1）每月开展母乳喂养知识技能培训，每季度开展考核，提高护士的母乳喂养理论及技能水平。

（2）多途径开展母乳喂养健康教育，提高宣教质量。

（3）借助全国母乳喂养日、世界母乳喂养周等节日，开展母乳喂养系列活动，扩大母乳喂养社会影响力。

（4）加速母乳喂养专科护士培养，提升母乳喂养管理整体质量。

（四）细化新生儿交接班内容，提高交接班质量

细化新生儿交接班内容，明确新生儿交接班要点，交接班时做到：1对2看3接4评，保证交接班环节落实到位（图2.3.10）。

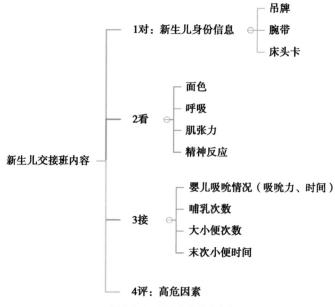

图 2.3.10　新生儿交接班内容

（五）提高产程管理质量，缩短术前禁食时间

（1）产程中加强饮食管理，保证摄入量，但避免大量输入葡萄糖液。

（2）剖宫产术前避免禁食时间过长，术前孕妇进食清流质液体直至麻醉前2 h均是安全的。

三、C阶段

（1）通过统计数据，将改善值与目标值、改善前数值、改善后数值进行对比，以确定对策是否有效。2017—2021年新生儿低血糖相关数据如表2.3.8所示。新生儿低血糖发生率由2017年的3.6%降为2021年的0.7%，降幅为80.5%，目标达成率为126%，进步率达到80.5%。

表 2.3.8　新生儿低血糖发生率对比表

年份	新生儿低血糖例数	新生儿总数	新生儿低血糖发生率（%）
2017	437	12166	3.6
2018	147	12315	1.2
2019	134	15393	0.8

年份	新生儿低血糖例数	新生儿总数	新生儿低血糖发生率（%）
2020	109	14140	0.7
2021	106	13608	0.7

（2）护理人员对新生儿低血糖风险评估的知晓率由改善前的78%提升至100%，低血糖风险评估的准确率由68%提升至97%，低血糖标准化护理措施的执行率由88%提升至99%，预防措施的执行率由78%提升至97%。产妇或主要照顾家属对新生儿低血糖危害的知晓率由45%提升至96%，对低血糖高危儿个体化喂养方式掌握率由45%提升至96%。

（3）爱婴医院各项指标较好（图2.3.11）。

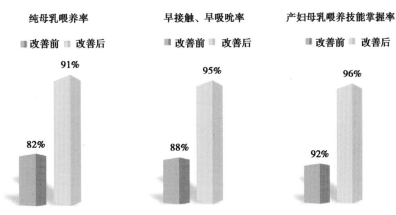

图 2.3.11　爱婴医院各项指标

（4）无形成果（图2.3.12）。

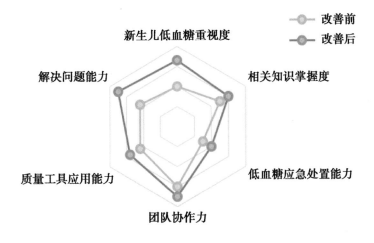

图 2.3.12　无形成果

四、A 阶段

经过 1 年的持续改进，科室人员对新生儿低血糖的重视程度、相关知识的掌握度以及低血糖的应急处置能力得到提高；新生儿低血糖发生率逐渐降低，新生儿体温管理逐渐规范；纯母乳喂养率、患者满意度等指标持续向好，并取得以下成绩：

（1）发表论文 1 篇，《非高危新生儿严重低血糖个案护理 1 例》。

（2）2019 年 8 月，获重庆市妇幼保健持续质量改进项目比赛二等奖。

（3）2020 年 7 月，在第七届围产专业专科护士培训班分享低血糖高危儿管理经验。

（4）2021 年 12 月，举办爱婴医院管理培训班暨母乳喂养技能提升班，分享低血糖高危儿管理经验。培训采用"线上录播 + 线上直播 + 线下实操"的方式，全市 3000 余名医护人员参加，线上点击量达 6 万余次。

尽管低血糖高危儿管理较前明显进步，但还需非高危新生儿低血糖临床病例进行低血糖相关性分析，探究临床中与新生儿低血糖相关的、尚未被重视的高危因素。

2.4　聚焦黄金 1 小时，呵护早到小天使

一、实践案例概况

（一）实施背景

中国新生儿流行病学调查（2008 年）显示我国早产儿发生率约为 8.1%，其中胎龄 <32 周的极早产儿占早产儿的 12.9%，严重并发症发生率和死亡率占比高达 50%。Reynolds 等在 2009 年提出早产儿"黄金 1 小时"的管理理念，即在出生 1 小时内的最佳处理将极大地改善早产儿的近、远期预后。国家"十四五"规划纲要明确提出要"改善优生优育全程服务，提高出生人口质量"，提高早产儿近、远期预后与提升出生人口素质密切相关。因此，做好极早产儿的早期管理，提高救治成功率，减少严重并发症的发生率对提升我国出生人口质量、提高人群素质起到重要作用。

（二）案例简介

重庆市妇幼保健院新生儿科创建于 1985 年，于 2006 年成立新生儿重症监护中心（NICU），被批准为重庆市危重新生儿救治中心和国家级新生儿专科医师培训协同基地。新生儿科长期致力于"极早产儿精细化救治管理"，于 2012 年成功救治重庆地区最小胎龄早产儿（25^{+3} 周，出生体重 830 g）。自 2018 年起开展"黄金 1 小时"产房管理技术（体温管理、胎盘输血及呼吸支持），加强多层次国际合作交流，稳步提升医疗质量，极大地

提高了极早产儿救治水平。

二、实践案例分享

（一）案例详情及具体举措

1. 借鉴国外先进经验，建立围产医学中心

借鉴德国围产医学中心建设及管理经验，建立西部地区首家实体化运行的围产医学中心，制定《极早产儿产房过渡期管理规范》《极早产儿多学科讨论制度》等多项制度，整合产科、儿科、药剂科、检验科、超声科、放射科等优势力量，为提高极早产儿生后"黄金1小时"的医疗质量安全提供制度保障。

2. 优化空间布局，提升救治硬件水平

推行孕周<32周孕妇在产房急诊手术间实施剖宫产，开辟独立"新生儿复苏室"、配备优良设施设备用于生后"黄金1小时"过渡期管理，减少与产科医师之间的互相干扰。在新生儿复苏室设置室温28~30 ℃，配备新生儿全套抢救设备（产房NICU）。于2019年配置国内首台新生儿院内转运系统（移动NICU），搭载新生儿多功能暖箱，实现极早产儿娩出后无搬动转运；搭载一体化呼吸机实现产房和转运途中（无创、有创）等多种呼吸模式持续支持，为提高极早产儿生后"黄金1小时"内医疗质量安全提供硬件保障。

3. "送出去，引进来"加强人才培养，不断更新人员理念

2018年与德国围产医学专家开展多层次国际交流合作，引进先进的极早产儿产房过渡期管理理念。通过搭建沟通平台派遣医院管理人员、围产医学中心的技术骨干7批次共计28名赴德国访问交流。为提高极早产儿生后"黄金1小时"内医疗质量安全提供人才保障。

4. 着眼关键技术体系，做好质量管理提升

极早产儿生后"黄金1小时"关键技术体系管理指体温管理、胎盘输血及呼吸支持，如表2.4.1所示。新生儿科自2018年起逐步开展这三项技术，并开展持续质量管理，为提高医疗质量安全提供了技术保障。

表 2.4.1　质量改进措施汇总

	体温管理	胎盘输血	优化的无创呼吸支持
2018 年 阶段 I	制定极早产儿产房保暖方案	制定极早产儿延迟脐带结扎方案	制定极早产儿无创呼吸支持方案
2019 年 阶段 II	1. 提高产房、手术室室温和湿度（胎龄 < 28 周室温 30 ℃，湿度 50%~60%；28~32 周室温 28 ℃，湿度 50%）； 2. 使用聚乙烯塑料袋包裹全身，戴上绒帽； 3. 吸入的气体加温湿化； 4. 使用转运暖箱开展院内转运	1. 极早产儿娩出后，常规延迟结扎 1 min； 2. 禁忌证：①母亲围产期急性事件（胎盘早剥、脐带脱垂、前置胎盘出血、母亲休克等）；②极早产儿产时窒息：无自主呼吸，HR < 100 次 /min	1. 使用 T 组合实施持续气道正压通气； 2. 使用鼻咽管、面罩、双鼻塞等多种连接模式，不断改进无创呼吸支持实施效果
2020 年 阶段 III	1. 增加体温监测时刻点，出产房 / 手术室体温监测； 2. 增加 1 名助产士和 1 名新生儿护士参与极早产儿产房过渡，负责体温管理和监测； 3. 定期培训和模拟演练，强调细节管理	在无法开展延迟脐带结扎的情况，实施脐带挤压和宫外胎盘输血等多种形式替代	1. 使用微创注入肺表面活性物质技术（LISA 技术）； 2. 使用呼吸机实施院内转运中的持续无创呼吸支持，进一步维持气道压力的稳定性
2021 年 阶段 IV	标准化的体温管理路径和制度	标准化的胎盘输血实施方案	标准化的呼吸支持实施方案

5. 开展全方位监管，精益求精

新生儿科自 2018 年起针对每例次早产儿（胎龄 <28 周）的复苏过程均与德国专家线下 / 线上讨论，发现问题、解决问题、不断持续改进；2020 年起实施复苏现场录像质控，针对问题进行理论和操作培训，持续提升复苏质量，为提高医疗质量安全提供了管理保障，如图 2.4.1 所示。

（二）实施效果

1. 质量管理稳步提升

（1）体温管理质量改进。体温过低对于早产儿是灾难性的，入院体温每降低 1 ℃死亡风险增加 28%，因此世界卫生组织（World Health Organization，WHO）建议早产儿生后需维持体温在 36.5~37.5 ℃。我院自 2018 年起分四阶段实施体温管理质量改进措施，经过一年时间使极早产儿入 NICU 时体温逐渐达标，2020 年极早产儿入 NICU 平均体温稳定维持 36.5~37.5 ℃。

（2）胎盘输血质量持续改进。早产儿娩出时，胎盘内含有约 35 mL/kg 的胎儿血液可

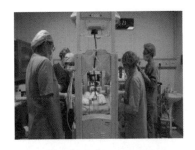
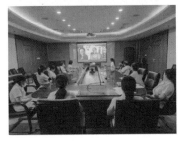

图 2.4.1　早产儿管理保障示意图

通过延迟脐带结扎进入早产儿体内，增加早产儿有效循环血容量，补充早产儿生后过渡期肺扩张增加的肺循环血容量，减少机体血压波动，减少颅内出血发生。WHO 推荐新生儿分娩后常规开展延迟脐带结扎。2018 年起我院逐步开展延迟脐带结扎（DCC）、脐带挤压（UCM）、宫外胎盘输血（EPT）多种形式的胎盘输血技术，极早产儿胎盘输血的比例维持在 80% 左右，提高了极早产儿红细胞储备，减少输血发生率。

（3）产房内呼吸支持技术持续改进。建立有效的自主呼吸是极早产儿自宫内到宫外成功过渡的关键。但由于早产儿原发性呼吸抑制、呼吸肌力弱、肺表面活性物质缺乏，生后往往需要呼吸支持以清除肺液，扩张肺泡，建立有效的肺泡呼吸膜面积和维持功能残气量（FRC）。经鼻持续性气道正压通气（nCPAP）可清除肺液，或无创正压机械通气（NIPPV）帮助建立 FRC 并保持持续恒定气道压力，为了对发育中的肺进行保护性通气，该通气模式为产房呼吸支持的首选。我科在产房内引入 nCPAP 辅助通气，有效地降低了产房内气管插管率（由 37.3% 降低至 16.67%）。

2. 促进科研和学术能力的提高

2018—2020 年连续举办三届"长江—莱茵河"新生儿围产期医学论坛；2018 年 12 月，围产医学中心建设项目获批重庆市卫健委委属能力提升计划项目；2018 年以来成功申报极早产儿产房管理相关科研项目共 6 项（其中省部级项目 3 项，如表 2.4.2 所示），组织申报2021 年重庆市科卫联合特大科研项目"基于产儿联合的区域高危新生儿救治体系研究"；发表 CSCD 收录科研论文 5 篇（其中《中华围产医学杂志》收录 3 篇，如表 2.4.3 所示），目前正组织撰写极早产儿产房过渡期管理专家共识。7 名医护人员在德国国际围产医学会议、德国重症监护与急诊医学跨学科协会年会等国际大会交流发言；在国家级会议上进行"围产医学"相关讲座 30 余次。

表 2.4.2　科研项目汇总表

编号	项目名称（下达编号）	项目来源	项目起止时间
1	极早产儿延迟脐带结扎联合 nCPAP 呼吸支持策略研究（cstc2020jcyj-msxmX0480）	重庆市科委	2020—2023
2	极早产儿产房内呼吸支持压力渐进提升策略的构建和评价（cstc2020jcyj-msxmX0483）	重庆市科委	2020—2023
3	极早产儿不同胎盘输血方式的建立及效果评价（2021MSXM239）	市科卫联合	2021—2023
4	延迟脐带结扎对早产儿预后影响的队列研究（2021FY109）	重庆市卫健委	2021—2023
5	优化微创注入肺表面活性物质技术在极低出生体重儿呼吸窘迫综合征中的效果研究（cstc2019jcyj-msxmX0546）	重庆市科委	2019—2022
6	探索产－儿科合作模式下早产儿体温管理标准路径的建立（2019QNXM030）	市科卫联合	2019—2022

表 2.4.3　科研论文汇总表

序号	论文题目	杂志名称
1	2017 年至 2019 年复苏质量改进情况及其对极低出生体重儿复苏效果的影响	中华围产医学杂志
2	早产儿胎盘输血的研究进展	中华围产医学杂志
3	持续性肺膨胀在新生儿复苏中的应用	中华围产医学杂志
4	极早产儿产房复苏插管影响因素	中国当代儿科杂志
5	延迟脐带结扎对极早产儿临床影响的研究	重庆医科大学学报

三、实践案例创新点及推广价值说明

（一）案例实施的创新点

（1）理念制度创新。建立西部地区首家实体化围产医学中心，引进国际先进的极早产儿产房过渡期管理理念，整合胎盘输血、延迟脐带结扎（DCC）、无创呼吸支持和体温管理等集束化措施，为极早产儿生后"黄金 1 小时"内医疗质量安全提升提供理论、制度保障。

（2）空间布局创新。优化传统产房的空间布局，开辟独立"新生儿复苏室"、配备优良设施设备，国内首台新生儿院内转运系统（移动 NICU），搭载新生儿多功能暖箱，实现极早产儿娩出后无搬动转运；搭载一体化呼吸机实现产房和转运途中（无创、有创）

等多种呼吸模式持续支持。为极早产儿生后"黄金1小时"内的医疗质量安全提升提供硬件保障。

（3）理念创新。"走出去，引进来"加强人才培养，加强国际合作交流，不断更新人员理念，为极早产儿生后"黄金1小时"内的医疗质量安全提升提供人才保障。

（4）技术创新。着眼关键技术体系"体温管理、胎盘输血、呼吸支持"，并开展持续质量管理提升管理水平，为医疗质量安全提升提供技术保障。

（5）监管创新。开展全方位过程管理，创新式的全程视频监管，事后回顾，与外籍专家线下/线上多渠道讨论、发现问题，针对发现的问题进行理论和操作培训，持续提升。为医疗质量安全提升提供管理保障。

（6）学术创新。提升医疗质量安全的同时，促进科研和学术能力的提高，获批多项科研项目，发表高质量论文多篇，实现临床和科研携手进步。

（二）推广价值

（1）本案例通过我院"医联体""走基层，送技术"帮扶活动传送给周边区县医院，对他们进行技术指导。技术操作简单，通过培训、技术指导，基层单位医疗人员可以快速掌握。

（2）通过技术推广，可提高基层医院防病治病能力；对有条件的二级及三级医院，在优化传统产房的空间布局、开辟独立"新生儿复苏室"、着眼关键技术体系"体温管理、胎盘输血、呼吸支持"方面，本案例均有借鉴和推广意义，能促进基层医院专科建设。

（3）通过技术推广，可使患儿就地得到及时诊治，减少急性死亡率，以及减少患者家属治疗相关费用支出，有显著的社会和经济效益。

2.5 提高"农村妇女宫颈癌项目"阳性检出率

一、P阶段

（一）选题背景

宫颈癌是世界范围内常见的女性恶性肿瘤之一，在发展中国家女性中，该病的发病率及其导致的患者死亡率均高于发达国家。宫颈癌的发生给患者及其家庭带来极大的痛苦和威胁。然而，宫颈癌是唯一一种病因明确、可预防、可治愈的癌症，通过三级预防可以最大限度地发现并治愈宫颈癌。三级预防具体为：一级预防为病因预防，包括健康宣教及接种人乳头瘤病毒（Human Papilloma Virus，HPV）疫苗；二级预防为定期宫颈筛查；三级预防是对宫颈病变的早发现早治疗。其中二级预防即定期宫颈癌筛查非常重要。

党中央、国务院一直高度重视宫颈癌防治工作，从2009年开始，国家就把宫颈癌的检查纳入了深化医药卫生体制改革重大公共卫生服务项目，为广大农村妇女进行免费的宫颈癌检查。重庆作为首批项目城市积极参与其中，目前，宫颈癌检查项目工作已经覆盖全市所有区县，政府将农村两癌检查纳入保障和改善民生实事项目。通过早筛查、早诊断、早治疗，使很多的患病妇女能够得到及时的帮助。

（二）发现问题

项目实施初期，重庆市的宫颈癌及癌前病变检出率低于全国平均水平，经过质控调整，在2014年检出率与全国持平，而在接下来的2年检出率并没有明显提升（图2.5.1）。到底是重庆市的癌前病变发生率低，还是我们没有准确筛出宫颈癌及癌前病变？为了进一步提高重庆地区宫颈癌及癌前病变检出率，我们用PDCA的思维方式认真审视自己的工作。

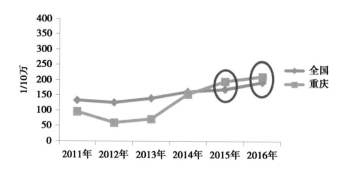

图 2.5.1　2011—2016年全国与重庆市宫颈癌及癌前病变检出率比较

（三）分析原因

根据项目筛查流程，对年龄在35~64岁符合条件的妇女先行细胞学检查，若检查阳性则进一步行阴道镜检查，若阴道镜阳性则进一步行活检，以明确是否有宫颈癌及癌前病变。

首先，从技术方面即宫颈癌筛查的三个环节入手，我们发现每个环节都有不足之处，可能影响检出率。比如细胞学筛查环节，有部分医生流程错误、采样方法不当以及病理学医生阅片水平不足而不能分辨出异常细胞学形态；阴道镜检查环节，存在部分医院机器老旧、图片显示不清、医生报告不规范、活检定点不准确等问题；组织病理学环节，存在做活检医生没有根据阴道镜下的建议取点、制片或阅片水平差等问题（图2.5.2）。

其次，医生的专业水平仅是影响检出率的冰山一角，其他社会因素的影响，如政策、宣传、妇女意识、交通是否方便等因素也可能影响宫颈癌及癌前病变的检出率（图2.5.3）。

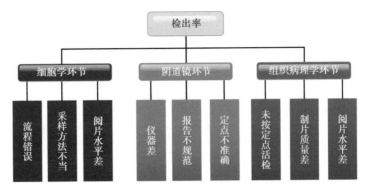

图 2.5.2 从宫颈癌筛查技术环节分析影响检出率的原因

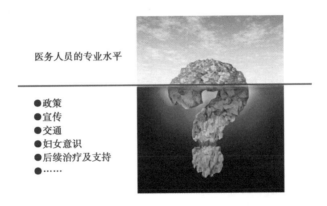

图 2.5.3 分析影响宫颈癌及癌前病变检出率的潜在因素——冰山图

通过头脑风暴，从"人、机、料、法、环"五个方面找出所有可能的影响因素多达数十项，如何找出关键决定性因素呢？我们设置调查问卷，发放给各环节相关人员，调查主要影响因素。根据问卷调查结果，将各个原因按照百分比排序，根据"二八原则"，即 80% 的结

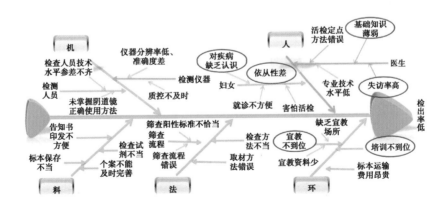

图 2.5.4 宫颈癌及癌前病变检出率低的影响因素——鱼骨图

果由 20% 的关键因素所决定，通过计算累计百分比，分析认为失访率高、技术人员基础知识薄弱、病人依从性差、宣教不到位等因素是主要影响因素（图 2.5.4、图 2.5.5）。

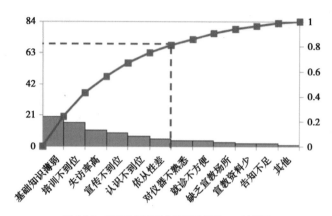

图 2.5.5　影响检出率的主要影响因素——柏拉图

进一步利用瀑布图分析失访所带来的影响，以某年宫颈癌筛查数据为例，每个环节都存在失访情况，根据各个环节的阳性检出率，可以推算出失访人群中可能的阳性个案，通过层层推算，发现失访人群中，漏检阳性个案可能高达 100 多例，因此严把失访关非常重要（图 2.5.6）。

最终，通过各个影响因素的合并及筛选，最终确定宣传不到位、技术人员基础知识薄弱、失访率高为影响检出率的三大因素，我们将从加强宣传、强化培训、降低失访率三个方面入手，提高宫颈癌及癌前病变检出率。

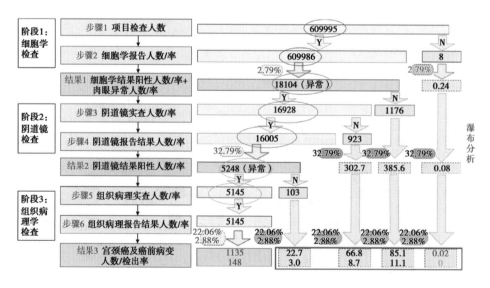

图 2.5.6　由失访导致的可能的漏诊情况——瀑布分析

（四）制定对策

根据筛选出的主要影响因素，明确以下整改措施。

（1）加强宣传。通过各种形式加强宣传，提升广大妇女的健康意识，提高妇女预防宫颈癌的知识水平，扩大宫颈癌防控项目的社会影响力，充分调动广大妇女参与宫颈癌筛查的积极性和主动性，让更多符合筛查条件的妇女主动参与到项目中，确保每一位符合条件的适龄妇女真正享受到政府的惠民政策。

（2）强化培训。加强各种形式的培训及考核，实地培训和远程指导相结合，切实提高项目技术人员的专业技术水平，严把质控关。

（3）降低失访率。明确随访重要性，对阳性案例及时追踪及督促进一步检查，力求不遗漏一例，每随访一例必有结果。同时增加针对随访的监督力度，将阳性案例落实到人，提高阳性案例随访率。

（五）制定计划

针对计划中的具体整改措施，用甘特图进一步明确具体每一步实施的负责人及完成时间，再用"5W1H"思维细分每一项对策具体实施方案，同样落实到人及实施时间，如图2.5.7、表2.5.1所示。

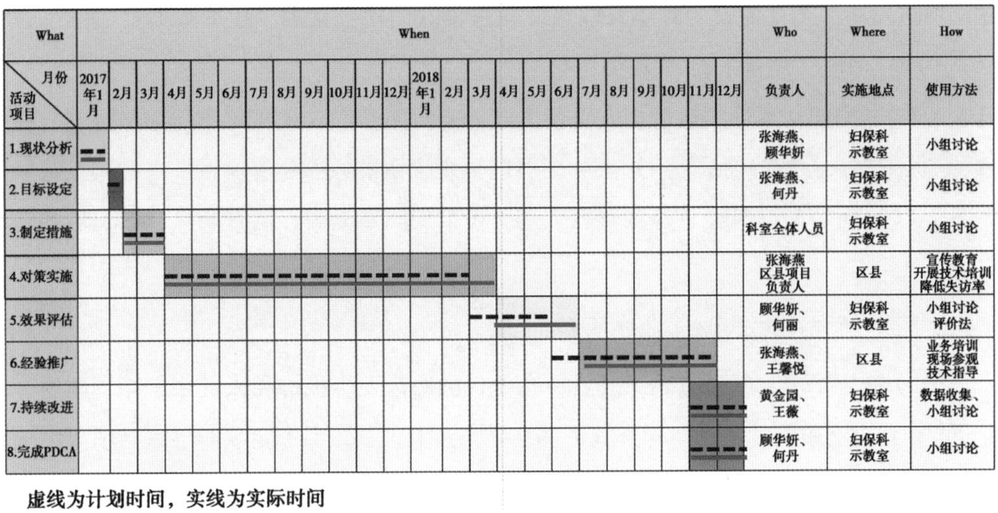

What 活动项目	When 月份（2017年1月—2018年12月）	Who 负责人	Where 实施地点	How 使用方法
1.现状分析	2017年1月	张海燕、顾华妍	妇保科示教室	小组讨论
2.目标设定	2月	张海燕、何丹	妇保科示教室	小组讨论
3.制定措施	3月	科室全体人员	妇保科示教室	小组讨论
4.对策实施	4月—12月	张海燕区县项目负责人	区县	宣传教育开展技术培训降低失访率
5.效果评估	2018年2月—4月	顾华妍、何丽	妇保科示教室	小组讨论评价法
6.经验推广	2018年6月—10月	张海燕、王馨悦	区县	业务培训现场参观技术指导
7.持续改进	2018年11月	黄金园、王薇	妇保科示教室	数据收集、小组讨论
8.完成PDCA	2018年12月	顾华妍、何丹	妇保科示教室	小组讨论

虚线为计划时间，实线为实际时间

图2.5.7 具体实施计划——甘特图

表 2.5.1 具体实施方案——"5W1H"

What 问题点	Why 真因	How 解决方案	Who 负责者	When 实施时间	Where 地点	对策编号
如何提高 检出率	宣传不到位	·制作宣传资料 ·拍摄宣传短片 ·利用自媒体宣传 ·收集典型案例	文霞 顾华妍 何丹	2017.4- 2018.3	各区县	对策1
	人员技术 水平低	·每年举办全市宫颈癌技术培训班 ·抓重点环节,40个区县骨干阴道镜 短期进修 ·市级和区县级专家现场指导和质控	文亚玲 周德平 张海燕	2017.4- 2018.3	市妇幼 保健院 区县妇幼 保健院	对策2
	失访	·细胞学环节:每季度要求第三方反 馈阳性名单,第二季度查对是否录 入阳性个案系统 ·阴道镜环节:要求随访率必须达到 90%及以上 ·组织病理学:要求随访率必须达到 95%及以上 ·每一例初筛阳性都必须有结局	王馨悦 区县项目 负责人	2017.4- 2018.4	区县妇幼 保健院	对策3

二、D 阶段

（一）强化宣传动员，提升知晓率

（1）与妇联、社区密切配合，印发一批"两癌"项目宣传资料，开展宣传。充分利用广播、电视、报纸、网络、APP 等媒介，既宣传"两癌"检查的重要性和检查流程，普及预防知识，又宣传政府的惠民政策，营造良好的社会氛围，使适龄妇女主动配合、积极参加"两癌"检查，提高受检比例。

（2）利用妇女节等契机，加大宣传力度，同时向基层收集宫颈癌筛查项目的典型案例，在保护病人隐私的前提下，用实际案例向群众说明宫颈癌筛查项目带来的实在好处。

（3）在宣教的同时注意检测宣教效果，可采用问卷方式，调查妇女宣教前后的知识知晓情况。

（二）加强技术培训，提高服务质量

（1）制定了项目管理方案，遴选符合条件的医疗卫生机构和人员来承担"两癌"检查任务，建立有效的"两癌"检查服务网络。市级及区县级专家定期对各区县项目医院进行现场指导和质控。

（2）举办农村妇女"两癌"检查项目技术培训班，邀请市内妇科肿瘤、乳腺肿瘤、细胞学、影像学、阴道镜等领域具有影响力的近 10 位专家授课，培训内容涵盖"两癌"项目实施方案、项目操作技能、质量控制、两癌项目信息报送等内容，通过培训提高相关人员对妇女"两癌"疾病的认识及对项目工作的重视，进一步强化项目的执行力度。鼓励各区县承担检查项目的管理人员及相关技术人员积极参与培训并通过考核。

（3）针对宫颈癌筛查的重点薄弱环节"阴道镜检查"进行重点培训，鼓励全市40个区县项目相关人员到市级阴道镜质量控制中心进行短期进修。

（4）加强项目管理和业务人员培训，提高项目工作人员业务水平和管理能力。

（三）降低失访率

（1）为规范受检对象，加强全市农村妇女"两癌"检查项目个案的管理，我市正式上线运用重庆市农村妇女"两癌"检查项目信息系统，要求机构必须将接受检查的所有服务对象个案信息全部录入信息系统。各检查机构还采用身份证识别器采集检查对象信息，促进项目管理的科学化和精细化。

（2）在细胞学筛查环节，很多区县项目医院该检查外送第三方机构，专家要求每季度第三方机构反馈筛查阳性名单，在下一季度核查是否录入信息系统；严格随访制度，要求阴道镜环节随访率达到90%以上，组织病理环节随访率达到95%以上。

（3）按照项目管理要求，依托国家妇幼重大公共卫生直报系统，定期审核"两癌"检查项目季度报表和个案登记表，对每项检查指标进行汇总分析，按照项目管理方案进行梳理，对没有达到项目指标要求的数据进行分析。确保每例初筛阳性案例都必须有结局。

（4）建立"两癌"工作群，及时回答各项目县组织实施、数据报表等方面问题，每季度在群内发布"农村妇女'两癌'检查项目信息管理阶段性质控通报"，通报存在问题，反映阶段工作情况，督促项目县整改落实。通过定期对全市各项目县数据分析和反馈，提出需要进一步完善的工作，安排布置重点任务，为项目工作质量不断提高提供科学依据和有力保障。

三、C阶段

计划实施一年后，从各个方面检查实施效果。

（1）群众对宫颈癌知识知晓率增加，自我保健意识进一步增强。通过强化宣传、健康教育、提供优质服务等，服务对象"两癌"防治的知识知晓率和对"两癌"检查的满意度不断提高，由2016年的81.12%提升到了84.55%。"两癌"检查项目得到群众的高度认可，深受群众欢迎。

（2）项目培训到位，相关人员专业技术水平明显提高。组织专家编写"两癌"筛查技术手册，规范筛查流程。开展理论与实践操作全员培训，考核合格后方可持证上岗。建立区级骨干培养计划，实行宫颈细胞学、阴道镜操作人员的免费进修制度。组织各类培训共计100余次，培训人员数万人次。各级专家对项目单位进行定期督导，阴道镜异常检出率较2017年有所上升，阴道镜符合率较前明显提升。

（3）项目实施效果明显，检出率增加。制定全市质控方案，明确质控内容、方法、指标、表格等，要求市、区、县医疗机构三级质控，四年内实现重庆市所有机构全部覆盖。通过组织管理质控、技术服务质控、信息质控，现场查看筛查房间、设施设备、耗材、档案制度、宣传动员、数据录入、可疑病例追访、资料保存等情况，专家现场复核每个筛查流程，了解服务能力、服务质量情况。质控结束后现场反馈，限期整改，年终完成全市质控报告，通报存在问题及整改情况，市级质控结果纳入区级妇幼绩效考核分值。经过不懈努力，重庆市宫颈癌液基细胞学（TCT）异常检出率、宫颈癌及癌前病变检出率、宫颈癌项目早诊率均有提升。

四、A 阶段

通过"农村妇女宫颈癌项目"，临床与保健工作更加融合，我院临床专家参与市级质控，积极参与到公共卫生项目中。项目领导在全国两癌工作会议上作交流发言，全国多个妇幼保健机构到科室进行参观学习。经过持续改进，2018 年重庆市宫颈癌及癌前病变检出率不仅远超全国平均水平，在各省市中也处在中上水平。

科室举办针对全市妇幼保健机构的"两癌"培训班，累计培训 400 余人次，提升了宫颈癌筛查综合服务能力。在实施项目过程中，申请相关课题 1 项，实用新型专利 1 项，发表相关论文 10 余篇。

通过宫颈癌筛查，不仅能早期发现和治疗癌症患者，更重要的是发现癌前病变患者，政府推行的这项免费筛查项目，使得广大妇女，特别是很多低收入、无业妇女得以早期发现癌前病变，早期治疗，从而减少癌症的发生。农村妇女宫颈癌项目近年还增加了 HPV 筛查，重庆少数区县将试点基于 HPV 的宫颈癌筛查。如何将 HPV 筛查模式与重庆地域情况结合起来，是接下来 PDCA 所要探索的问题。

2.6 提高超低出生体重儿 / 极低出生体重儿入院体温的案例分析

一、P 阶段

（一）选题背景

早产是全球面临的公共卫生问题，其中超低出生体重儿和极低出生体重儿是我们关注的重点。超低出生体重儿（Extremely Low Birth Weight Infant，ELBWI）是指新生儿出生体质量小于 1000 g，而极低出生体重儿（Very Low Birth Weight Infant，VLBWI）则是指新生儿出生体质量小于 1500 g。根据 WHO 定义，新生儿正常体温为 36.5~37.5 ℃，36.0~36.4 ℃ 为轻度低体温，32.0~35.9 ℃ 为中度低体温，<32 ℃ 为重度低体温。早产儿较

足月儿更容易发生低体温，研究表明 ELBWI/VLBWI 由于生理机能低下及体温调节中枢发育不成熟，比一般早产儿更容易丢失热量而增加低体温发生的风险。低体温还可能导致早产儿出现酸中毒、低血糖、硬肿症及感染等不良后果。Maria 等对来自巴西 9 家 NICU 共 1764 例 ELBWI/VLBWI 的研究表明，生后 5 min 低体温导致 6% 的早产儿早期死亡，低体温是 ELBWI/VLBWI 死亡的独立危险因素。国外报道 ELBWI/VLBWI 入院低体温发生率为 31%~78%，国内的报道显示 ELBWI/VLBWI 入院低体温发生率从 66.3% 到 89.3% 不等。由此可见早产儿，特别是 ELBWI/VLBWI 入院低体温发生率普遍较高，成为临床亟待解决的重要问题。

（二）现况调查

统计 2018 年 1—2 月重庆市妇幼保健院新生儿重症监护室（NICU）收治的 ELBWI/VLBWI 入院体温，发现其入院体温均未达标。2018 年 1 月 ELBWI/VLBWI 入院平均体温为 35.5 ℃，2018 年 2 月 ELBWI/VLBWI 入院平均体温为 35.16 ℃。

（三）成立持续质量改进小组

为了提高 ELBWI/VLBWI 的入院体温及体温达标率，依托我院 2018 年 3 月启动建设的德国标准 I 级（最高级）围产医学中心的国际医学合作项目，成立了以新生儿科主任为组长的 CQI 小组，并对小组成员进行了明确分工（表 2.6.1）。

表 2.6.1　CQI 小组成员职责分工

姓名	职务	职责	科室
A	组长	主题选定、总体策划、规划、效果确认	新生儿科
B	副组长	现况调查、对策拟定、任务分配、效果确认	新生儿科
C	副组长	现况调查、因素分析、对策拟定、沟通	产房
D	副组长	现况调查、因素分析、对策拟定、沟通	手术室
E	组员	对策拟定、对策实施	产房
F	组员	对策拟定、对策实施	手术室
G	组员	对策拟定、对策实施	新生儿科
H	组员	对策实施、标准推行	产房
I	组员	对策实施、标准推行	手术室
J	组员	对策实施、标准推行	新生儿科

（四）设定目标

WHO 定义，新生儿正常体温为 36.5~37.5 ℃，设定 ELBWI/VLBWI 入院核心体温 36.5~37.5 ℃为目标值。本项目预计用 16 个月时间，提高 ELBWI/VLBWI 入院体温，使其入院体温合格率达 85% 及以上。

（五）拟定计划

CQI 小组组织召开持续质量改进小组会议，制定了项目实施的时间计划，如表 2.6.2 所示。

表 2.6.2　项目实施时间计划表

任务名称：提高ELBWI/VLBWI的入院体温																		
活动计划			2018年										2019年					
			3	4	5	6	7	8	9	10	11	12	1	2	3	4	5	6
PDCA	P	发现问题	■															
		建立质控团队		■														
		设定目标		■														
		分析原因			■													
		拟定对策				■												
	D	对策实施					■	■	■	■	■	■						
	C	效果评估											■	■				
	A	标准化													■	■		
		持续改进															■	■

（六）分析原因

（1）鱼骨图（图 2.6.1）。CQI 小组梳理了 ELBWI/VLBWI 从离开母体到进入 NICU 的全过程和各环节，分别从环境、人员、设备、材料、流程 5 个方面进行原因分析，经过头脑风暴，确定了 13 个中原因，41 个小原因。

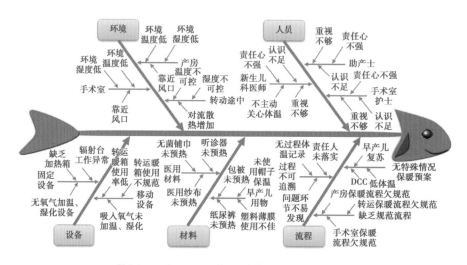

图 2.6.1　ELBWI/VLBWI 体温不合格原因分析——鱼骨图

（2）要因分析表（表 2.6.3）。CQI 小组组员对每项要因给予评分，依据总分从高到低，确定了前 6 项要因：产房、手术室、转运保暖流程不规范，环境温度、湿度低，早产儿用物未加热，转运暖箱使用不规范，辐射台工作异常，无特殊情况保暖预案。

表 2.6.3　要因分析表

编号	体温不达标		组员打分						总分
	大要因	小要因	组1	组2	组3	组4	组5	组6	
1	人员	认识不足	3	1	3	2	1	2	12
2		重视不够	3	2	2	1	2	1	11
3		责任心不强	1	2	1	1	2	1	8
4		不主动关心体温	3	2	1	2	2	1	11
5	设备	辐射台工作异常	4	2	3	2	1	3	15
6		缺乏加热箱	3	1	1	2	2	1	10
7		无氧气加温、湿化设备	2	1	2	2	1	1	9
8		转运暖箱使用率低	2	1	2	1	3	1	10
9		转运暖箱使用不规范	4	5	4	5	5	5	28
10	材料	医用材料未加热	2	1	1	2	2	1	9
11		早产儿用物未加热	5	5	4	5	5	5	29
12	环境	环境温度、湿度低	5	5	5	4	5	5	29
13		环境散热增加	1	1	2	2	1	2	9
14	流程	体温、人员的过程记录不全	1	3	2	1	1	2	10
15		产房、手术室、转运保暖流程不规范	5	5	5	5	5	5	30
16		无特殊情况保暖预案	3	2	1	3	2	2	13

注：组间以1~5分进行评分，5分为最高分，1分为最低分，依照二八法则，以13分及以上者为要因

（3）柏拉图（图2.6.2）。CQI小组绘制了柏拉图，根据"二八原则"，确定改善重点和影响问题的主要原因分别是：各保暖流程不规范，环境温度、湿度低，用物未加热，转运暖箱使用不规范。

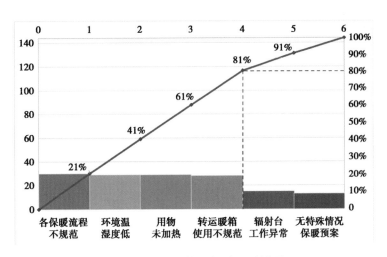

图 2.6.2　体温不合格影响因素——柏拉图

（七）拟定对策

CQI小组使用"5W1H"分析法（表2.6.4），针对不同分娩方式、不同时点的体温保持方案进行分析，并得出结论。

表 2.6.4　拟定对策表

What	Why	Who	Where	When	How
提高 ELBWI/VLBWI 的入院体温	降低 ELBWI/VLBWI 的死亡率；降低 ELBWI/VLBWI 的并发症；改善 ELBWI/VLBWI 的预后及生存质量	新生儿科医师；助产士；手术室护士	产房	顺产	制定 ELBWI/VLBWI 产房保暖流程；加强 ELBWI/VLBWI 分娩时产房环境温度及湿度管理；对现有保暖设备全面检查，同时增加保暖措施及设备，对 ELBWI/VLBWI 接触环境及用物常规预热
			手术室	剖宫产	制定 ELBWI/VLBWI 手术室保暖流程；加强 ELBWI/VLBWI 分娩时手术室环境温度及湿度管理；对现有保暖设备全面检查，同时增加保暖措施及设备，对 ELBWI/VLBWI 接触环境及用物常规预热
			转运途中	转运时	常规使用转运暖箱将 ELBWI/VLBWI 院内转运至 NICU；转运暖箱 24h 待机备用，保证待机温度为 35℃；增加转运呼吸机的加温湿化设备及移动电源

二、D 阶段

（一）规范各保暖流程

（1）ELBWI/VLBWI 娩出后，使用消毒热毛巾包裹。

（2）转至辐射台，延迟胎脂处理，使用聚乙烯塑料包裹患儿躯干至颈部。

（3）戴上预热的绒线帽 / 塑料帽。

（4）常规使用转运暖箱院内转运至 NICU，转运中需加盖预热毛巾。

（5）转出、转入体温交接。

（二）提高产房 / 手术室环境温度和湿度

（1）设定环境温度目标值为 26~28 ℃。

（2）设定环境湿度目标值为 50%~60%。

（3）将早产儿所处位置远离空调出风口。

（三）常规预热 ELBWI/VLBWI 用物

（1）提前打开辐射台预热。

（2）增加恒温加热箱（45 ℃），加热所有用物。

（3）加热设备定期维修校验。

（四）规范使用转运暖箱

（1）ELBWI/VLBWI 常规使用转运暖箱进行院内转运至 NICU。

（2）转运暖箱 24 h 待机，待机温度设置在 35 ℃。

（3）设备定期维修校验。

三、C 阶段

（一）效果确认——有形成果

（1）每天 NICU 晨交班汇报新收 ELBWI/VLBWI 的入院体温，在每两周举行的围产多学科诊疗（Mult-Disciplinary Team，MDT）会议讨论评价体温，在患儿交接表常规登记入室体温。

（2）ELBWI/VLBWI 入院平均体温从 35.5 ℃上升至 36.7 ℃（图 2.6.3），体温合格率从 0 提升至 87.50%（图 2.6.4），达到预期目标。

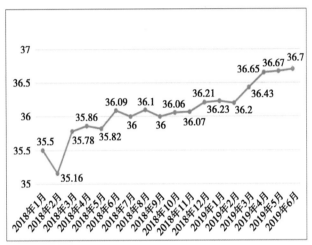

图 2.6.3　ELBWI/VLBWI 入院平均体温

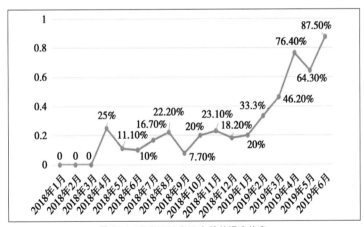

图 2.6.4　ELBWI/VLBWI 入院体温合格率

（3）成功申报重庆市科卫联合医学科研项目，发表论文 3 篇。

（二）效果确认——无形成果

经过本次质量改进项目的实施，CQI 小组成员在 PDCA 方法运用、团队精神、解决问题能力、围产多学科协作、活动信心等方面都有显著提高（表 2.6.5）。

表 2.6.5　小组成员能力改善前后得分统计

项目	改善前		改善后		活动成长
	总分	平均	总分	平均	
PDCA方法运用	9	3	18	6	3
团队精神	18	6	24	8	2
解决问题能力	18	6	22	7.3	1.3
围产多学科协作	20	6.7	25	8.3	1.3
活动信心	15	5	18	6	1

四、A 阶段

（一）制定院内相关标准

（1）《ELBWI/VLBWI 产房 / 手术室体温管理规范》。

（2）《ELBWI/VLBWI 院内 / 院外体温管理规范》。

（3）《ELBWI/VLBWI NICU 体温管理规范》。

（4）《ELBWI/VLBWI 复苏抢救记录书写规范》。

（5）《ELBWI/VLBWI 转科交接登记管理规范》。

（二）添置医学装备

医院增设超早产儿专用复苏间、床旁复苏平台，引进国内首台 Shuttle 一体化转运暖箱。

（三）总结

通过本次 PDCA 持续质量改进项目，有效提高了 ELBWI/VLBWI 的入院平均体温及体温合格率，制定了针对 ELBWI/VLBWI 各环节的体温管理规范，并引入了先进的新生儿院内转运设备。除硬件提升外，更重要的是围产中心各学科的通力配合与紧密协作，通过持续质量改进，更有利于提升 ELBWI/VLBWI 的救治存活率及生存质量，使我院的超、极早产儿围产综合救治能力迈上新台阶，部分指标达到德国 I 级围产医学中心水平。

2.7　提高一年期妊娠率

一、P 阶段

（一）选题背景

2021 年 5 月 31 日，中共中央政治局召开会议，审议《关于优化生育政策促进人口长期均衡发展的决定》并指出，为进一步优化生育政策，实施一对夫妻可以生育三个子女政策及配套支持措施。孕前保健是落实三孩政策的一项重要举措，保证在合适的时间怀得上，保得住，生得顺，养得好，第一步是怀得上。

孕前保健是整个孕产保健的开端。孕前保健是通过评估和改善计划妊娠夫妇的健康状况，减少或消除导致出生缺陷等不良妊娠结局的风险因素，预防出生缺陷的发生，提高出生人口素质的重要措施。通过孕前优生指导配合规范化的孕前保健和检查，能够及早防治妊娠合并症及并发症，评估孕妇及胎儿的安危，改善妊娠结局。

随着业务发展，自 2015 年以来，科室孕前保健业务量逐年增加，但是反映孕前保健质量的重要指标"一年期妊娠率"（某地某年度妊娠结局人数占女方参检人数的百分比）并没有明显提升，如图 2.7.1 所示。尽管我科"一年期妊娠率"数据高于全市整体水平，但明显低于北上广等地区。

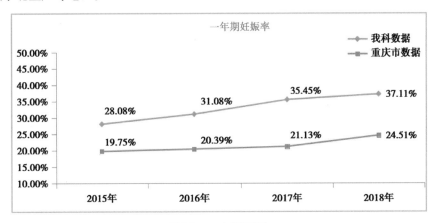

图 2.7.1　一年期妊娠率

因此，进一步提升孕前保健服务质量，已成为科室专科发展的迫切需求，基于此，我们探索使用 PDCA 循环提高一年期妊娠率。

（二）基础工作

重庆市妇幼保健院妇女保健科作为全国妇幼保健机构专科建设试点工作孕前保健唯一的试点机构，也是市级孕前保健重点专科，在日常工作中高度重视孕前保健相关工作。对前期的临床工作进行数据整理，我们发现在我科就诊的孕前检查人群中，40% 以上有半年以上试孕史，30% 以上合并有内外科疾病等，近半数夫妻存在抽烟、饮酒、熬夜等不良生活习惯，这些因素都会对提升一年期妊娠率造成不利影响。

因此，在鼓励更多的备孕夫妇参与孕前保健的同时，我们需要不断提升孕前保健服务质量，才能最终改善一年期妊娠率，更好的服务于备孕夫妇。

（三）设立目标、拟定计划

2018 年我科一年期妊娠率为 37.11%，根据参与到孕前保健工作中医务人员的专业级别、学历、主体改变能力及改善重点进行目标值计算，具体计算公式：目标值 = 现况值 + 改善值 = 现况值 +（1- 现况值）× 圈能力 × 改善重点 =37.11%+（1-37.11%）× 55.2% × 35.99%=49.60%。

本项目利用 2 年的时间实施对策并评估效果，在实施中不断修订，预期将一年期妊娠率提升至 49.60%，如图 2.7.2 所示。

What	When										Who	Where	How
月份 活动项目	2019年一季度	二季度	三季度	四季度	2020年一季度	二季度	三季度	四季度	2021年一季度	二季度	负责人	实施地点	使用方法
1.发现问题											—	妇保科示教室	小组讨论
2.分析原因											—	诊室	数据收集小组讨论
3.拟定对策											—	妇保科示教室	加强干预、随访及男性参与
4.对策实施											—	妇保科示教室	业务培训技术指导
5.效果评估											—	妇保科	小组讨论评价法
6.标准化											—	妇保科示教室	形成综合模式
7.持续改进											—	妇保科示教室	小组讨论

图 2.7.2　提高一年期妊娠率——甘特图

（四）分析原因

根据上述分析以及基础工作中积累的经验，从"人、机、料、法、环"等方面进行综合分析，深入查找原因。根据鱼骨图中所涉及的因素，科室邀请包括了妇幼处行政领导、国家妇幼中心等妇产科临床专家进行咨询，结合科室一线工作人员进行打分。

结果发现主要问题集中于以下几个方面：阳性结果干预不到位、随访率低、男性参检

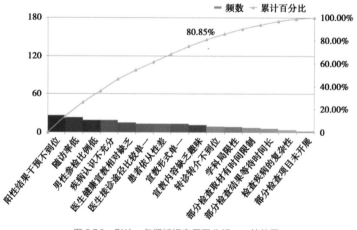

图 2.7.3　影响一年期妊娠率原因分析——柏拉图

比例低、对疾病认识不充分、健康宣教相对缺乏、接诊途径单一、依从性差、宣教形式单一等（图 2.7.3）。

对这些问题再次进行整理，对疾病认识不充分、健康宣教相对缺乏、接诊途径单一、依从性差、宣教形式单一等因素，与本次调查中前三因素互为因果，也是阳性结果干预不到位、随访率低、男性参检比例低等因素的原因（图 2.7.4）。

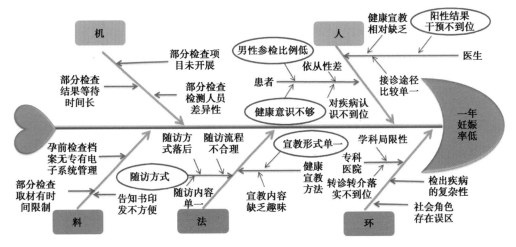

图 2.7.4 一年期妊娠率低的原因分析——鱼骨图

（五）制定对策

（1）加强阳性结果干预。加强专科门诊建设，提高业务能力；开展多种途径健康宣教，传递正确科普、健康声音；落实转诊转介，建立多学科协作机制。

（2）改善随访。成立随访小组，建立专科档案，完善随访内容，通过多种随访方式，追踪病人情况。

（3）提升男性参与度。落实男性支持系统，加强男性宣教，丰富就诊途径，提升男性参与度。

二、D 阶段

（一）加强阳性结果干预

（1）加强专科门诊建设。根据科室医生的专业特点，细化专科特色。科内开设高龄备孕、复发性流产、性功能障碍等专科门诊，更精细化地帮助备孕夫妇解决生育问题。同时，院内开设多学科门诊，如内科门诊、营养门诊、临床药师门诊等，为备孕人群提供更加全面的服务。

（2）多种途径健康宣教。多渠道推送科普文章，通过医院官方公众号、线上课堂、视频、宣传册等方式，推送孕前健康小知识；开设抖音、微信视频号、小红书等健康宣教平台。

科室自导自演的健康宣教微视频在候诊大厅循环播放，护士不定时在候诊区域开展巡诊课堂，对常见问题进行初步讲解。让备孕夫妇更容易获取正确的医学知识，提高对疾病的认识，提升治疗的信心。

（3）落实转诊转介。科室充分利用转诊转介系统，对合并有其他内外科疾病或病情复杂者，根据具体情况进行转诊转介，加强学科间的沟通交流。

（二）改善随访

针对备孕夫妇所发现的问题进行针对性治疗只是孕前保健的开端，长期随访同样重要。

（1）成立随访小组。科室成立了随访小组，建立孕前检查患者资料库及复发性流产夫妇资料库。利用孕前检查表、家庭档案信息表、孕前检查随访登记表、孕前检查高危登记表等，对来院进行孕前检查者录入基本病史和检查结果，追踪病人情况。

（2）丰富随访途径。随着信息系统的完善，在传统电话随访的同时，还通过短信告知、随访系统以及互联网医院等平台，利用信息系统管理风险人群，在指定的时间节点给患者发送随访信息，随访系统不能覆盖的，由医务人员进行电话随访，尤其关注人群复查情况及妊娠结局。

（3）完善随访内容。一般人群6个月随访是否怀孕；风险人群3个月随访风险因素是否已经处理，生活方式是否已经改变，是否到专科进行进一步检查或处理；生育意愿强烈者，提供检测排卵、基础体温测定、指导同房等咨询。

（三）提升男性参与度

（1）落实男性支持系统。科室承担国家免费孕前优生检查项目，可为夫妻同时就诊的备孕夫妇提供免费的孕前检查。同时，受国家和重庆市系列重大项目资助的"重庆市母婴健康项目"也为男性提供免费精液检查等一系列优惠政策，为更多的男性参与孕前检查提供便利。

（2）加强男性宣教。生育是两性的结合，男女因素在不孕不育原因中各占50%，男性诸多不利因素，如前列腺炎、尿路感染、精索静脉曲张等均会对精子质量造成不利影响，最终影响备孕。然而现阶段生育过程中的焦点主要集中于女性，男性因素受到忽视。为提高男性认识，提升就诊积极性，科室定期推送健康宣传文稿，开展专题宣传活动。同时，在女方进行生育相关检查时，妇产科医生均会主动向女性强调男性参与的重要性，建议夫妻共同就诊，让更多的男性参与到诊疗活动中。

（3）丰富就诊途径。针对工作时间不能就诊者，科室开设午间门诊和周末门诊，为备孕男性提供便利。同时依托院内互联网咨询平台，对外地患者或因各种原因不便当面就诊者提供医疗服务。科室在团购网站上开设团购体检套餐，购买体检套餐者，免挂号进入诊疗流程。通过多种途径提升男性参与度。

三、C阶段

（一）诊疗不断优化

科室已设置较为完善的专科门诊，为就诊的备孕夫妇提供个体化诊疗。就诊人群孕前异常指标，如甲功异常、TORCH筛查异常、衣原体感染等问题基本得到解决，干预后各类人群风险均明显下降，为提高妊娠率打下坚实基础（图2.7.5）。

在院内多学科门诊的配合下，建立了成熟的转诊转介系统。对于合并严重营养相关性疾病、心理疾病、乳腺疾病、内科慢性疾病、需要辅助生殖治疗等，转介到相关科室治疗，并在医院门诊HIS系统里的转诊转介板块中录入相关记录。

利用新媒体积极开展健康教育和宣传活动，定期录制科普短视频及直播，在直播间及抖音后台与患者积极互动，用更"亲民"的方式宣传孕前保健相关知识。至今在抖音、微信视频号等平台上传医学科普小视频225条，曝光量85万次，播放量32万次，取得良好反响。

2020年，科室院内转出5000余人，外院转入2000余人，实现了既吸引病人就诊，又对有需求病人院内分流的作用。

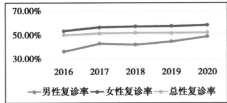
复诊率逐步提高

宫颈高级别病变的筛出例数增加

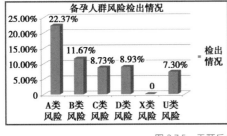

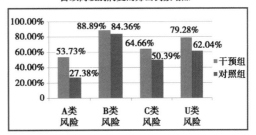

图2.7.5 干预后各类人群风险均明显下降

（二）随访更加完善

已建立规范的孕前检查夫妇资料库及复发性流产夫妇资料库，经过不断改进，随访内容更加丰富，随访形式更加完善，为患者提供更加系统的服务。目前对孕前就诊人群的随访率超过了90%，复诊率不断提升。

（三）男性参与度明显提升

在我科就诊的备孕夫妇中，男方参检比例已达到80%左右，每年免费接待约1000对孕前优生健康检查夫妇。在关注男性生育力保护的同时，针对容易被忽略的男性备孕期性功能障碍，我们提出了健康宣教、夫妻参与、药物治疗、中医辅助、生活方式改善等五大措施，取得良好的临床疗效。

随着工作的不断深入，2018年我科一年期妊娠率为37.11%，2020年该指标已达到48.66%，实现了明显的提升（图2.7.6）。

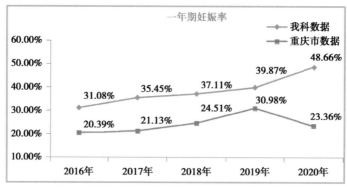

图 2.7.6　2016—2020 年的一年期妊娠率数据

四、A 阶段

经过两年的持续改进，科室标准化了服务流程和诊疗技术路线，从放号到随访，从询问病史到追踪妊娠结局的一体化综合服务模式得到规范化。孕前专科服务人次不断增加，年均增长值16.2%，服务对象满意度长期维持在95%以上，复诊率不断提升。

近三年申请孕前相关课题5项，发表相关论文10余篇，申请专利1项。连续两年参加重庆市"12320杯"健康科普讲解技能大赛，并进入决赛；积极参与全国出生缺陷防治科普作品征集大赛，并荣获文章类三等奖。

科室不断总结经验，并反馈于临床，举办针对全市妇幼保健机构的孕前保健培训班，累计培训400余人次，共同提升孕前保健综合服务能力。

尽管一年期妊娠率得到明显提升，但保证在合适的时间怀得上只是第一步，如何保得住，降低孕早期不良结局，仍需要更多的探索和努力，也是未来科室PDCA将要探索的问题。

2.8　推动孤独症康复训练工作案例分析

一、P 阶段

（一）工作背景与现状分析

近20多年来的流行病学调查数据显示，全球范围内孤独症谱系障碍患病率出现上升趋势，估计全球患病率在 1% 左右。2020 年最新美国疾病预防控制中心报告显示患病率已经上升到 1/54。我国的孤独症患病率约为 0.67%，给社会和家庭造成了沉重的负担。2021 年，《中华人民共和国国民经济和社会发展第十四个五年规划和 2035 年远景目标纲要》对推进特殊教育改革发展提出了新的要求。党中央、国务院领导多次批示，对办好新时代特殊教育、关爱帮助残疾儿童提出明确要求。国家卫生部办公厅印发的《儿童孤独症诊疗康复指南》指出，儿童孤独症治疗以教育干预为主，药物治疗为辅。然而目前国内尚无统一的孤独症谱系障碍儿童的康复训练标准，尚处于探索、试行阶段。寻求一种科学的、连续的、动态的、可推广的康复训练模式已成为妇幼保健体系的迫切需求。为此，我们探索利用 PDCA 循环推动孤独症康复训练工作。

重庆市妇幼保健院儿童保健科（以下简称"我科"）开展孤独症相关诊断—康复—训练工作近 10 年，先后派遣多名医生及康复师到国内相关领域医疗单位进修学习，反复接受国家级和市级继续教育学习、培训，但仍由普通门诊医生对孤独症进行筛查诊断，没有设立发育行为相关专科专病诊室，筛查诊断工具相对陈旧，康复环节仅对孤独症开展一对一桌面训练，训练方式单一，业务量不高。存在孤独症筛查诊断率较低、入训率较低、失访率高、质控监管不足等突出问题，同时康复师数量少，患儿家庭的需求得不到满足，干预康复措施成效判断困难，部分孤独症高危儿童因诊断不及时而错失干预时机的情况时有发生，这些都严重制约我科发育行为学科的发展。

（二）成立专项工作小组

为顺利开展工作，我科首先成立专门推动孤独症康复训练的工作小组，成员组成及分工如表 2.8.1 所示。

表 2.8.1　工作小组成员及分工

成员	职务	分工	科室
A	组长	主题选定、效果确认、全程把握	儿童保健科
B	副组长	主题选定、效果确认、全程把握	儿童保健科
C	秘书	现状调查、因素分析、对策拟定、对策实施	儿童保健科
D	组员	现状调查、因素分析、对策拟定、对策实施	儿童保健科
E	组员	对策拟定、对策实施	儿童保健科
F	组员	对策拟定、对策实施	儿童保健科
G	组员	对策实施、标准推行	儿童保健科
H	组员	对策实施、标准推行	儿童保健科

（三）设定目标

本项目预计在 1 年内通过全科多部门参与推动孤独症康复训练，预期达到以下目标：

（1）提高科室针对孤独症儿童的筛查率、转诊率、确诊率、入训率、专案管理率。

（2）形成密集、高效、综合性的孤独症康复训练亲子班模式。

（3）对下级单位开展孤独症相关的业务指导工作。

（4）临床和科研结合，申请相关科研课题及论文发表。

（四）拟定计划

孤独症康复训练的工作小组积极开展工作，通过请教兄弟单位业内专业人员、查阅相关书籍文献，组内多次会议商讨拟定了工作计划（图 2.8.1）。

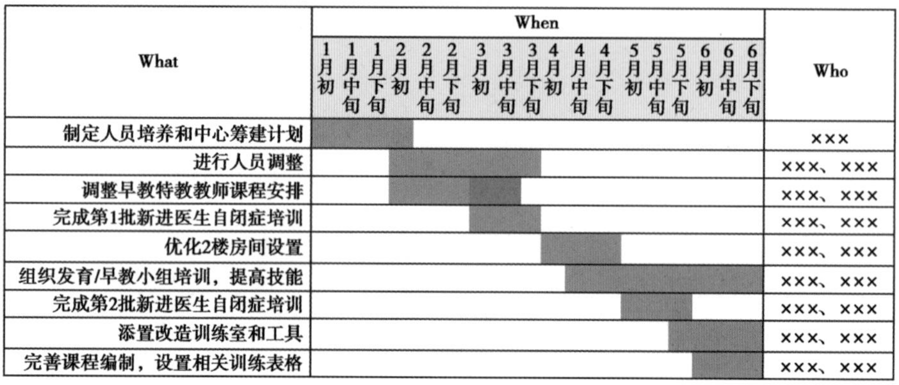

What	When																	Who
	1月初	1月中旬	1月下旬	2月初	2月中旬	2月下旬	3月初	3月中旬	3月下旬	4月初	4月中旬	4月下旬	5月初	5月中旬	5月下旬	6月初	6月中旬	
制定人员培养和中心筹建计划																		×××
进行人员调整																		×××、×××
调整早教特教教师课程安排																		×××、×××
完成第1批新进医生自闭症培训																		×××、×××
优化2楼房间设置																		×××、×××
组织发育/早教小组培训，提高技能																		×××、×××
完成第2批新进医生自闭症培训																		×××、×××
添置改造训练室和工具																		×××、×××
完善课程编制，设置相关训练表格																		×××、×××

图 2.8.1　推动孤独症康复训练工作计划——甘特图

（五）分析原因

从人员、监测、设备、环境、流程 五个方面进行原因分析，组内成员进行头脑风暴，绘制鱼骨图，认为主要问题集中在以下几个方面：①科室内部医务人员对孤独症疾病理论的掌握程度不够，缺少孤独症筛查和转诊流程；岗位职责不明确，专病专科管理人员少；②科室原有康复人员多为早教教师，无专职的特教人员、业务能力不足；③孤独症相关测试方面护理人员培训不足；④质量控制模式存在自限性，缺乏更完善的质量控制体系；⑤特教训练的相关设施教具缺乏，业务用房紧张；⑥宣传不足，广大患儿家属不了解本单位可开展本项业务，慕名而来的病患量不够等（图 2.8.2）。

（六）制定对策

1. 整改措施

（1）制定制度，规范流程。

（2）送专职人员进修学习。

（3）健全发育行为专科门诊。

（4）建立孤独症管理信息系统。

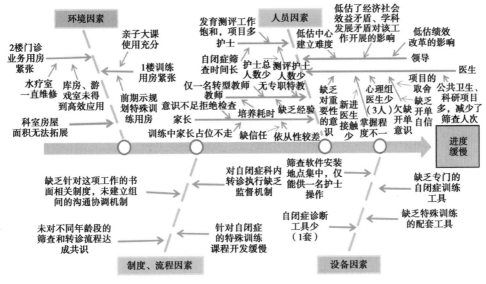

图 2.8.2　孤独症康复训练率低的原因分析——鱼骨图

（5）医教结合的训练方案。

（6）开展多样化健康宣教。

2. 责任分工

科主任带头，科副主任、护士长、心理发育组组长、特教组组长、科室秘书参与组织多次讨论，明确工作责任分工。科主任、科副主任制定制度、规范流程。科主任与心理发育组组长、特教组组长商量讨论，决定本科人员外出进修学习时间、单位及方向等。科主任主持、全科医生参与制定健全发育行为专科门诊的方案，同时由科室秘书联系医院信息科建立孤独症管理信息系统。科主任与心理发育组组长、特教组组长商议，建立医教结合的训练方案。科副主任与科室秘书商议，开展健康宣教的方式和时机。通过分析对象、原因、地点、时间人员、方法（"5W1H"分析法），进行工作梳理（表 2.8.2）。

表 2.8.2　孤独症康复训练工作——"5W1H"

	第一次提问	第二次提问	第三次提问	如何改善
对象（what）	做什么	是否必要做	能否做别的	应该做什么
	推进孤独症康复工作，转换工作模式	单一训练模式无法满足患儿需求	前期的准备已经到位，应该计划进行	成立孤独症训练中心，转换孤独症干预模式
原因（why）	为什么做	理由是否充分	有无新的理由	真正的理由
	孤独症发病率逐年增高	小规模孤独症训练，成本效益差	中心成立有利于促进学科发展	学科发展并满足儿童需求

	第一次提问	第二次提问	第三次提问	如何改善
地点 （where）	在何地做	为何在此处做	能否在别处做	应该在哪儿做
	筛查/诊断：2楼门诊；训练：1楼训练中心	功能分区已经运行多年	在训练区增加孤独症训练分区，可满足特教场地配置	把孤独症训练区独立标识出来
时间 （when）	何时做	为何在此时做	能否在别的时间做	应该在什么时间做
	2019年1月起	孤独症发病率增高	越早干预训练效果越好	尽快做
人员 （who）	谁来做	为什么由他做	其他人可否来做	应该由谁做
	发育行为专科医生、特教老师	理论学习，专项进修，学组成员	全科医生参与筛查，发育组护士参与测评，增加病患人数	医生负责筛查诊断，特教老师负责干预
方法 （how）	人员方面	制度方面	环境方面	设备
	加强培训学习，定期考核	完善管理制度，督促执行	优化教室布局，营造独立训练区域	添置干预训练工具

二、D阶段

（一）完善制度，规范流程

科主任带头，护士长、心理发育组组长、特教组组长参与组织多次讨论，明确工作规范，制定孤独症干预中心的计划、制度、流程，包括专案管理制度，建立筛查、转诊、确诊制度、干预模式制度等。

（二）明确专职人员管理

全科普通儿保门诊共同筛查孤独症，转诊渠道管理，发育专科负责专案建立、明确诊断、协同特教老师指定训练计划等工作。发育测试护士做好智力测试等相关检测，导诊台做好电话随访、预约、转诊登记、就诊登记等工作。特教组安排接待、知情同意、课前评估、理论课程、课程设置、干预计划制定、计划实施、再评估等工作。

（三）健全专病门诊，实现孤独症专案管理

规范设置儿童发育行为专科门诊，实现专人专案、全程管理、动态监管、专案病历。

（四）信息系统支持

在已有的儿童保健健康管理系统中建立孤独症谱系障碍专案，信息平台数字化，病历、体格资料、辅助检查资料一体化，完成诊疗、检查及随访操作，后台数据自动同步。

（五）人员配备和业务支持

由科领导带头，发育专科医生、特教老师参与，定时组织开展孤独症康复训练专项联合检查。发育行为组新增 2 名医生，医生总数达到 5 名。新增 2 名护士，每天发育测评的护士达 5 名。逐步增加特教老师规模，由 1 名特教老师增加到 4 名。

（六）硬件配套整改

重新设置门诊业务用房，增加孤独症相关测试用房，进一步优化场地，房屋改造为游戏室、运动室、个别辅导室等。采购大量孤独症训练相关的专项教具、书籍。

（七）调整早期发展训练和特殊训练课程模式

课程设置由原来的 1 对 1 个别辅导课，改为多种模式的训练方式以满足不同水平、不同能力患儿及其家长的需求，包括全月 21 个半天制的亲子培训班；家长全程陪同学习的 5 节大课和 2 节小课；1 对 1 个别辅导课；2 天制家长理论课学习；个别理论指导课。

（八）多渠道多形式提升患者参与度

充分借助信息化、媒体的力量多渠道多形式宣传，如利用官方公众号、科室宣传屏幕、宣传纸质资料等形式提高患者认识，在每年 4 月 2 日"世界自闭症日"举行关爱义诊活动，提升患儿及家属参与度。

三、C 阶段

（1）经过努力，儿童保健科构建了领导小组、质控小组、干预小组，医护教高度结合。制定孤独症干预中心计划、制度、流程，包括专案管理制度；建立筛查、转诊、确诊制度，干预模式制度等。

（2）完善孤独症筛查干预流程。常规使用儿童孤独症早期筛查问卷（CIASS）、婴幼儿孤独症筛查量表（Checklist for Autism in Toddlers-23，CHAT-23）或孤独症行为量表（Autism Behavior Checklist，ABC），对 1 岁半、2 岁的普通儿保儿童进行孤独症筛查工作，发现可疑与异常儿童转诊至心理发育专科，经发育专科医生评估后进行儿童孤独症评定量表（Childhood Autism Rating Scale，CARS）、孤独症诊断观察量表（Autism Diagnostic Observation Schedule Generic，ADOS）测试，明确诊断及鉴别诊断，家长持专科医生开具的康复训练申请单到特教训练中心进行康复训练。孤独症筛查量和诊断数量逐年升高，2021 年诊断测试近 200 例（图 2.8.3），截至 2021 年，孤独症专案数量、理论指导和训练人次分别达到 500 余例、467 例和近 2000 例（图 2.8.4）。

（3）完成初步规模的人才培养。先后安排 3 名医生和 2 名特教老师到北京、上海、广州等地相关单位进行至少半年的进修学习，学习先进的康复训练经验，为本科室搭建骨架班子。全科积极参加国家级心理师资培训班，孤独症康复相关业务线上线下学习，科室围绕孤独症主题开展多次业务学习和疑难病例讨论。全部高年资医生通过了孤独症的理论考核；低年资医生完成孤独症专科培训，理论考核优秀。门诊孤独症专案管理率达90%以上。

（4）完成孤独症康复训练医教结合课程编制。专科医生和特教人员将进修学习的经验，结合本地本院的实际情况，完成康复训练的课程编制，形成评估—训练—指导—再评估—再训练的合理康复循环。

（5）完成教具配备，初步完成场地优化。房间布局调整，特殊训练环境优化，家长满意度提高。

（6）带动学科发展。两名医生分别成为中华医学会儿科学分会发育行为学组青年学组委员、中国妇幼保健协会儿童神经发育障碍防治专业委员会委员。护理组熟练掌握孤独症筛查技术。特教老师组已完成专科培训，满意度调查优秀，能够开展康复训练。

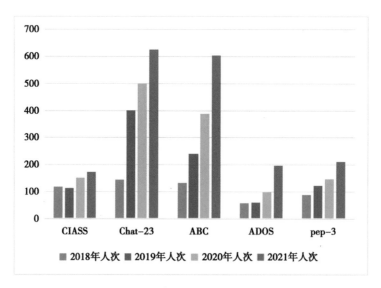

图 2.8.3 近 4 年孤独症筛查量和诊断数量

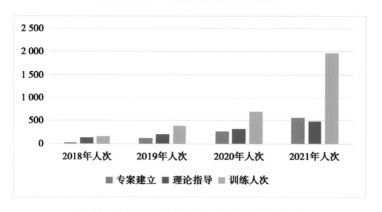

图 2.8.4 近 4 年孤独症专案数量、理论指导与训练人次

四、A 阶段

（1）经过持续改进，孤独症全流程康复训练干预模式已经建立，干预规模有所提高，建章建制进一步完善，临床和教学经验得到积累。

（2）门诊设置日趋健全，孤独症诊断康复一体化管理系统基本完善，孤独症筛查率、诊断率、入训康复率等指标持续向好。以"孤独症亲子班"为特色的康复训练效果得到了患儿家长的一致认可，获得几十面锦旗及多封感谢信。

（3）来自贵州地级市医院、重庆医药高等专科学校、重庆部分区县妇幼保健院的多名进修人员先后到我科参加特教方向的进修学习。

（4）康复组成员围绕孤独症研究方向，成功申请院级科研课题、省部级科研课题等，累计科研经费 20 万元，顺利申请国家实用型发明专利 1 项，在核心期刊发表论文多篇。

尽管科室的孤独症康复训练工作较前进步明显，但仍存在训练模式转变有效性缺乏数据支持、线下培训普及率不够高等问题，将列入下一个 PDCA 循环中继续探索改进。

3.1 经鼻持续正压通气下早产儿鼻部损害持续质量改进

一、选题背景

随着气管插管—注入肺表面活性物质—拔管后持续正压通气（Intubation Surfactant Extubation，INSURE）策略的广泛应用，经鼻持续正压通气（nasal Continuous Positive Airway Pressure，nCPAP）逐渐成为早产儿生后呼吸支持的主要方式。据 WHO 统计，全球每年约有 1500 万早产儿出生，早产儿在救治过程中 nCPAP 的使用可能会引起鼻部损害，国内外均有使用 nCPAP 引起的鼻部损害相关报道。

重庆市妇幼保健院（以下简称"我院"）自 2018 年围产中心的建设以来，收治早产儿 6200 余例，最小胎龄 24 周，最低体重 490 g。早产儿的皮肤薄、发育不成熟，在行 nCPAP 治疗时，极易发生鼻部损害。一旦发生鼻部损害，会增加患儿的疼痛和感染的风险，严重者甚至会留下永久的瘢痕而影响其形象，同时降低了家属的满意度。减少和避免早产儿 nCPAP 下鼻部损害的发生是临床护理工作的重要目标。

二、PDCA 阶段

（一）发现问题

2020 年 7 月我院 NICU 连续发生 2 例 nCPAP 下早产儿鼻部损害，科室护理质量管理小组立即进行事件调查，发现 nCPAP 下早产儿鼻部损害时有发生，并对使用 nCPAP 下早产儿鼻部发生损害的情况进行统计。2020 年 7 月—10 月 nCPAP 下鼻部损害发生率为 16.55%（24/145）（图 3.1.1），发生率高于国内同业水平（9.50%），经护理质量管理小组讨论，确定将降低 nCPAP 下早产儿鼻部损害作为质量改进项目主题。

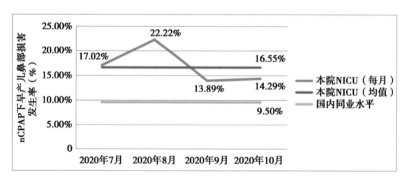

图 3.1.1　nCPAP 下早产儿鼻部损害发生率统计

（二）成立 CQI 小组

为了有效控制鼻部损害的发生，中心成立持续质量改进小组，对小组成员进行明确分工（表 3.1.1）。

表 3.1.1　小组成员职责分工

姓名	职务	职责分工
A	组长	总体筹划与规划
B	副组长	组织、任务分配及沟通
C	组员	方案组织和具体内容推行
D	组员	方案组织和推行
E	组员	效果确认和具体内容推行
F	组员	数据收集和具体内容推行
G	组员	具体内容推行

（三）分析原因

1. 鱼骨图

小组成员经过头脑风暴、整理分析后共确定 4 个大原因，8 个中原因，24 个小原因（图 3.1.2）。

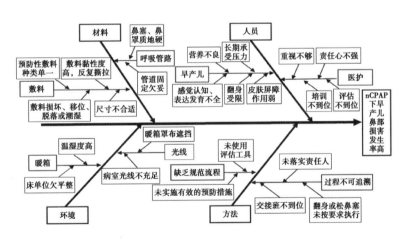

图 3.1.2　nCPAP 下早产儿鼻部损害发生率高的原因分析——鱼骨图

2. 要因分析表

组员对每项要素给予评分，依据总分自高到低，共选出 7 项要因：长期承受压力、皮肤屏障作用弱、重视不够、培训不到位、敷料黏性高、反复撕拉、管道固定欠妥、交接班不到位（表 3.1.2）。

表 3.1.2　要因分析表

编号	nCPAP 下早产儿鼻部损害发生率高			组员打分							总分	要因
	大原因	中原因	小原因	A	B	C	D	E	F	G		
1	人员	早产儿	营养不良	3	2	3	3	2	3	3	19	
2			感觉认知、表达发育不全	3	3	4	4	2	3	3	22	
3			长期承受压力	5	5	5	5	5	5	4	34	√
4			皮肤屏障作用弱	5	5	5	4	5	5	4	33	√
5			翻身受限	3	3	3	2	2	2	3	18	
6		医护	责任心不强	2	2	3	2	2	2	2	15	
7			重视不够	4	4	4	4	4	4	3	27	√
8			评估不到位	3	2	3	3	3	3	3	20	
9			培训不到位	5	3	4	4	5	5	3	29	√
10	材料	敷料	敷料尺寸不适合	3	2	4	3	2	2	3	19	
11			敷料损坏、移位、脱落、潮湿	3	3	4	4	3	3	3	23	
12			敷料黏性高，反复撕拉	4	4	3	4	3	4	4	26	√
13			预防性敷料种类单一	4	4	1	2	3	4	4	22	
14		呼吸管路	管道固定方式欠妥	4	5	3	4	5	5	3	29	√
15			鼻罩 / 鼻塞质地硬	2	1	2	2	2	1	1	11	
16	环境	暖箱	床单位不平整	2	2	1	4	2	3	2	16	
17			湿度高	3	3	4	2	3	4	4	23	
18		光线	暖箱罩布遮挡	3	3	3	1	3	3	4	20	
19			病室光线不充足	1	1	1	1	2	1	1	8	
20	方法	缺乏规范流程	未实施有效的预防措施	2	2	2	2	1	1	2	12	
21			未使用评估工具	2	2	1	1	2	3	2	13	
22		过程不可追溯	翻身或松鼻塞未按要求执行	2	3	1	2	1	2	1	12	
23			未落实责任人	4	4	1	4	4	4	3	24	
24			交接班不到位	4	4	3	4	4	4	5	28	√
注：组间以 1~5 分进行评分，5 分为最高分，1 分为最低分												

3. 柏拉图

绘制柏拉图确定改善的重点和影响问题的主要原因（图 3.1.3）。

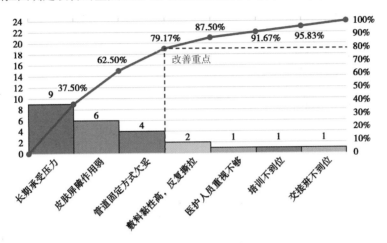

图 3.1.3 改善前柏拉图

综上所述，长期承受压力、皮肤屏障作用弱、管道固定方式欠妥为导致 nCPAP 下早产儿鼻部损害发生率高的真因，确定改善重点，拟定相应对策。

（四）设定目标

（1）改善重点：根据改善前柏拉图，改善重点为长期承受压力、皮肤屏障作用弱、管道固定方式欠妥。

（2）小组能力：小组能力依据所有成员得分评估得出。分别对 7 名成员进行小组能力评分，平均分为 3 分，小组能力：$3/5 \times 100\%=60\%$，见表 3.1.3。

表 3.1.3 小组能力评分表

组员	A	B	C	D	E	F	G
分值	5	5	3	3	3	1	1
评价标准	自己解决		需 1 个单位配合		需多方面配合		
	5		3		1		
均分	3						

（3）目标值：目标值 = 现况值 - 现况值 × 改善重点 × 小组能力 =16.55-16.55 × 79.17% × 60%=8.69%。

目标设定时遵循 SMART 原则，考虑到鼻部损害的发生率与患儿胎龄、体质量大小的相关性较大，且与同业水平进行比较，质量项目改进使鼻部损害发生率由 16.55% 降到 8.69% 的可实现性问题，将目标值（发生率）设定为 ≤ 8.69%（图 3.1.4）。

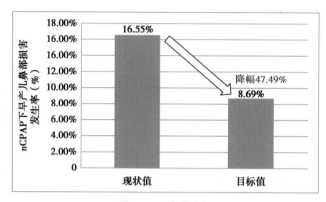

图 3.1.4　目标值设定

（五）拟定计划

组织召开持续质量改进小组会议，制定甘特图，明确项目时间计划（图 3.1.5）。

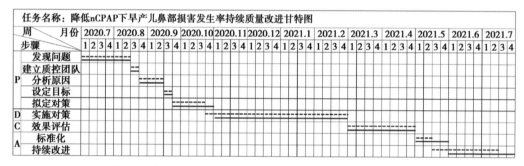

图 3.1.5　降低 nCPAP 下早产儿鼻部损害发生率持续质量改进——甘特图

（六）拟定对策

根据"5W1H"拟定对策（表 3.1.4）。

表 3.1.4　对策拟定表

What	Why	How	Who	When	Where
问题点	真因	解决方案	负责者	实施时间	地点
患儿	鼻部长期承受压力	为每例患儿准备鼻塞和鼻罩，要求鼻塞和鼻罩交替使用	G	2020 年 9 月	库房
		≤ 2 h 放松鼻塞 / 鼻罩并做相关记录	C	2020 年 9 月	病区
		在《无创呼吸支持交接记录》上，增加鼻塞 / 鼻罩使用记录	F	2020 年 9 月	床旁
	皮肤屏障作用弱	借鉴学习国内其他 NICU 皮肤保护敷料的选择和使用方法	A	2020 年 9 月	科室
		了解标准 / 指南推荐的皮肤保护敷料的选择和使用方法	E	2020 年 9 月	科室
		定期对护士进行安全警示教育，针对高风险患儿提前做出保护性措施	A	2020 年 9 月	病区

What	Why	How	Who	When	Where
呼吸管路	管道固定方式欠妥	查阅文献，查找管路固定的有效方法	B	2020 年 9 月	科室
		借鉴学习国内其他 NICU 使用 nCPAP 的固定技巧	A	2020 年 9 月	会议室
		对护理人员进行 nCPAP 使用注意事项的培训	C、D	2020 年 10 月	会议室

（七）实施对策

针对鼻部长期承受压力、皮肤屏障作用弱、管道固定方式欠妥的 PDCA 对策分别如表 3.1.5、表 3.1.6、表 3.1.7 所示。

表 3.1.5　鼻部长期承受压力的 PDCA 对策表

对策编号 1	对策名称	定时放松受压部位	
	主原因	鼻部长期承受压力	
对策 What how	改善前： 鼻部长期承受压力 对策： 1.≤2h 放松鼻塞/鼻罩； 2.交替使用鼻塞和鼻罩； 3.细化交接班流程	对策实施： 负责人：A、D 实施时间：2020.9 内容： 1.为 nCPAP 患儿准备大小合适的鼻塞和鼻罩各 1 个； 2.责任护士≤2h 放松鼻塞/鼻罩，每班接班时交替使用鼻塞/鼻罩； 3.在《无创呼吸支持交接记录》上，增加鼻塞/鼻罩使用记录	
	对策处置： 确认有效	对策效果： 护理组长每天检查、护士长每周抽查鼻塞/鼻罩放松和交替使用情况，大家高度重视，执行到位，交接班落实到位	

表 3.1.6   皮肤屏障作用弱的 PDCA 对策表

对策编号 2	对策名称	保护皮肤受压部位	
	主原因	皮肤屏障作用弱	
对策 What how	改善前： 皮肤屏障作用弱 对策： 1.引进合适的皮肤保护敷料； 2.正确使用皮肤保护敷料； 3.针对高风险患儿，告知家长情况并签署《难免性压力性损伤告知书》	对策实施： 负责人：A、B 实施时间：2020.9 内容： 1.引进多种皮肤保护敷料，针对不同受压部位选用合适的敷料； 2.定期对 NICU 护士进行安全警示教育，针对高风险患儿提前做出保护性措施； 3.应用鼻塞时使用专用皮肤保护敷料，或使用打孔器裁剪，贴合患儿鼻型； 4.完善高风险患儿《难免性压力性损伤告知书》	
	对策处置： 确认有效	对策效果： 1.增强了 NICU 护士的风险意识，针对高风险患儿提前做好保护性措施； 2.皮肤保护敷料在使用过程中出现损坏、移位、脱落、潮湿时能及时更换； 3.针对高风险患儿，将情况告知家长并签署《难免性压力性损伤告知书》，家属理解度提升	

表 3.1.7   管道固定方式欠妥的 PDCA 对策表

对策编号 3	对策名称	规范管道固定方式，注重细节管理	
	主原因	管道固定方式欠妥	
对策 What how	改善前： 管道固定方式欠妥 对策： 1.规范头帽选择和佩戴方法； 2.规范鼻塞使用方法； 3.采用不增加额外压力的管路固定方法	对策实施： 负责人：C 实施时间：2020.9 内容： 1.测量头围后选择小一号头帽，固定在前额正中； 2.利用量鼻器选择大一号鼻塞，将鼻塞塞入 1/2 长度，减少对鼻中隔的压迫； 3.采用不增加额外压力的固定方法	
	对策处置： 确认有效	对策效果： 头帽选择和佩戴、鼻塞使用、管路固定方法切实有效，临床上予以推广实施	

（八）效果确认

1. 有形成果

汇总 2020 年 11 月—2021 年 4 月 nCPAP 使用总例数和鼻部损害发生例数。经过整改后 nCPAP 下早产儿鼻部损害发生率由 16.55% 降为 7.26%，低于国内同业水平（图 3.1.6、图 3.1.7），达到预期目标。

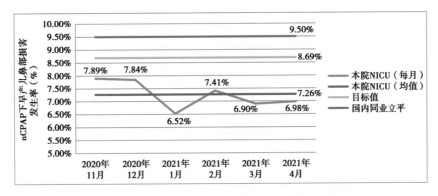

图 3.1.6　整改后 nCPAP 下早产儿鼻部损害发生率统计

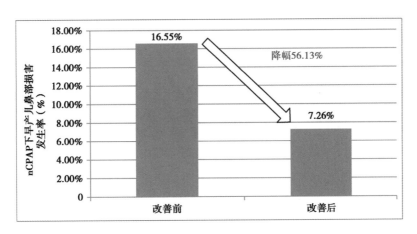

图 3.1.7　整改前后 nCPAP 下早产儿鼻部损害发生率统计

2. 无形成果

经过本次质量改进项目的实施，小组成员运用 PDCA 的能力、团队精神、解决问题的能力、活动信心等都有了显著提高（图 3.1.8）。

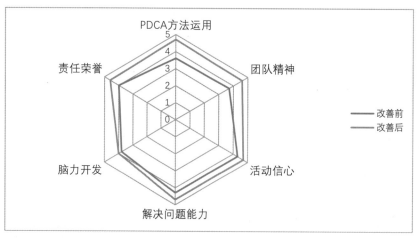

图 3.1.8　小组成员能力改善前后雷达图

（九）制定标准

（1）完善《无创呼吸支持交接记录本》。

（2）完善《新生儿无创呼吸支持（nCPAP）操作流程》。

（3）完善《新生儿压力性损伤防范制度及处理流程》。

（4）完善《新生儿科压力性损伤登记表》。

（5）制定《新生儿难免压力性损伤申报表》。

（6）制定《新生儿压力性损伤风险告知书》。

（7）制定《新生儿皮肤保护敷料使用同意书》。

三、总结

通过本次 PDCA 质量改进的开展，有效地降低了新生儿 nCPAP 下鼻部损害的发生率，并建立了有效的管理制度和评估预警监测机制，在临床中予以推广实施。保护 nCPAP 下患儿鼻部皮肤组织的完整性，关键在于护理人员的精细化护理，加强 NICU 护士风险意识培训，集体参与防范管理，为患儿提供优质护理服务。

3.2　PDCA 循环在医护人员手卫生管理中的应用

一、P 阶段

（一）选题背景

医院感染不仅给患者带来巨大的痛苦和经济负担，而且严重影响医疗质量与安全，手卫生是预防与控制医院感染最简单、最有效、最方便、最经济的方法，可降低 20%~40% 的医院感染。在妇幼保健机构等级评审中，原国家卫生计生委《三级妇幼保健院评审标准细节实施细则（2016 年版）》对手卫生依从性、正确率、知晓率提出明确要求，条款 3.5.4.1【A】要求：医务人员手卫生依从性 ≥ 70%，手术室、产房及新生儿室医务人员手卫生依从性 100%；条款 3.5.4.2【B】要求：医务人员手卫生正确率 ≥ 90%，【A】要求：医务人员手卫生正确率 ≥ 95%；条款 3.25.3.1【C】要求：医务人员手卫生知晓情况 100%，【A】要求：医务人员手卫生依从性不断提高，洗手正确率 ≥ 95%。但是当前临床工作中依旧存在手卫生依从性偏低以及方法不到位等现象，都会在一定程度上增加医院感染发生的可能性。为提高医务人员手卫生依从性，重庆市妇幼保健院经过 3 年的监测、统计、分析，形成监测—反馈—整改—监测的 PDCA 动态循环，通过现状调查了解管理的薄弱环节，制定干预措施并落实，再进行督查和效果评估，分析措施落实效果，不断发现问题、解决问题，使手卫生工作质量的改进形成一个阶梯上升的质量管理环。

（二）现状调查

通过调查统计 2019 年上半年手卫生依从性可发现，普通科室医务人员手卫生依从性 64.27%，正确率 60.06%，知晓率 97.34%（图 3.2.1），重点科室（ICU、新生儿科、手术室、产房）医务人员手卫生依从性 85.68%，正确率 79.70%，知晓率 100%（图 3.2.2），以上指标除重点科室知晓率外均未达到《三级妇幼保健院评审标准细节实施细则（2016 年版）》中手卫生指标要求。此外，医务人员手卫生消毒后菌落数合格率仅 81.25%。

针对以上现状，医院感染控制科开始开展针对医务人员手卫生依从性、正确率、知晓率的专项质量改进活动，并应用 PDCA 循环作为质量改进方法。

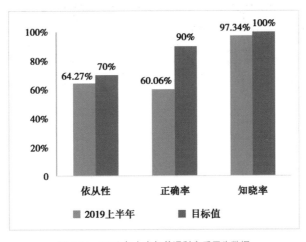

图 3.2.1　2019 年上半年普通科室手卫生数据

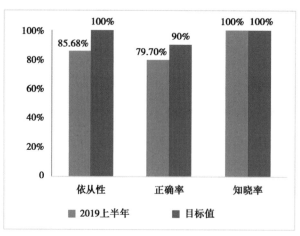

图 3.2.2　2019 年上半年重点科室手卫生数据

（三）成立 CQI 小组

医院成立 CQI 小组，组长由医院感染控制科科长担任，组员由医院感染控制科 4 名科员构成。CQI 小组召集新生儿科、手术室、ICU、产房、普通妇科、妇科盆底与肿瘤科、妇科内分泌科、计划生育科等相关科室医院感染监测员，针对医务人员手卫生管理发现的问题从人员、设备、监测、制度、环境五个方面进行原因讨论，并用鱼骨图进行展示（图 3.2.3）。

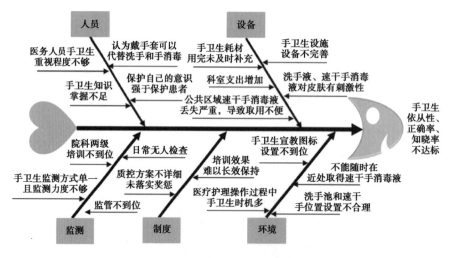

图 3.2.3　原因分析——鱼骨图

根据以上五个方面，CQI 小组使用问卷星创建调查问卷，对医务人员进行主要原因调查，并制作柏拉图（图 3.2.4），根据"二八定律"找到主要原因，包括手卫生知识掌握不足、院科两级培训不到位、日常无人检查、质控方案不详细未落实奖惩、手卫生监测方式单一且监测力度不够、医务人员手卫生重视程度不够、洗手液和速干手消毒液对皮肤有刺激、培训效果难以长效保持。

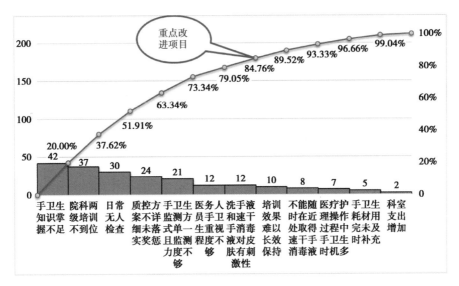

图 3.2.4 主要原因分析——柏拉图

（四）目标设定

本项目预计利用 3 年时间，达到以下目标：

（1）普通科室医务人员手卫生依从性 ≥ 70%，正确率 ≥ 90%，知晓率达 100%。

（2）重点科室医务人员手卫生依从性达 100%。

（3）手卫生设施设备种类、数量、安置位置、手卫生用品、宣教图示符合《医务人员手卫生规范》（WS/T 313—2019）。

（4）手卫生培训教育实现同质化、多元化管理。

（五）拟定计划

绘制甘特图（图 3.2.5），保证各项改进措施稳步推进。

时间	2019上半年		2019下半年		2020上半年		2020下半年		2021上半年		2021下半年	
	一季度	二季度	三季度	四季度	一季度	二季度	三季度	四季度	一季度	二季度	三季度	四季度
第一阶段：Plan——计划阶段												
发现问题	——											
现状调查	——											
目标设定	——											
原因分析	——											
制定对策	——	——	——	——								
第二阶段：Do——实施阶段												
对策实施			——	——	——	——	——	——				
第三阶段：Check——检查阶段												
效果评估									——	——	——	——
第四阶段：Action——处理阶段												
标准化											——	——
持续改进											——	——

图 3.2.5 制定改进计划——甘特图

（六）制定对策

运用"5W1H"（表 3.2.1）制定详细的改进措施。

表 3.2.1 制定改进措施——"5W1H"

What	Why	How	Who	Where & When
提高医务人员手卫生依从性、正确率、知晓率	手卫生知识掌握不足	加强医务人员手卫生培训和考核	A	医院感染控制科
	院科两级培训不到位			
	培训效果难以长效保持			
	日常无人检查	完善管理体系提升手卫生监管质量	B	医院感染控制科
	质控方案不详细未落实奖惩	建立完整手卫生管理质量考核体系	C	医院感染控制科质量管理科
	手卫生监测方式单一且监测力度不够	增加视频监测手段	D、E	医院感染控制科保卫科新生儿科
	洗手液、速干手消毒液对皮肤有刺激	提供多种品牌的手卫生用品供临床科室选择	F	医院感染控制科药剂科
	医务人员手卫生重视程度不够	开展多形式手卫生宣传	G	医院感染控制科

二、D 阶段

（一）加强医务人员手卫生培训和考核

（1）医院感染控制科每年至少两次对医务人员、工勤人员、新进人员、规培生、实习生、进修生等进行手卫生知识培训和考核，各科室每年至少组织两次全科人员手卫生知识培训和考核，培训人员涵盖全院所有职工。

（2）培训方式为专题讲座、知识网络推送、面对面现场标准示范及拍摄手卫生教学视频等。

（3）考核方式为线上理论考核和一对一现场实操考核。

（4）感控督导员及感控专职人员抽查科室人员手卫生知识及操作掌握情况。

（二）完善管理体系提升手卫生监管质量

（1）将每年第二季度设为手卫生专项质控季度，深入开展质量专项治理。

（2）医院感染控制科设立一名专职人员负责手卫生每日巡查，感控专职人员对手卫生督导工作实行划片区管理，责任落实到位，专职人员每周至少两次对临床医务人员进行手卫生督导。

（3）成立感控督导员队伍，临床科室交叉进行手卫生督查，对于督查中存在的问题通过书面形式反馈各临床科室，并纳入月度质量考核。

（4）充分发挥临床感控小组的作用，科主任为第一责任人，感控医师和护士为手卫生检查员，每月对科室医务人员手卫生执行情况进行监督和检查，重点科室增加"院感监测"岗位，每周院感监测员定岗一天进行手卫生督查。每月汇总分析，提出存在问题及改进措施，由质控小组在科室质控会上反馈，限期整改，使医务人员手卫生执行率不断提高。

（三）建立完整手卫生管理质量考核体系

经医院感染管理委员会讨论通过，将手卫生正确率、知晓率纳入月度医院感染控制质量考核，结果切实与绩效挂钩。定期全院通报手卫生调查情况，同时将手卫生不合格视频录像通过 OA 全院通报，起到警示作用。

（四）增加视频监测手段

手术室、产房、计划生育科外科洗手池处安装摄像头用于观察洗手、外科手消毒；同时专职人员运用新生儿科、重症监护病房（ICU）原有探视系统的视频监控设备，调整监控设备使其能清楚地观察到医务人员在床单元的操作、洗手情况，以此来观察手卫生，不仅节省时间和人力，避免霍桑效应，也能更客观、准确地反映医护人员手卫生的实际情况。

（五）提供多种品牌的手卫生用品供临床科室选择

根据临床科室需求，引进新的手消毒剂和洗手液，包括可杀灭病毒的手消毒液，提供多种品牌供临床科室选择。

（六）开展多形式手卫生宣传

在每年 5 月 5 日"世界手卫生日"举办相关宣传活动，通过医院官微、微信群、院内展板及电子大屏幕宣传手卫生知识，时刻提醒医务人员要执行手卫生；联合护理部开展手卫生知识竞赛；拍摄七步洗手法、外科手消毒教学视频供各科室播放学习；医院感染控制科联合党委办公室创作洗手健康操，诚邀幼儿园小朋友、中小学生、消防员、动车组列车员、机场工作人员、银行职员共同参与，向社会公众宣传洗手方法和知识，提高医务人员、患者、家属乃至社会公众的手卫生意识。

三、C 阶段

（一）手卫生核心指标明显提升

实施改进措施后，医务人员手卫生依从性、正确率、知晓率有较大提升（图 3.2.6、图 3.2.7）。截至 2021 年上半年，普通科室手卫生依从性、正确率、知晓率分别达到 70.91%、91.45%、100%；重点科室手卫生依从性和正确率上升至 97.05% 和 88.81%。

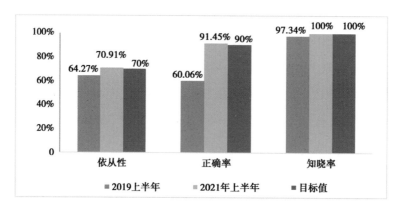

图 3.2.6　2019 年上半年、2021 年上半年普通科室手卫生依从性、正确率、知晓率比较

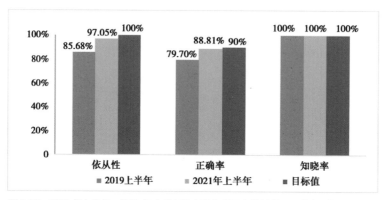

图 3.2.7　2019 年上半年、2021 年上半年重点科室手卫生依从性、正确率、知晓率比较

（二）医务人员手卫生消毒后菌落数合格率上升

实施改进措施后，医务人员手卫生消毒后菌落监测合格率上升至 94.61%（图 3.2.8）。

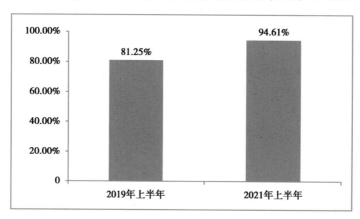

图 3.2.8　2019 年上半年、2021 年上半年手卫生消毒后菌落数监测合格率比较

（三）手卫生设施设备不断完善

全院各洗手区域均配备了洗手池；手术室、产房、新生儿科、重症监护室、口腔科、消

毒供应中心等医院感染管理重点部门配备感应式水龙头，并配备干手纸或一次性干手巾；洗手处张贴七步洗手法宣教图示，设施设备符合《医务人员手卫生规范》（WS/T 313—2019）。

四、A 阶段

经过持续改进，手卫生核心指标、菌落监测合格率等指标持续向好，重点科室手卫生监测逐步实现信息化，医患相互监督、相互促进，手卫生意识不断提升。

（一）建立了完整手卫生管理体系

医院感染控制科通过规范院、科两级手卫生督查的考核方法及内容，加强现场检查力度，建立良好的反馈机制，发现问题及时改进，对整改效果进行跟踪评价，形成检查—反馈—教育—改进与提高的质量管理体系，实现手卫生的持续质量改进，有效提高医务人员手卫生依从性。

（二）多途径多元化手卫生培训教育

医院感染控制科拍摄了一部外科手消毒及手卫生消毒后菌落监测采样教学视频，充分利用网络和碎片时间进行培训，手卫生知识培训覆盖医院全体工作人员；结合新冠肺炎疫情形势开展患者及陪护宣教，效果明显，建立了全员培训—严格考核—专项督查—反馈整改的闭环管理模式。

（三）完善了手卫生管理质量考核体系

院级感染管理质量控制考核方案中增加手卫生正确率、依从性考核目标值，形成新的手卫生专项质控表单，完善了手卫生管理质量考核体系。

（四）经验推广

两年持续改进期间，医院感染控制科接收 10 余家妇幼保健机构到院进修学习手卫生管理经验。

尽管手卫生管理较前有了明显进步，但目前仍存在问题，如重点科室手卫生依从性、正确率仍未达三甲目标值，并且科室感控监测员与感控专职手卫生抽查数据结果差异较大，手卫生调查信息化程度不高等，我们将在下一个 PDCA 循环中对手卫生管理进行持续质量改进。

3.3　PDCA 循环在提高超声报告质量中的应用

一、选题背景

超声检查是重要的影像学检查方法，在临床的应用非常广泛。超声检查的规范性和诊断的准确性体现的是检查者的专业技术水平，同时也是超声医学质量控制的重要内容。检查的规范性主要依据相关医学指南对超声图像的质量进行评价，而超声诊断的准确性主要通过病例随访统计漏诊率、误诊率进行评估。超声检查的所见以及检查医师的诊断、鉴别诊断通过超声报告的描述和诊断来体现，超声报告不仅是临床诊治的重要参考依据之一，又是法律纠纷处理中的重要参考资料，其书写质量理应受到重视。

重庆市妇幼保健院超声科自 2011 年开始开展科室全面质量控制，成立了图像与报告质量控制小组，成立初期的报告质量控制仅限于收集临床医生或患者发现并反馈的错误报告，随着质控工作的深入开展及影像归档和通信系统（Picture Archiving and Communication System，PACS）的应用，科室加大了对报告书写的质控力度，并应用 PDCA 循环作为质量改进方法。

二、PDCA 过程

（一）P 阶段

1. 发现问题

随着重庆市妇幼保健院新院区的投入使用，就诊患者数量的增加及科室新进医生及报告录入人员的增加，临床医生及患者反馈的超声错误报告数量有明显增加，此外，患者维权意识增加，因超声报告错误导致的投诉等不良事件也有所增加。

2. 现状调查

对 2018 年 1 月—6 月超声报告质量控制情况进行分析，计算每月的报告书写合格率（表 3.3.1）。以超声报告书写合格率 ≥ 98% 为质量控制目标，现状显著低于目标值。

表 3.3.1　2018 年 1 月—6 月超声报告质控结果

	2018.1	2018.2	2018.3	2018.4	2018.5	2018.6
质控报告总数	786	806	812	798	810	821
错误报告总数	61	63	49	48	53	50
报告书写合格率	92.24%	92.18%	93.97%	93.98%	93.46%	93.91%

3. 分析问题

对质控出的错误报告用"报告检查表"对错误类型进行分析，找出主要错误类型（表 3.3.2）。通过柏拉图分析主要错误类型（超过 80%）为：漏填数据、单位或字符，数据、单位或字符填写错误，前后矛盾（图 3.3.1）。

表 3.3.2　错误报告检查表

错误报告类型	检查时间					
	2018.1	2018.2	2018.3	2018.4	2018.5	2018.6
漏填数据、单位或字符	25	26	24	24	25	22
数据、单位或字符填写错误	13	15	10	9	13	12
前后矛盾	9	6	8	5	7	7
结论错误	3	4	2	3	3	4
描述中出现多余内容	6	4	3	2	3	0
描述错误	3	5	2	2	0	1
模板错误	2	3	0	3	2	4
错误报告总数	61	63	49	48	53	50

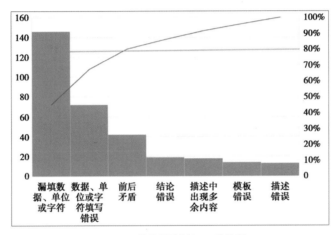

图 3.3.1　错误类型分析——柏拉图

科室成立 CQI 小组，组长由科室主任担任，具体实施由图像和报告质量控制组、专业组、医助管理组、不良事件管理组以及信息组完成。为分析错误报告原因，制定相应的整改措施，CQI 小组组织全科室人员展开讨论，按照大、中、小要因分类分层绘制鱼骨图，展示讨论结果（图 3.3.2）。

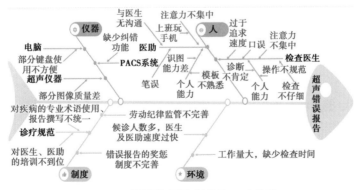

图 3.3.2　错误报告原因讨论结果——鱼骨图

4. 设定目标及制定措施

目标为降低超声错误报告数量，提高超声报告合格率，使超声报告合格率＞98%；运用"5W1H"（表 3.3.3）针对错误报告原因制定改进措施。

表 3.3.3　制定改进措施——"5W1H"

What	Why	Where & When	Who	How
降低超声报告错误率	人员	超声科示教室 2018 年 7 月—8 月	超声科全体人员	操作规范、报告录入规范、计算机使用培训
		超声科示教室 2018 年 8 月—12 月	超声科全体人员	定期对医生、医助进行考核
		超声科示教室 2018 年 7 月—12 月	图像与报告质控组	增加报告质控人员
		超声科示教室 2018 年 7 月—12 月	超声科全体人员	每月质量控制会对错误报告进行集中点评
	仪器	超声检查室 2018 年 7 月—9 月	信息组人员、信息科工作人员及 PACS 系统工程师	更换或维修部分电脑、键盘
				PACS 系统与 HIS 系统关联
				PACS 系统报告纠错功能设置及改进
	环境	超声科分诊台 2018 年 7 月—12 月	分诊人员	合理分配患者，维护候诊秩序
		超声科候诊厅 2018 年 8 月	宣传组	候诊厅增设超声检查科普宣传
	制度	微信讨论群 2018 年 7 月	超声科全体人员	全科人员分组讨论错误报告奖惩制度
		超声科示教室 2018 年 8 月	质控组、图像与报告质量控制组、不良事件管理组、医助管理组	修订报告质控制度及质控规范
				修订错误报告奖惩制度
				新增错误报告类不良事件上报及处理流程

（二）D 阶段

（1）全科室人员分组，对如何避免错误报告及对错误报告的奖惩进行讨论，由组长收集总结并上交给质控组。

（2）科室全体工作人员开展培训，培训内容包括操作规范、报告书写规范、PACS 系统使用流程。

（3）科室定期开展医患沟通培训、礼仪培训等相关培训，以提高服务质量，提升患者满意度。

（4）修订和完善 PACS 系统错误报告质控评分细节及扣分项，规范错误报告标记，便于统计。

（5）加大对报告质量的质控力度，增加医助参与报告质控工作，每人每月质控报告数量＞100份。

（6）统一并优化PACS系统超声报告模板，根据疾病种类及超声诊断选择对应模板，减少报告录入工作难度。

（7）新增并完善PACS系统超声报告数据录入的表格，关联常用数据参考值及对应的数据错误提醒功能，减少数据录入错误。

（8）增加PACS系统报告错误提醒功能，增加对报告的检查、核对步骤。

（9）规范医生存图，要求图像清晰，部位及方位标识明确，图片上保留测量数据。

（10）为避免就诊人数过多导致的"忙中出错"，科室优化就诊流程，合理分流患者，减少患者候诊时间，措施包括早上提前开诊、夜间及周末加班等方式。

（11）每月质控会上对当月各种途径发现的错误报告进行公示及点评。

（三）C阶段

（1）实施改进措施后，质控报告数量增加，质量较改进前提升显著（表3.3.4）。

表3.3.4　改进后质控报告数量及书写合格率

	2018.7	2018.8	2018.9	2018.10	2018.11	2018.12
质控报告总数	1648	1462	1797	1470	1536	1683
错误报告总数	34	25	24	27	26	22
报告书写合格率	97.94%	98.30%	98.66%	98.18%	98.29%	98.67%

（2）通过科室的多种培训、讨论及反馈，对科室人员问卷调查结果显示，科室人员在医患沟通能力、服务质量及不良事件处理能力等方面得到提升（图3.3.3）。

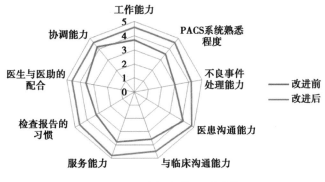

图3.3.3　无形成果评价——雷达图

（四）A阶段

（1）新增及修订科室报告书写、质控及奖惩相关制度、规范、流程6项，包括《患者身份识别及核对制度》《超声报告书写规范》《超声报告质控制度》《超声报告质控规范》

《超声科错误报告奖惩制度》《超声错误报告相关不良事件上报及处理流程》。

（2）超声报告质量控制作为科室质量控制的内容，定期总结并分析评价，提出改进措施并督促落实。

（3）科室各专业组完善本组报告模板，根据疾病种类统一报告描述及书写，减少录入错误以及报告的差异，同时增加超声测量值的正常参考值范围，减少查阅参考值的时间，提高工作效率。

（4）根据临床治疗需求及指南要求，完善部分疾病的报告描述，如子宫瘢痕妊娠报告描述、胎盘植入评分报告描述、双胎评估等，对临床诊治具有指导作用。

（5）启用 PACS 系统的报告纠错功能，减少一部分数据录入导致的错误报告，为PACS 系统其他功能的开发及应用提供思路。

三、结论

超声科应用 PDCA 循环作为质量改进方法对超声报告开展质量控制，改进后报告质量得以提高，但超声错误报告导致的不良事件仍时有发生。目前严重错误报告的类型主要是超声所见的描述与诊断不符，原因是在使用 PACS 系统诊断模板时，修改超声所见时没有兼顾与结论的一致性，如何减少这一类型的错误将列入下一阶段 PDCA 循环。

3.4　PDCA 在提高瘢痕妊娠治愈率中的临床应用

一、P 阶段

（一）选题背景

2021 年 8 月 20 日，全国人大常委会会议表决通过了关于修改人口与计划生育法的决定，修改后的人口计生法规定，国家提倡适龄婚育、优生优育，一对夫妻可以生育三个子女，对于改善我国人口结构比例失衡的现状、缓解社会保障制度的压力、减缓人口老龄化速度都有着积极作用，在人口持续稳定发展方面有着重要的意义。受政策影响，人们的生育观发生了改变，也给妇产科工作带来了一系列变化。我国剖宫产率居高不下，不仅仅是医学问题，更是社会问题。在新的人口政策下，如何诊治剖宫产术后子宫瘢痕妊娠，保障母儿安全，是当前妇产科医务工作者面临的巨大挑战。剖宫产瘢痕妊娠（Cesarean Scar Pregnancy，CSP）是指孕卵种植于剖宫产后子宫瘢痕处的妊娠，是一种特殊的异位妊娠。近十年，随着剖宫产率的逐年增加，CSP 发病呈上升趋势。若 CSP 患者未能得到及早诊断和恰当处理，则可能发生严重出血，甚至有切除子宫的可能，严重者危及生命，给妇女造成严重的健康损害。子宫动脉栓塞术（Uterine Artery Embolization，UAE）虽然经常应用于

CSP 临床治疗，但是术后宫腔血供及宫腔粘连发生常常困扰育龄期妇女。如果 CSP 继续妊娠至中晚期，则发生胎盘植入、腹腔妊娠、子宫破裂及出血的风险大大增加。剖宫产术后瘢痕妊娠的诊治仍存在问题，比如专家共识中对于 II 型 CSP 有多种治疗方式，但对于何种情况下该选择哪种方案尚无统一的指征。为此，探索利用 PDCA 循环提高 II 型瘢痕妊娠手术治愈率具有重要意义。

（二）现状调查

2016 年 4 月至 2018 年 3 月，重庆市妇幼保健院共收治瘢痕妊娠患者 263 例，其中阴式手术治疗成功率仅 83.6%，是阴式手术治疗的成功率更低吗？仔细分析后我们发现每种手术方式所选择的 CSP 患者型别不同，阴式手术的患者全为 II 型 CSP，术中出血风险较大，手术难度高（表 3.4.1）。但这些阴式手术治疗失败的原因以及哪种患者更适合选择阴式手术尚需进一步探索。

表 3.4.1　瘢痕妊娠不同分型的不同术式选择

治疗方法 / 分型	I 型 CSP	II 型 CSP	III 型 CSP
阴式手术	0	98	0
药物预处理后清宫	56	39	0
宫腔镜手术	20	30	0
外院介入后手术	0	2	18

（三）成立 CQI 小组

成立 CQI 小组，成员职务及分工如表 3.4.2 所示。

表 3.4.2　CQI 小组成员

成员	职务	职称	分工
A	组长、督导	副主任医师	主题选定、效果确认、全程把握
B	副组长、督导	主任医师	主题选定、效果确认、全程把握
C	组员、秘书	副主任医师	现状调查、因素分析、对策拟定、对策实施
D	组员	主治医师	现状调查、因素分析、对策拟定、对策实施
E	组员	主治医师	对策拟定、对策实施
F	组员	住院医师	对策拟定、对策实施
G	组员	住院医师	对策拟定、对策实施
H	组员	主管护师	对策实施、标准推行
I	组员	主管护师	对策实施、标准推行
小组成员合计：9 人			
本次活动时间：2018 年 5 月 1 日至 2019 年 4 月 30 日			

（四）设定目标

本项目预计利用一年时间，通过对瘢痕妊娠的分型选取相应术式管理，达到以下目标：

（1）根据瘢痕处子宫浆肌层最薄处厚度、包块大小、外凸、距离宫颈外口的距离情况个性化制定治疗方案。

（2）调查阴式手术治疗瘢痕妊娠失败的高危因素，提高手术成功率。

（3）产出核心期刊论文不少于2篇。

（五）拟定计划

瘢痕妊娠治疗方式选择模式甘特图，如图3.4.1所示。

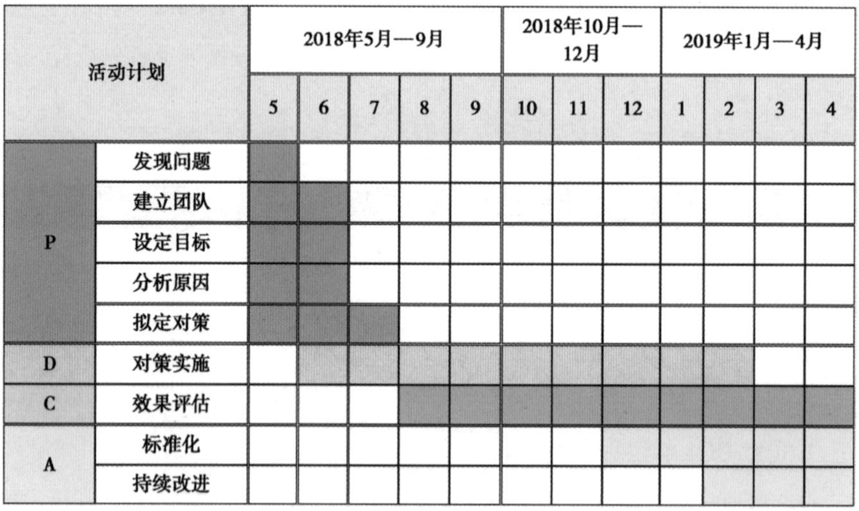

活动计划		2018年5月—9月					2018年10月—12月			2019年1月—4月			
		5	6	7	8	9	10	11	12	1	2	3	4
P	发现问题												
	建立团队												
	设定目标												
	分析原因												
	拟定对策												
D	对策实施												
C	效果评估												
A	标准化												
	持续改进												

图 3.4.1 瘢痕妊娠治疗方式选择模式——甘特图

（六）分析原因

从人员、设备、环境、方法四个方面进行原因分析，头脑风暴，并绘制鱼骨图，认为主要问题集中在以下几个方面：一是专业知识不足，阴式手术不熟悉，术前未充分评估，交流学习不够，手术过程不连贯，缺乏团队合作；二是B超测量的误差，MRI技术不娴熟，手术器械老化，未引进专门的缝合线；三是院内外各妇产科医生对瘢痕妊娠缺乏认识，与超声医生沟通不够；四是缺乏完善的阴式手术治疗瘢痕妊娠流程，工作量大，总结力度不够，方法对比不够（图3.4.2、图3.4.3、表3.4.3）。

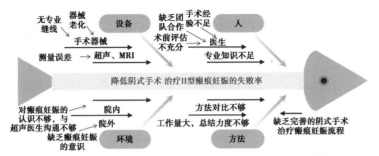

图 3.4.2　阴式手术治疗Ⅱ型瘢痕妊娠失败的原因分析——鱼骨图

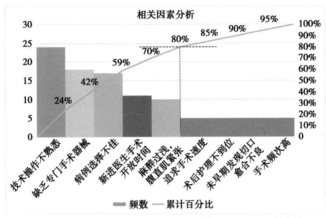

图 3.4.3　阴式手术治疗Ⅱ型瘢痕妊娠失败的原因分析——柏拉图

表 3.4.3　阴式手术治疗Ⅱ型瘢痕妊娠失败的原因分析——统计分析表

	患者数	单因素分析			多因素分析		
		统计量	OR值 (95%CI)	P	统计量	OR值 (95%CI)	P
年龄	98	0.027	0.990(0.880~1.114)	0.870	0.172	1.043(0.854~1.274)	0.678
停经天数	98	0.587	0.988 (0.956~1.020)	0.443	0.038	0.995(0.945~1.047)	0.846
剖宫产次数	98	0.001	1.018 (0.353~2.940)	0.974	1.031	2.400(0.443~13.004)	0.310
上次剖宫产距本次妊娠的时间（年）	98	0.025	1.013(0.864~1.187)	0.875	0.550	1.127(0.822~1.546)	0.458
孕囊平均直径（cm）	98	0.267	1.189(0.616~2.295)	0.605	1.425	1.744(0.700~4.344)	0.233
瘢痕厚度（cm）	98	0.187	4.886(0.004~6425.439)	0.665	0.002	0.814(0.000~3234.950)	0.961
瘢痕离宫颈外口的距离（cm）	95	8.707	0.289(0.126~0.659)	0.003	7.508	0.177(0.051~0.611)	0.006
术前血hCG(IU/L)	88	0.005	1.058(0.206~5.436)	0.946	0.012	1.151(0.088~15.028)	0.915
是否MTX预处理	98	0.001	0.972(0.192~4.925)	0.973	0.295	0.580(0.081~4.145)	0.587

（七）制定对策

降低阴式手术治疗Ⅱ型瘢痕妊娠失败率的整改措施如表 3.4.4 所示。

表 3.4.4　降低阴式手术治疗 II 型瘢痕妊娠失败率整改措施表

主题 / 原因	对策拟定			
	人	环境	设备 / 材料	流程 / 制度
术后组织残留	手术技术不熟练	加大对瘢痕妊娠的科普学习	加强与 B 超医生的沟通，避免术后缝线回声误认为组织残留	－
无法完成阴式修复	加强手术技能学习	引进"鱼骨针"缝合子宫创面	提高三维彩超的准确性	术前充分评估适合阴式手术的指征
转其他治疗方式	加强与外院介入医生的联系	－	术前充分评估，做好转腹腔镜或者开腹手术的准备	－

二、D 阶段

（1）组织全科医务人员学习瘢痕妊娠阴式手术治疗的流程，加强对瘢痕妊娠的认识。

（2）建立院内瘢痕妊娠微信群，加强与超声医生、MRI 医生间的沟通。

（3）应加强对阴式手术指征的掌控，对瘢痕与宫颈外口距离大于 4.25 cm 的患者，若行阴式手术治疗，术前应充分告知患者手术风险，做好必要时转腹腔镜或者介入治疗的准备，或者直接建议患者尝试采取其他的治疗方式。

（4）加强与手术室的沟通，提前准备好可能需要的器械，并引进"鱼骨针"，专门用于阴式子宫缝合。

三、C 阶段

CSP 的治疗方法较多，临床上应综合考虑患者的剖宫史、停经史、血 hCG 以及阴道超声结果，选择合适的治疗方式。经阴道三维超声是 CSP 在临床上使用最多的一种技术，该技术相对比较成熟，诊断敏感性能够达到 84.6%，通过阴道超声检查能够观察到妊娠物的位置、回声以及子宫切口的关系及其子宫切口部位的厚度、血流情况等，同时结合 MRI 的诊断可帮助临床医师选择合适的处理方式。对于 II 型 CSP 患者，若选择阴式手术治疗，患者子宫瘢痕与宫颈外口距离应小于 4.25 cm。同时年轻医师应学习瘢痕妊娠阴式手术诊治的流程规范，引进先进技术和设备，加强与手术室、超声等辅助科室的有效沟通，逐渐提升瘢痕妊娠阴式手术治疗的治愈率。2018 年 5 月至 2019 年 5 月，采用阴式手术治疗瘢痕妊娠患者共计 80 例，成功率 100%，失败率 0，且患者满意度逐渐提升（图 3.4.4）。

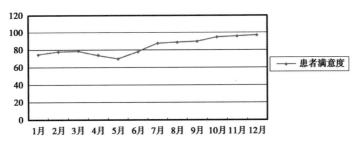

图 3.4.4　患者满意度逐渐提升

四、A 阶段

经过 12 个月的持续改进，阴式手术在剖宫产瘢痕妊娠患者中广为使用，且效果理想。阴式手术和其他手术相比优势较多。传统手术治疗操作不方便，手术对患者创伤较大，并且手术对仪器设备等要求较高，从而很难在基层医院推广使用。阴式手术是从阴道穿过子宫和膀胱之间的间隙而达到子宫峡部的瘢痕处妊娠，从而能够在局部进行病灶切除以及瘢痕修补手术。同时，阴式手术具有操作简单、疗效肯定、安全性高等优点，患者术后既能够保留完整的子宫，还能够保留患者的生育功能；术后能够有效避免病情的反复发作，持续性妊娠的可能；同时，患者术后血 hCG 能够较快得到恢复，通过彻底清除妊娠组织、修复瘢痕部位的缺损，恢复子宫峡部的正常解剖结构，从而更加有利于患者恢复妊娠。此外，患者采用阴式手术治疗时手术时间相对较短，出血量较少，对患者产生的创伤也比较小，患者手术后胃肠道功能能够快速恢复，术后住院时间相对较短，手术安全性也比较高，患者术后并发症发生率较低，更加有利于患者术后及生育能力恢复。

发表 CSCD 核心期刊论文 1 篇：《阴式手术治疗 Ⅱ 型子宫瘢痕妊娠失败的危险因素分析》。

综上所述，经一轮 PDCA 循环，提高了阴式手术治疗 CSP 的成功率，减少患者创伤，降低术后并发症发生率，但对于宫腔镜、清宫等手术方式治疗 CSP 的具体指征仍不明确，我们将列入下一轮 PDCA 循环中。

3.5　第二个 PDCA 循环：探究宫腔镜治疗剖宫产疤痕妊娠的指征及诊疗路径

一、P 阶段

（一）选题背景

阴式手术治疗瘢痕妊娠的治愈率虽然高，但是患者术后需避孕两年，随着患者年龄的增大而存在妊娠并发症的可能。重庆市妇幼保健院普通妇科（以下简称"我科"）是重庆市医师协会宫腔镜技术规范化培训基地，也是重庆宫腔镜培训中心，每年完成宫腔镜手术9000多例，已举办9届宫腔镜培训班，推广宫腔镜下适宜技术，辐射云、贵、川等西南地区，具有丰富的治疗宫腔镜手术的临床经验。宫腔镜的优势在于更加"精准"和"彻底"，在明确妊娠组织的部位、形态的同时，更加安全、彻底地清除妊娠物并减少并发症。但宫腔镜也存在局限性，其操作空间有限，若术中出血多导致视野不清会严重影响手术操作，且宫腔镜无法进行瘢痕修补。故对于CSP患者应根据实际情况选择个体化的治疗方案。我科拟进一步利用PDCA循环探究宫腔镜治疗CSP的手术适应证及临床诊疗路径。

（二）现状调查

2016年4月至2018年3月，我院共计收治瘢痕妊娠患者263例，其中宫腔镜手术治疗50例，成功率96%，成功率较高。但仔细分析后发现，宫腔镜手术所选择的CSP患者大多数为Ⅰ型CSP，手术风险相对较低。那么Ⅱ型或Ⅲ型的CSP适合利用宫腔镜治疗吗？宫腔镜治疗CSP的具体适应证是什么？

选取2016年7月至2019年7月在我院就诊行宫腔镜手术治疗的63例Ⅱ型CSP患者，分为术前未接受甲氨蝶呤（MTX）治疗组（43例，A组）及术前接受MTX预处理后手术组（20例，B组），比较两组的一般情况及初始治愈率、术中出血量、住院时间、住院费用、hCG下降至正常时间及并发症等情况，如表3.5.1所示。

表3.5.1　两组患者术中及术后情况表

	A组	B组	统计量	P
术中出血量（mL）	32.56 ± 25.323	36.00 ± 12.314	0.574	0.568
手术时间（min）	35.28 ± 13.271	42.20 ± 10.506	2.050	0.045
住院时间（天）	4.84 ± 1.271	7.35 ± 1.785	6.399	0.000
住院费用（元）	4944.81 ± 1156.816	6098.95 ± 1400.154	3.445	0.001
hCG恢复正常时间（天）	16.67 ± 10.796	19.95 ± 6.160	1.261	0.212
手术成功率[n(%)]	40（93.02）	20（100）	—	0.545

MTX预处理组患者因先行采用MTX预处理导致住院时间延长、住院费用增加，但两组患者在术中手术成功率、hCG恢复至正常的时间等疗效指标上无显著差异，因此宫腔镜手术用于治疗孕囊≤3 cm，孕周＜8周的Ⅱ型子宫瘢痕妊娠安全性高，值得临床推广应用，但手术应由宫腔镜手术经验丰富的术者进行操作，且使用MTX预处理的疗效不确定。

同时回顾性分析重庆市妇幼保健院2016年4月至2019年5月收治的216例Ⅱ型瘢痕妊娠患者，根据手术方式不同分为三组：A组为口服米非司酮+超声引导下行清宫术的患者，共83例；B组为经阴道子宫瘢痕处妊娠物清除术+子宫修补术的患者，共98例；C组为宫腔镜下妊娠物电切术的患者，共 35 例。总结分析不同手术方式的手术适应证，结果发现宫腔镜下妊娠物电切术及经阴道手术治疗Ⅱ型 CSP 均有较好的临床疗效（表 3.5.2）。

表 3.5.2　三组患者术中及术后情况表

指标	药流＋清宫组	阴式手术组	宫腔镜组	F	P
手术时间（min）	16.71 ± 3.711	40.20 ± 15.264	34.57 ± 11.205	97.298	0.000
术中出血量（mL）	46.22 ± 65.317	67.14 ± 67.074	32.85 ± 24.563	4.953	0.008
血 hCG 降至正常时间（w）	4.06 ± 0.570	3.91 ± 0.493	3.93 ± 0.551	1.826	0.164
月经恢复时间（w）	4.51 ± 0.511	4.59 ± 0.579	4.39 ± 0.496	1.841	0.161
住院天数（d）	5.81 ± 1.641	5.46 ± 1.465	5.00 ± 1.237	3.690	0.027
手术成功率 n(%)	74（89.2）	96（98.0）	33（94.3）	6.436	0.040

（三）制定对策

整改措施：应结合患者的具体情况采取更合适的治疗措施。

二、D 阶段

（1）再次组织全科医务人员学习瘢痕妊娠手术治疗的流程，加强对瘢痕妊娠的认识。

（2）建立院内瘢痕妊娠微信群，加强与超声医生、MRI 医生间沟通。

（3）加强全科医务人员对药流＋清宫、宫腔镜手术、阴式手术治疗 CSP 的指征掌控。

（4）加强对手术医生治疗 CSP 的操作训练。

三、C 阶段

根据瘢痕处子宫浆肌层最薄处厚度、包块大小、外凸、与宫颈外口的距离等个性化制定治疗方案（图 3.5.1），经不断改进优化，2020 年和 2021 年Ⅱ型 CSP 的治愈率达 100%。

为进一步规范瘢痕妊娠（CSP）的诊治，避免患者术中术后大出血及子宫破裂的发生，减少患者痛苦，特制定普通妇科关于瘢痕妊娠（CSP）的诊治规范，具体如下：

（1）分型。根据 2016 年《剖宫产术后子宫瘢痕妊娠诊治专家共识》，将 CSP 分为 3 种类型。Ⅰ型：①妊娠囊部分着床于子宫瘢痕处，部分或大部分位于宫腔内，少数甚或达宫底部宫腔；②妊娠囊明显变形、拉长、下端成锐角；③妊娠囊与膀胱间子宫肌层变薄，厚度 >3 mm；④ CDFI：瘢痕处见滋养层血流信号（低阻血流）。Ⅱ型：①妊娠囊部分着床于子宫瘢痕处，部分或大部分位于宫腔内，少数甚或达宫底部宫腔；②妊娠囊明显变形、拉长、下端成锐角；③妊娠囊与膀胱间子宫肌层变薄，厚度 ≤ 3 mm；④ CDFI：瘢痕处见

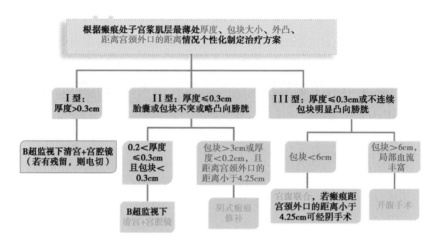

图 3.5.1　个性化 CSP 诊疗流程

滋养层血流信号（低阻血流）。Ⅲ型：①妊娠囊完全着床于子宫瘢痕处肌层并向膀胱方向外凸；②宫腔及子宫颈管内空虚；③妊娠囊与膀胱之间子宫肌层明显变薄、甚或缺失，厚度≤ 3 mm；④ CDFI：瘢痕处见滋养层血流信号（低阻血流）。

（2）治疗。根据瘢痕处子宫浆肌层最薄处厚度、包块大小、外凸、与宫颈外口的距离情况个性化制定治疗方案。

①对于Ⅰ型 CSP 可采用服用米非司酮后 B 超监视下清宫 + 必要时宫腔镜（若有残留，则电切）。

②对于Ⅱ型 CSP，若 0.2 ≤瘢痕厚度≤ 0.3 cm 且包块< 0.3 cm，可采用服用米非司酮后 B 超监视下清宫 + 宫腔镜；若包块> 3 cm 或厚度< 0.2 cm，且与宫颈外口的距离小于 4.25 cm 可采用阴式瘢痕修补。

③对于Ⅲ型 CSP，若包块< 6 cm 可采用宫腹联合，其中若瘢痕与宫颈外口的距离小于 4.25 cm 可行阴式手术，必要时转腹腔镜；若包块> 6 cm，局部血流丰富可直接开腹手术。

四、A 阶段

再次经过 12 个月的持续改进，我科已基本掌握了各类手术治疗 CSP 的手术适应证，并可根据患者的具体情况制定出个性化的治疗方案，极大地提高了手术成功率，降低了患者的住院费用，使患者术后并发症发生率下降，更加有利于患者术后及生育能力恢复。

另发表 CSCD 期刊论文 4 篇：《甲氨蝶呤预处理对于阴式手术治疗Ⅱ型子宫瘢痕妊娠的临床分析》《不同手术方式治疗Ⅱ型剖宫产瘢痕妊娠的疗效分析》《宫腔镜治疗部分Ⅱ型子宫瘢痕妊娠的临床研究》《不同子宫瘢痕妊娠分型方法对选择手术方式的指导作用分析》,CSCD 个案 1 篇:《宫腔镜治疗阴式子宫瘢痕憩室修补术后Ⅲ型子宫瘢痕妊娠 1 例报道》。

经两轮 PDCA 循环，提高了我科治疗 CSP 的成功率，减少了患者创伤，降低了术后并发症发生率，但对于 III 型 CSP 的具体手术方式仍不明确，将列入下一轮 PDCA 循环中。

3.6　PDCA 管理模式在提高临床输血护理质量中的应用

一、P 阶段

（一）选题背景

输血治疗是抢救危重病人的有效手段之一，国家高度重视输血质量安全，《中华人民共和国献血法》《临床输血技术规范》《医疗机构临床用血管理办法》等法律法规有效保障了输血质量安全。临床中，护士参与标本采集、血液的运送、输血等多个环节，护士输血质量直接关系输血安全，是输血安全重要的一环，而在实际工作中，由于输血涉及环节、流程多，护士对相关输血管理规定及技能知识不能及时更新等原因，护理输血质量存在不足，直接影响输血护理质量。寻求科学、有效、持续、可推广的质控管理模式已成为提高输血护理质量的迫切需求。PDCA 循环包含计划、执行、实施与处理、检查四个环节，大环套小环，一环扣一环，具有逻辑性强、周而复始、螺旋上升的特点。因此，将 PDCA 循环应用于护士输血过程中，以提高输血护理质量，具有重要的实践意义。

（二）现状调查

回顾 2018 年 10 月—2019 年 4 月院科两级质控检查（应用 2018 年版《输血管理质量评价标准》）结果并对 2019 年 3 月—4 月的现场调查情况进行收集整理，从结构、过程、结果三方面进行考核，共计调查 42 份输血病历，抽问、抽考 70 人次，平均得分 92.6（得分率 = 实得总分 / 应得总分 ×100%，应得总分 = 总分 - 未涉及项目分，实得总分 = 涉及项目得分总和，总分 100 分），合格分 95 分，不达标，存在问题汇总如表 3.6.1 所示。

表 3.6.1　安全输血护理质量缺陷检查汇总表

序号	缺陷项目	回顾性调查 2018.10—2019.2	现状调查 2019.3	现状调查 2019.4	缺陷项目总数	抽查病历/人次	缺陷率
1	护士对输血相关制度 SHOT 和流程掌握不全	8	5	3	16	70	22.86%
2	输血记录不规范、不完整	7	5	3	15	42	35.71%
3	患者身份识别、查对规范、项目欠完整	5	3	1	9	42	21.43%

续表

序号	缺陷项目	回顾性调查 2018.10—2019.2	现状调查 2019.3	现状调查 2019.4	缺陷项目总数	抽查病历/人次	缺陷率
4	血液制品取回后30 min 内未输注	5	1	0	6	42	14.29%
5	患者输注前评估欠全面（病情、必检项目、取血量同意书签字等）	3	1	2	6	42	14.29%
6	标本采集方法、操作流程不规范	2	1	1	4	42	9.52%
7	输血不良事件	1	0	1	2	42	4.76%
8	1 袋全血或红细胞悬液在 2 h 内未输注完毕	1	0	0	1	42	2.38%
9	标本运送人员、方法、交接不规范	1	0	0	1	42	2.38%

通过调查发现，我科护士在输血质量存在问题有：护士对输血相关制度 SHOT 和流程掌握不全，输血记录不规范、不完整，患者身份识别、查对规范、项目欠完整，血液制品取回后 30 min 内未输注，相关操作技能不规范等，必须进行持续整改，提升输血护理质量。

（三）成立质控小组

成立质控小组，成员及分工如表 3.6.2 所示。

表 3.6.2　妇科内分泌科持续质量改进小组

成员	职务	分工	科室
A	组长、督导	主题选定、效果确认、全程把握	妇科内分泌科
B	副组长、督导	主题选定、效果确认、全程把握	妇科内分泌科
C	组员、秘书	现状调查、因素分析、对策拟定、对策实施	妇科内分泌科
D	组员	现状调查、因素分析、对策拟定、对策实施	妇科内分泌科
E	组员	现状调查、因素分析、对策拟定、对策实施	妇科内分泌科
F	组员	对策拟定、对策实施、标准推行	妇科内分泌科
G	组员	对策拟定、对策实施 标准推行	妇科内分泌科

（四）设定目标

本项目预计利用 6 个月时间，通过科学、有效、持续、可推广的 PDCA 管理模式，形成持续有效的培训考核机制，建立输血护理标准化流程，达到以下目标：

（1）制定科学、高效、推广性强的输血护理标准化流程。

（2）安全输血制度知晓率 100%，提高输血记录规范合格率达 95%，提高输血操作合格率达 95%，取血后 30 min 内输注合格率 100%。

（3）建立输血护理质量控制管理小组，专项管理，督导理论培训与考核，形成有效的持续整改。

（五）拟定计划

按照设定的目标拟定计划，如图 3.6.1 所示。

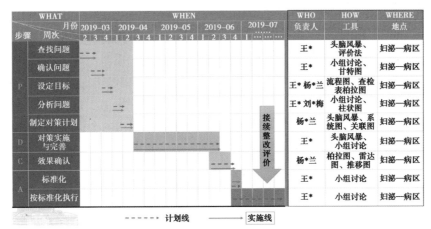

图 3.6.1 提高输血护理质量计划——甘特图

（六）分析原因

开展头脑风暴，从人、物、环境、制度四个方面进行原因分析，绘制鱼骨图（图 3.6.2），组员对原因进行打分（表 3.6.3），选出要因，应用柏拉图找出真因，认为主要问题集中在以下几个方面：①护士安全意识差，制度流程未掌握；②夜间输血，人员相对不足，取血后 30 min 内输注时间紧张；③专业知识、技能缺乏，相关环节步骤多，易遗忘；④护理记录项目多；⑤培训、考核及督导检查不足。

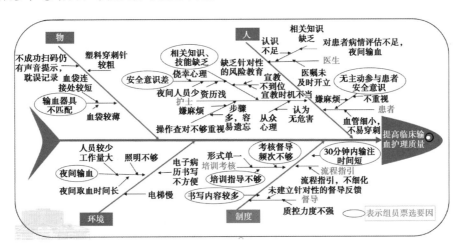

图 3.6.2 影响输血护理质量缺陷的原因分析——鱼骨图

表 3.6.3　临床输血护理质量缺陷要因分析打分表

主题 what	真因 why	对策方案 how	可行性	判定	执行人 who	执行时间 when	执行地点 where	编号
提高输血安全护理质量	少数护士安全意识差，制度不够熟悉	制度规范培训、安全意识教育以及慎独意识培养	35	√	王*	2019.4.22	妇泌	①
		不良事件、特殊共性缺陷个案分析	35	√	杨青兰	2019.4.30	示教室	
		"一对一"帮助指导	35	√	王*	2019.4.22	妇泌	
	夜间输血人员相对不足	严格执行临床用血规范，根据患者病情需要合理安排输血和取血量	32	√	全科护士	2019.4.28	妇泌	②
		两个病区协调安排人力资源；尽可能减少夜间输血操作（急救除外）	33	√	全科医护人员	2019.4.28	妇泌	
		优化输血处置前工作流程	34	√	全科护士	2019.5.3	妇泌	
	知识技能、考核不足	加强护士静脉穿刺技能培训	32	√	刘*梅	2019.4.28	妇泌	③
		相关知识、技能培训2~3次，个别问题进行随机碎片化培训	32	√	王*	2019.4.22	示教室	
		理论考试一次，随机抽问2次/人，输血操作考核一次	30	√	王*	2019.4.22	妇泌	
		利用微信推送学习资料，次日晨会进行抽问考核	33	√	杨*兰	2019.4.22	妇泌	
	护理记录不规范	书写标准培训一次，并所有输血患者记录进行现场检查指导	35	√	刘*梅	2019.4.22	妇泌	④
		优化书写方式，缩短书写时间	30	√	王*	2019.4.22	妇泌	

注：每个项目评分 1~5 分，5 分为最高分，1 分为最低分，28 分为要因。

（七）制定对策

制定整改措施如表 3.6.4 所示。

具体整改措施如下：

（1）提高护士安全意识和制度流程的掌握率。

（2）严格临床用血规范，保证取血后 30 min 内输注。

（3）提高护士输血相关知识和技能。

（4）降低输血护理记录缺陷。

表 3.6.4　制定整改措施——"5W1H"

主题 What	真因 Why	对策方案 How	负责人 Who	执行时 When	执行地 Where
提高输血安全护理质量	少数护士安全意识差，制度不够熟悉	提高安全意识，掌握输血制度	A	2019.4—2019.5	妇泌
	严格输血规范，保障取血后 30 min 内输入	两个病区协调安排人力资源；尽可能减少夜间输血操作（急救除外）	B	2019.4—2019.5	妇泌
	知识技能、考核不足	加强相关知识、技能培训	A	2019.4—2019.6	示教室
	护理记录不规范	提高护理输血记录书写质量，标准培训一次	C	2019.4	妇泌

二、D 阶段

（一）提高护士安全意识和制度流程的掌握率

通过科室质量控制小组讨论，明确工作职责，组织输血安全制度、重点环节管理培训，对医院输血不良事件个案分析，提高输血安全意识，建立《输血安全核查表》和《查检表》，制定《静脉输血工作流程》，固化标准。

（二）严格临床用血规范，保证取血后 30 min 内输注

针对输血风险较大、夜间工作人员相对不足、取血后操作查对等程序较多和时间紧张的特点，科室质控会讨论夜间输血标准和要求。根据病区工作特点，保障人力资源配置，科室两个病区相互协助，尽量避免同时两个需输血的患者收治到同一病区；启动听班护士协助；组织护士从信息系统、流程、后勤保障等各方面讨论优化输血前流程，减少等待时间；加强夜间输血管理督导，对不合理的夜间输血病例交科室质控会讲评；每例输血患者病历均纳入书写质控检查，并进行专项讲评。

（三）培训形式多样化，固化标准

针对科室低年资护士占 60%，对输血相关风险评估能力和输血操作技能不足的现状，我科采用组织线下、线上培训相结合，录制视频等方式加强护理人员安全输血知识掌握和静脉穿刺技能，不断创新，通过情景模拟、以问题为导向的教学（PBL）将护士在输血过程中遇到的问题进行模拟演练，固化各层级护士对技能、输血应急预案等知识的掌握度，形式丰富多样，合理使用碎片化学习时间，定期理论与技能考核，考核结果与个人绩效挂钩。

（四）降低输血护理记录缺陷

定期培训书写规范，向护理部申请优化输血安全核查护理记录单，改为电子版书写，规范手签名。定专人检查输血病历护理文书书写，每月质控会进行针对性的讲评，利用科室工作群及时将输血护理记录缺项项目进行反馈，便于及时改正。

三、C 阶段

（一）制度清晰，流程规范，安全意识提高

《中华人民共和国献血法》《临床输血技术规范》《医疗机构临床用血管理办法》等相关法律法规完善输血安全管理制度，医务科、护理部、信息科、输血科等积极配合，将输血管理纳入闭环管理，使输血工作流程化、标准化，包括工作规范、建立静脉输血安全核查表和输血工作标准化流程（图 3.6.3），形成有形成果和无形成果等。规范了血管选择，培训考核检查标准、护理文书书写、巡视观察重点等，定期召开输血会议及警示教育，通报检查情况，保障了患者输血安全，护士安全意识得到提升；输血安全管理纳入新护士岗

前培训内容，考核合格后方可独立上岗。每月质控随机抽查考核情况、纳入绩效考核范畴。通过整改，护士对输血安全制度的知晓率达到 100%，掌握率从原来的 79% 提高到 96%。

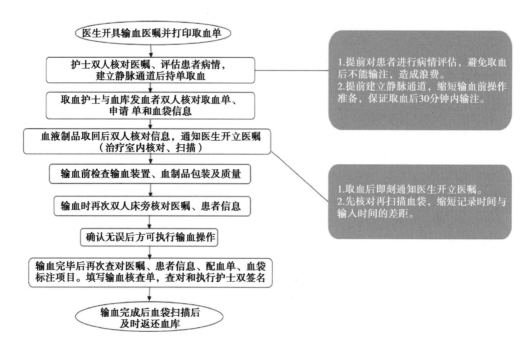

图 3.6.3　输血工作流程图

（二）各科室协助，保障取血后 30 min 内输注

医务科、护理部、信息科、输血科等积极配合，护士掌握各输血管理规定，严格执行输血规范，科室制定人力资源应急预案，夜班设听班护士，规范夜间输血标准，输血前护理工作流程标准化，督导检查有无夜间不合理输血情况，输血病历纳入科室质控检查内容，4—10 月夜间输血患者 13 人次，白班输血 58 人次，取血后在 30 min 内输注率 100%，无夜间不合理输血。

（三）培训形式多样化，定期考核

紧紧围绕《输血安全制度》《输血反应应急预案》等相关输血应知应会内容，提高护士输血穿刺技能，准备相关知识题库，分发给科内每位护士自主学习，晨会抽考，每季度组织线上考核，不合格者再次考核。通过情景模拟和 PBL 教学，抽 30 名护士考核理论及操作，合格率 100%。

（四）输血护理文书质量提高

协助护理部完成表格式《输血安全核查记录单》的制定，使输血护理文书从合血、取血、输血、观察等环节标准化，督导检查护士输血护理质量，输血护理文书纳入检查内容，整改期间检查输血病历 71 份，书写标准考核平均得分 98 分，较整改前提高 3 分。

四、A 阶段

经过半年的持续改进，无静脉输血不良事件发生。科室协助护理部完成输血安全核查单，完成了科室的《输血安全补充规定》，固化输血工作流程，护士的安全意识、操作技能以及质控人员的质控能力等方面均得到较大的改善，后期我们将继续按规范的标准和流程执行并进一步完善提高输血质量，持续督导半年以上，针对整改期间发现的输血应急预案、输血不良反应、护士掌握易遗忘等问题，将列入下一个 PDCA 循环中。

3.7 创新蔗糖铁注射液外渗管理模式保证患者安全

一、P 阶段

（一）概述

据估计，全球约 16.2 亿人（约占世界人口的 24.8%）患有缺铁性贫血，主要发病人群为学龄前儿童、孕妇和老年人，口服铁补充剂可以有效治疗大部分缺铁性贫血患者，但对于无法服用或对口服铁剂治疗无反应的患者，建议静脉补铁，因为它能够迅速增加血红蛋白、铁蛋白和转铁蛋白饱和度水平，且安全性可接受。目前蔗糖铁注射液药物外渗的发生率为 0.1%~6.0%，药物外渗后会造成患者不必要的痛苦和负担，也会引发医疗纠纷。《"健康中国 2030"规划纲要》和《国务院办公厅关于完善国家基本药物制度的意见》（国办发〔2018〕88 号），对用药安全提出明确要求，此外，中国医院协会发布《患者安全十大目标》（2019 版）中的目标二为确保用药与用血安全，也显示出国家高度重视用药安全，旨在推动我国供给侧结构性改革医疗质量，提高医院管理水平，切实保障患者安全。目前，国内尚无统一静脉输注蔗糖铁注射液的工作标准与蔗糖铁注射液外渗后应急处置流程，全国 2500 余家三甲医院对刺激性药物造成静脉炎的管理处于探索阶段。寻求科学、有效、持续、可推广的静脉输注蔗糖铁注射液管理模式已成为迫切需求。因此，利用 PDCA 循环创新探索降低静脉输注蔗糖铁注射液外渗管理模式具有重要意义。

（二）现状调查

重庆市妇幼保健院对静脉输注蔗糖铁注射液尚未形成规范和统一标准，存在使用药物安全意识低、护士巡视观察不足、应急处置能力差、管理率低等突出问题。蔗糖铁注射液药物浓度高，刺激性大，且患者穿刺条件差、舒适感低等因素，成为干预与管理蔗糖铁注射液外渗的巨大阻力。因此回顾性收集 2020—2021 年妇科内分泌科一、二病区静脉输注蔗糖铁注射液总例数（表 3.7.1），并成立持续质量改进小组对发现的问题进行分析（表 3.7.2）。

表 3.7.1 妇科内分泌科一、二病区静脉输注蔗糖铁注射液例数

项目	2020.10	2020.11	2020.12	2021.1	2021.2	2021.3	2021.4	合计
输注蔗糖铁总数（例）	51	57	27	57	0	54	51	297
妇科内分泌科一病区输注总例数	15	45	15	27	0	27	24	153
妇科内分泌科二病区输注总例数	36	12	12	30	0	27	27	144
静脉输注蔗糖铁外渗发生率（%）				1.85%				

表 3.7.2 持续质量改进小组成员及分工

成员	职务	分工	科室
A	组长、督导	主题选定、效果确认、全程把握	妇科内分泌科
B	副组长、督导	主题选定、效果确认、全程把握	妇科内分泌科
C	组员、秘书	现状调查、因素分析、对策拟定、对策实施	妇科内分泌科
D	组员	现状调查、因素分析、对策拟定、对策实施	妇科内分泌科
E	组员	现状调查、因素分析、对策拟定、对策实施	妇科内分泌科
F	组员	对策拟定、对策实施、标准推行	妇科内分泌科
G	组员	对策拟定、对策实施 标准推行	妇科内分泌科

（三）设定目标

本项目预计利用一年时间完成整改计划（图 3.7.1），通过全科室精细化、科学化管理和制定静脉输注蔗糖铁注射液工作标准及蔗糖铁注射液外渗应急处置流程，达到以下目标：

（1）制定科学、高效、推广性强的静脉输注蔗糖铁注射液工作标准，预控风险，保障患者用药安全一体化管理。

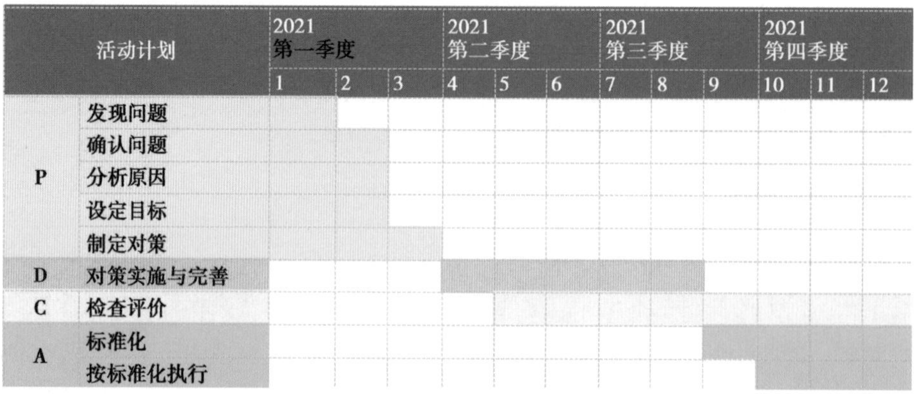

	活动计划	2021第一季度			2021第二季度			2021第三季度			2021第四季度		
		1	2	3	4	5	6	7	8	9	10	11	12
P	发现问题												
	确认问题												
	分析原因												
	设定目标												
	制定对策												
D	对策实施与完善												
C	检查评价												
A	标准化												
	按标准化执行												

图 3.7.1 降低静脉输注蔗糖铁药物外渗管理模式——甘特图

（2）患者及家属参与度达80%，全科医务人员对药物不良反应知晓率达99%，密闭式静脉输液操作规范合格率达100%，药物外渗应急处置掌握率达100%。

（3）规范静脉输注蔗糖铁注射液外渗后应急处置流程，建立静脉治疗质量控制管理小组，专项管理，督导理论培训与考核，严格控制蔗糖铁注射液外渗危害，减少患者痛苦及住院负担。

（四）分析原因

从人员、物品、环境、制度四个方面进行原因分析，头脑风暴，绘制鱼骨图（图3.7.2），运用"少数关键，多数次要"的规律，抓住主要矛盾，认为静脉输注蔗糖铁注射液外渗主要原因集中在以下几个方面：①护士用药安全意识较差；②特殊药品药理知识欠缺；③未建立规范的静脉输注蔗糖铁注射液工作标准流程；④培训形式较单一且考核较少 。

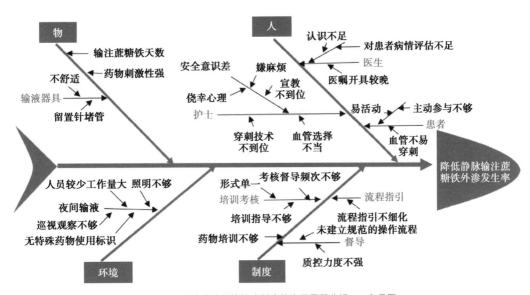

图 3.7.2　静脉输注蔗糖铁注射液外渗的原因分析——鱼骨图

（五）制定对策

运用"5W1H"分析法（表3.7.3）明确成员以建立高效班组，以任务为导向，使每个班组成员明确班组的目标、行动计划。

（1）措施一：制定标准、规范流程。

（2）措施二：建立静脉治疗控制小组专项管理。

（3）措施三：健全科室质量控制管理体系。

（4）措施四：培训形式多样化，固化标准。

（5）措施五：多样化开展健康宣教。

表 3.7.3　降低静脉输注蔗糖铁外渗发生率管理——"5W1H"

主题 What	真因 Why	对策方案 How	执行人 Who	执行时间 When	执行地点 Where
降低输注蔗糖铁外渗发生率	提高护士护理安全意识	制度规范培训、安全意识教育以及慎独意识培养	A	2021.4.22	护士办公室
		不良事件、特殊共性缺陷个案分析	B C	2021.4.30	示教室
	输注蔗糖铁流程不规范	严格执行输液操作规范，根据患者评估病情、血管等情况	全科护士	2021.4.28	示教室
		两个病区协调安排人力资源；尽可能减少夜间输注蔗糖铁注射液	全科人员	2021.4.28	示教室
		优化蔗糖铁注射液处置工作流程	A	2021.5.5	示教室
		加强护士静脉穿刺技能、重点观察、护理记录书写培训	D C	2021.4.15	示教室
	对刺激性药物药理知识欠缺	安排科室加强刺激药物的药理知识培训，研读产品说明书 输注蔗糖铁前后使用生理盐水冲管，观察效果 持续观察一次性钢针、留置针静脉输注效果 相关知识抽问，碎片化学习	B D	2021.4.15	示教室
	考核不足	相关知识、技能培训 2~3 次，个别问题进行随机碎片化培训	A E	2021.4.15	护士办公室
		利用微信、线上会议开展学习，次日晨会进行抽问考核	B	2021.6.22	

二、D 阶段

（一）制定标准、规范流程

通过科室质量控制小组讨论，明确工作规范，落实静脉输注蔗糖铁注射液时的观察重点，提高医务人员的患者安全意识，建立静脉输注蔗糖铁注射液安全核查表和工作标准、静脉输注蔗糖铁注射液外渗后应急处置流程，固化标准。

（二）建立静脉治疗控制小组专项管理

科室设立静脉治疗专项质量控制管理小组，由小组成员规范管理特殊药物引起静脉炎、药物外渗等特殊情况，发现问题及时分析原因，制定措施，组织讨论，并定期对医护人员进行理论考核和技能考核，宣传栏加设每周"静脉治疗明星"，提高全体医护人员用药安全意识。

（三）健全科室质量控制管理体系

制定特殊药品专项管理方案，由科室每季度组织开展特殊药物专项管理检查。举办科内多角度 PDCA 案例分析比赛，促进质量管理工具在解决临床和管理实际问题中的应用。

（四）培训形式多样化，固化标准

采用线下、线上培训相结合，录制视频等方式加强护理人员安全用药知识掌握和静脉穿刺技能提升，不断创新，运用情景模拟、以问题为导向的教学方法（PBL），即在情境中理解概念的定义、亲历体验、观察反思、明晰概念，掌握理论知识和技能，将不同层级的护士分成两组，进行蔗糖铁注射液外渗后模拟演练，固化各层级护士对技能的掌握度。形式丰富多样，合理使用碎片化学习时间。

（五）开展多样化健康宣教

鼓励患者及家属积极参与患者安全管理宣教活动，多渠道多形式提升患者参与度，充分借助信息化、大数据的力量进行健康宣教，如运用科室宣教二维码、宣教小视频、科普文章等形式提高患者对使用特殊药物的认识。

三、C 阶段

（一）制度清晰，流程规范

根据《静脉铁剂应用中国专家共识（2019年版）》完善蔗糖铁静脉输注管理制度，包括工作规范、静脉治疗质量控制小组管理制度、建立静脉输注蔗糖铁安全核查表（表3.7.4）、工作标准化流程（图3.7.3）和静脉输注蔗糖铁外渗应急处置流程（图3.7.4）等。规范了血管选择、输液器具选择、拔针手法，巡视观察重点及用药规范，保障了缺铁性贫血患者安全、快速、有效的补铁治疗。

表 3.7.4　妇科内分泌科静脉输注蔗糖铁安全核查表

科室：　　　　床号：　　　姓名：　　　　年龄：　　　　住院号：

日期					
静脉输注蔗糖铁评估	患者铁蛋白含量（μg/L）				
	静脉输注蔗糖铁途径	①留置针；②中心静脉置管；头皮针			
	营养状况	①轻度营养不良；②中度营养不良；③重度营养不良			
生理盐水建立静脉通道或使用生理盐水冲管		①是；②否			
静脉输注蔗糖铁5分钟巡视患者		①是；②否			
观察静脉输注蔗糖铁过程中的不良反应	无不良反应	①无			
	有不良反应	①疼痛；②过敏反应；③药液外渗			
静脉输注蔗糖铁10分钟后患者的生命体征	体温（℃）				
	脉搏（次/min）				
	呼吸（次/min）				
	血压（mmHg）				
静脉输注蔗糖铁完毕后是否使用生理盐水冲管		①是；②否			
静脉输注蔗糖铁操作后是否对患者进行健康宣教		①是；②否			
静脉输注蔗糖铁的起止时间（精确到分钟）					
记录者签名					

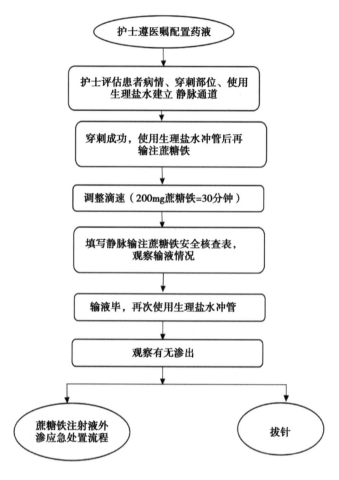

图 3.7.3　静脉输注蔗糖铁工作标准流程图

（二）科学管理，定期考核

设立了静脉治疗专项质量控制管理小组，由小组成员规范管理特殊药物引起的静脉炎、药物外渗等，鼓励护理人员上报药物外渗不良事件，科室不良事件管理员持续追踪，并定期对医护人员进行理论考核和技能考核。设定奖励制度，加强医务人员工作责任心，促进静脉治疗纵深发展。

（三）培训形式多样化

针对临床工作忙，组织学习时间有限等问题，我科以《重庆市妇幼保健院护理技术操作规范》和《静脉治疗实践标准》为参考，制定药物外渗知识题库，分发科内护士进行自主学习，并在晨会抽考，且每季度组织线上考核，不合格者，再次考核。通过情景模拟和PBL教学，将不同年资的护士分组，进行蔗糖铁注射液外渗后应急处置模拟演练，最后由护士长及静脉治疗质量控制小组进行评价和指导。

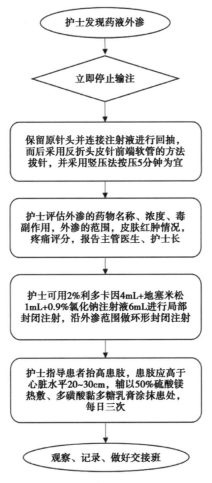

图 3.7.4　静脉输注蔗糖铁外渗应急处置流程

（四）有效宣教，鼓励患者参与

静脉输液前应先向患者及照顾者讲解静脉输液的注意事项，嘱患者保持局部制动，告知其输液部位如出现肿胀、疼痛、皮肤颜色变化等异常情况应及时通知护理人员。告知输注刺激性药物或出现药物外渗的危害，引起患者及照顾者的重视。科室自制小视频，患者及家属可扫码观看，通过图片、影像、漫画等方式加强有效健康宣教。

（五）指标向好，患者安全

经过一系列管理，2021 年护士规范输注蔗糖铁各指标（输注时间限制、输注前后生理盐水冲管）均达到 100%，护士蔗糖铁注射液不良反应知晓率和药物外渗应急处置掌握率达到 100%，密闭式静脉输液操作合格率达 100%，患者及家属的安全参与度从 2019 年的44.34% 上升至 2021 年的 88.58%，静脉输注蔗糖铁外渗率从 1.85% 下降至 0。

四、A 阶段

经过 12 个月的持续改进，我科静脉输注蔗糖铁外渗率降至 0，完善了静脉输注蔗糖铁及药物外渗应急处置工作标准流程，建立静脉治疗质量控制管理小组，规范使用静脉输注蔗糖铁安全核查表等，科室标准日趋健全，刺激性药物管理系统基本完善，人员专项管理，资源有效整合，持续改进，药物不良反应知晓率、药物外渗应急处置掌握率、密闭式静脉输液合格率、患者及家属参与度等指标持续向好。尽管目前蔗糖铁注射液外渗管理较前明显进步，但仍存在输注蔗糖铁 24 h 后再使用针管回缩式静脉留置针易堵管的现象，并且也需进一步观察蔗糖铁输注天数与输液工具使用的关系，以及硫酸镁湿敷联合多磺酸黏多糖乳膏局部涂抹对降低蔗糖铁注射液外渗后红肿、刺痛、色素沉着的疗效等问题，我们将列入下一个 PDCA 循环当中。

3.8 构建新生儿肠外营养液质量管控体系，保障临床用药安全

一、P 阶段

（一）选题背景

重庆市妇幼保健院作为三级甲等妇幼专科医院，新生儿科收治多为危重症患儿，肠外营养液需根据病情发展每日制定个体化方案，新生儿肠外营养液组分复杂，属于不稳定体系，且新生儿重症监护病房的全胃肠外营养（Total Parenteral Nutrition，TPN）剂量极微小，加药准确性不易掌握。配方的合理性、添加顺序以及添加方式、成品质量控制、工作流程等多个环节、多种因素均可能影响其稳定性、相容性，以及整体质量，导致不良反应发生，危害患儿健康。

2018 年 7 月我院静脉用药调配中心（Pharmacy Intravenous Admixture Services，PIVAS）运行以来，肠外营养液统一由中心集中调配。依托 PIVAS 对肠外营养液的全流程质量闭环管理，旨在进一步提高医嘱合理性、配置稳定性，以及不良反应可追溯性，保证输液质量和新生儿的用药安全。

（二）现状调查

2019 年 1 月—3 月 PIVAS 中心接收 NICU 的 TPN 医嘱共 3691 组，对 PIVAS 处方点评记录、不合理用药记录、成品质量不合格登记本、差错事故登记本、药品亏损登记本，以及本院不良反应上报系统相关数据进行统计。分析 2019 年第一季度 PIVAS 接收 NICU 的 TPN 医嘱，主要存在医嘱不合理、混合配制稳定性差，以及发生输液不良反应三个方面的问题，其中

不合理医嘱34份，占总医嘱的0.92%；发生调配稳定性相关事件39例，占调配医嘱的1.06%；病区上报输液不良反应2例，患儿使用肠外营养液后出现紫绀，占总医嘱的0.05%。

（三）分析原因

PIVAS全部门开展会议讨论，针对NICU肠外营养液差错率、差错类型、不良反应三项问题，分析医嘱审核能力不足（表3.8.1）、成品质量合格率低（图3.8.1）发生的各项原因。

表3.8.1　审核能力不足原因分析

| 编号 | 项目 | | 组员打分 | | | | | | 总分 |
	大因素	小因素	人员1	人员2	人员3	人员4	人员5	人员6	
1	人	学习能力不够	3	2	1	3	2	1	12
2		审核不认真	1	1	1	1	1	1	6
3		缺乏相关培训	4	4	4	2	1	3	18
4		知识储备不足	3	3	3	2	3	4	18
5	系统	开药系统故障	1	2	1	2	2	1	9
6		因系统限制，无法查询最新指南、文献等	2	3	3	2	2	1	13
7	环境	工作强度大	2	2	3	4	3	3	17
8		环境太嘈杂	2	2	3	3	1	3	14

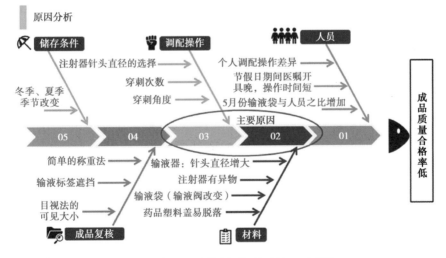

图3.8.1　成品质量合格率低的原因分析——鱼骨图

（四）主要原因分析

进一步整理归纳，主要原因是三类差错：肠外营养液医嘱未标准化管理，调配模式不合适，以及无质量复核体系（表3.8.2）。

表 3.8.2　影响肠外营养液输液成品质量的主要原因分析

存在问题	主要因素
不合理医嘱漏审或未及时干预	①药师知识储备水平不一，药师的医嘱审核能力和效率不一
	②有争议性问题，和临床沟通不足
	③调配模式不适合
调配准确率低	①颜色异常、重复/漏加药品或加药剂量错误
	②病区录入肠外营养液医嘱的药品顺序未考量调配顺序，为防止加药顺序不当出现絮凝、层析等，调配人员不能按照输液标签上药品顺序逐一抽取
	③调配人员抽吸液体时刻度读取差异
输液不良反应	①无完善的质量复核标准
	②出现不良反应输液问题时可追溯性不高

（五）设定目标、制定计划

（1）制定肠外营养液医嘱审核目录，规范审核标准，使审方达到同质化、标准化。

（2）建立新生儿肠外营养液调配操作规程。

（3）建立 NICU 个体化肠外营养液全流程的闭环管理模式。

二、D 阶段

（一）医嘱标准化

PIVAS 药师参考药品说明书、新生儿肠外营养相关指南和文献、《中国医师药师临床用药指南》等，制定《静脉用药调配中心新生儿科肠外营养液审方规范化目录》（简称《目录》）（表 3.8.3）；组织相关专家、临床医生、药师召开不合理医嘱沟通会进行讨论，对 NICU 不合理用药记录、处方点评记录中常见的不合理医嘱情况、有争议的问题形成共识；对医生和审方药师分别进行集中培训并考核，全面提高医嘱的合理水平与不合理医嘱干预能力，使 TPN 医嘱达到规范化、标准化、同质化。

优化信息系统，增加医嘱备注说明和不合理医嘱驳回说明功能，医生可在医嘱备注说明中写明特殊情况，如血钾、血磷检测值等，药师可在不合理医嘱驳回说明中注明不合理原因并直接驳回到医生工作站，减少医嘱在医生、护士、药师间的交互，提高工作效率。

表 3.8.3 新生儿肠外营养液审方规范化目录

序号	药品名称	规格	用法用量	配伍禁忌	注意事项	稳定性	参考资料
1	10%葡萄糖注射液 50%葡萄糖注射液	100 mL：10 g 20 mL：10 g	5.8~14.4 g/(kg·d)				ESPGHAN/ESPEN/ESPR 儿童肠外营养指南：碳水化合物
2	甘油磷酸钠注射液	10 mL	出生第一天：1.0~2.0 (31~62) mmol (mg)/(kg·d)；后续：1.6~3.5 (77~108) mmol (mg)/(kg·d)		10 mL溶于500 mL液体中；Ca和P尿液浓度均大于1 mmol/L时表示摄入量过剩	Ca：P摩尔比：0.8~1；Ca与P总量小于45 mEq/L	说明书；ESPGHAN/ESPEN/ESPR 儿童肠外营养指南：钙，磷和镁；肠外营养临床药学共识
3	小儿复方氨基酸注射液19AA-I	20 mL	1.20~35 mL/(kg·d) 2.2.5~3.5 g/(kg·d)		氨基酸注射液可缓冲TNA的pH值；氨基酸浓度为2.5%~8.5%时可维持TNA中的脂肪乳的稳定，不同类型的氨基酸注射液对TNA稳定性的影响没有显著差别；总氮量：9.3 mg/mL，1 mg氮供给150~200卡热量		说明书；ESPGHAN/ESPEN/ESPR 指南：氨基酸
4	多种微量元素注射液(I)	10 mL	1.1 mL/(kg·d)		须稀释后使用。100 mL溶液中最多加入6 mL		药品说明书
5	硫酸镁注射液	10 mL	出生第一天：0.1~0.2 (2.5~5) mmol (mg)/(kg·d)；后续：0.2~0.3 (5~7.5) mmol (mg)/(kg·d)	硫酸镁注射液与葡萄糖酸钙注射液存在配伍禁忌	二价阳离子（Ca^{2+}、Mg^{2+}）浓度应小于10 mmol/L		ESPGHAN/ESPEN/ESPR 儿童肠外营养指南：钙，磷和镁

序号	药品名称	规格	用法用量	配伍禁忌	注意事项	稳定性	参考资料
6	葡萄糖酸钙注射液	10 mL:1 g	25 mg/kg; 出生第一天: 0.8~2.0 (32~80) mmol (mg)/(kg·d); 后续: 1.6~3.5 (100~140) mmol (mg)/(kg·d)	硫酸镁注射液与葡萄糖酸钙注射液存在配伍禁忌	Ca:P摩尔比: 0.8~1	草酸钙沉淀是极不稳定的,维生素C降解成草酸后与钙离子结合而成的不溶性微粒,因此在给予治疗剂量的维生素C时,建议单独输注	说明书; 肠外营养临床药学共识; ESPGHAN/ESPEN/ESPR儿童肠外营养指南:钙、磷和镁
7	浓氯化钠注射液	10 mL:1 g	0.22 g/kg; 足月儿: 2~3 mmol/(kg·d); 早产儿(<1500 g): 2~5 mmol/(kg·d); 早产儿(>1500 g): 2~7 mmol/(kg·d)		一价阴离子(Na^+、K^+)浓度应小于150 mmol/L	$Na^+ + K^+ - Cl^- = 1\sim2$ mmol/(kg·d)	说明书; ESPGHAN/ESPEN/ESPR儿童肠外营养指南:液体和电解质
8	氯化钾注射液	10 mL:1 g	1.0~3 mmol/(kg·d)(1g=13.4 mmol)		一价阳离子(Na^+、K^+)浓度应小于150 mmol/L		ESPGHAN/ESPEN/ESPR儿童肠外营养指南:液体和电解质
9	注射用水溶性维生素	复合制剂	1.0.1瓶/(kg·d)			溶解后, 25 ℃时24 h内稳定, 注意避光	药品说明书; 维生素制剂应用临床应用专家共识
10	注射用脂溶性维生素(I)	复合制剂	1.0.1瓶/(kg·d)		10 mL的注射用脂溶性维生素至加入至100 mL的脂肪乳注射液中	溶解后应在无菌条件下立即加入输液中,并在24 h内用完,并注意避光	药品说明书; 维生素制剂应用临床应用专家共识

序号	名称	规格	用量	依据
11	多种油脂肪乳注射液（C6-24）	100 mL	不超过 3 g/（kg·d）或 15 mL/（kg·d）	说明书；ESPGHAN/ESPEN/ESPR 儿童肠外营养指南：脂肪类；维生素制剂临床应用专家共识
12	中/长链脂肪乳注射液（C8-24Ve）	100 mL	不超过 3 g/（kg·d）或 10~15 mL/（kg·d）；极量不超过（4 g/（kg·d）或 20 mL/（kg·d）	说明书；ESPGHAN/ESPEN/ESPR 儿童肠外营养指南：脂肪类

（二）调配操作规范化

整理归纳我院新生儿科肠外营养液相关药品，根据药品的理化性质和药物的相容性，调整输液标签上药品顺序与调配顺序一致（表 3.8.4）。

表 3.8.4　输液标签药品打印顺序表

序号	药品名称
1	0.9% 氯化钠注射液
2	5% 葡萄糖注射液
3	10% 葡萄糖注射液
4	50% 葡萄糖注射液
5	甘油磷酸钠注射液
6	小儿复方氨基酸注射液 19AA-I
7	多种微量元素注射液 (I)
8	硫酸镁注射液
9	葡萄糖酸钙注射液
10	浓氯化钠注射液
11	氯化钾注射液
12	注射用水溶性维生素
13	注射用脂溶性维生素 (I)
14	脂肪乳注射液

对所有调配人员集中培训，规划调配操作，加强无菌操作培训，提高调配的准确度和调配质量。同时提高配置过程中抽吸加药的准确度：预先稀释剂量极微小药物，如医嘱中开具 0.04 mL 硫酸镁注射液，加入该药品前，用葡萄糖注射液对其进行 5 倍稀释后再加入该药品，减少注射器精密度不高引起的加药量不准；对刻度读取，特殊剂量估读等进行培训，减少大剂量药品多次抽取造成的误差。另外，摆药和传递进调配间时将特殊剂量医嘱与其他医嘱分开，既能提醒调配人员注意特殊剂量，优化调配人员营养液调配操作，也能减少其全时间段神经高度紧绷导致的差错。

（三）成品质量管控体系

1. 质量复核精细化

新生儿肠外营养液体积较小，既无自带刻度衡量的专用输液袋，又无液体测量工具可供使用，多种成分混合后简单称重法也不适用，配制后的输液成品需要一套可适用的质量复核标准。

首先，中心根据试验出的不同规格输液袋可装入最大液体的体积统一了输液袋的规格选择（表 3.8.5）。对不同规格输液袋进行抽样称重，记录袋体的重量。测试方法为：随机抽取 20 个，测量不同规格袋体的最大重量（表 3.8.6）。

表 3.8.5　不同种类输液袋可装入最大液体体积

名称	规格（mL）	最大液体剂量（mL）
0.9%NS，0.5%GS，10%GS（软带）	50	80
	100	150
	250	320
	500	580

表 3.8.6　不同规格输液袋袋体重量

名称	规格（mL）	袋体最大重量（g）
0.9%NS（软带）	50	13.5
	100	14.0
	250	15.4
	500	19.3
0.5%GS（软带）	50	13.5
	100	14.0
	250	16.3
	500	19.0
10%GS（软带）	50	14.0
	100	14.2
	250	16.5
	500	19.3

其次，精细化称重法在输液成品质量复核中的应用。建立新生儿医嘱中单品种药品单位换算，将体积质量换算成重量，信息系统工程师将输液品种换算表及肠外营养液袋体的重量测试结果维护录入信息系统，进行系统自动换算，并将换算出来的总重量打印到标签上，便于称重核对质量，控制重量差异在 1% 之内。

加强 TPN 输注管理，对渗透压、总体积、热能等直接计算，减少人工审核和计算工作量，将 TPN 的糖浓度、输注途径（中心静脉或外周静脉）及滴速打印到输液标签上（图 3.8.2），便于护士执行和换班后核对。

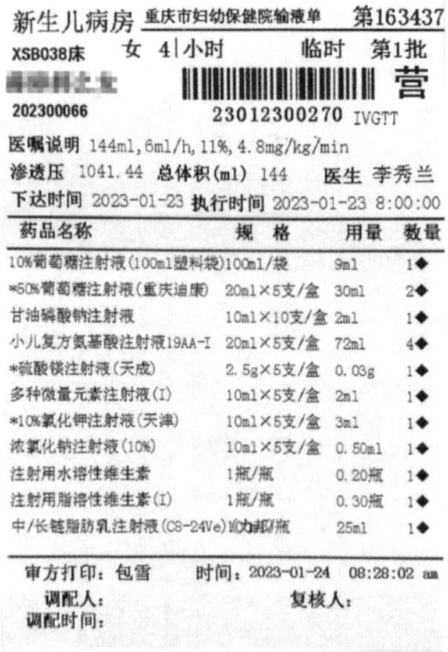

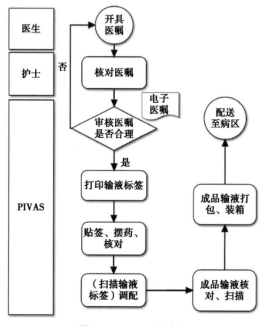

新生儿病房　重庆市妇幼保健院输液单　第163437

XSB038床　女　4|小时　临时　第1批

营

202300066　23012300270 IVGTT

医嘱说明 144ml,6ml/h,11%,4.8mg/kg/min

渗透压 1041.44　总体积(ml) 144　医生 李秀兰

下达时间 2023-01-23　执行时间 2023-01-23 8:00:00

药品名称	规格	用量	数量
10%葡萄糖注射液(100ml塑料袋)100ml/袋		9ml	1◆
*50%葡萄糖注射液(重庆迪康)	20ml×5支/盒	30ml	2◆
甘油磷酸钠注射液	10ml×10支/盒	2ml	1◆
小儿复方氨基酸注射液19AA-I	20ml×5支/盒	72ml	4◆
*硫酸镁注射液(天成)	2.5g×5支/盒	0.03g	1◆
多种微量元素注射液(I)	10ml×5支/盒	2ml	1◆
*10%氯化钾注射液(天津)	10ml×5支/盒	3ml	1◆
浓氯化钠注射液(10%)	10ml×5支/盒	0.50ml	1◆
注射用水溶性维生素	1瓶/瓶	0.20瓶	1◆
注射用脂溶性维生素(I)	1瓶/瓶	0.30瓶	1◆
中/长链脂肪乳注射液(C8-24Ve)](ml/瓶		25ml	1◆

审方打印：包雪　时间：2023-01-24　08:28:02 am

调配人：　　　复核人：

调配时间：

图 3.8.2　输液标签

2. 不良事件可追溯

针对不良事件制定留样制度，营养液留取样品置于冰箱中（2~8 ℃）保存 72 h，用于临床报告肠外营养液问题时，核对成品质量。若临床无输液质量问题，则将样品销毁处置。发生不良事件立即上报不良事件上报系统，由质量管理部门对不良事件进行调查分析和处理，并进行相应的改进。同时，各环节条码扫描，责任落实到人（图 3.8.3）。

图 3.8.3　PIVAS 工作流程

三、C阶段

（一）降低了不合理医嘱率

通过《目录》的严格执行，PIVAS药师的审核水平有了提高，不合理医嘱干预能力、力度得到了加强，能及时发现不合理用药、不规范医嘱、配伍禁忌医嘱，与临床医师进行有效沟通修正，新生儿肠外营养液医嘱合格率得到了极大提高，提升了合理用药水平（表3.8.7）。

表3.8.7　《目录》实施前后不合理医嘱率

	不合理医嘱（%）					
	遴选药品不适宜	给药途径不适宜	用法、用量不适宜	配伍禁忌	其他	合计
规范前	1.12	0.63	0.76	0.09	0.03	2.13
规范后	0.16	0.08	0.41	0.02	0.01	0.67

（二）提高了工作效率

PIVAS药师医嘱审核有据可依，使不合理医嘱驳回后医师接受度有了很大提高，能快速修改医嘱，极大的减少了一条医嘱在医师、护士、药师之间的反复发送、驳回、撤销等，促进了PIVAS和临床日常工作效率，也减少了医药护的摩擦。《目录》的不断完善，使审方内容更全面，同时减少了药师审核过程中需要依靠自己查阅资料的时间，审核速度大幅提高（表3.8.8）。

表3.8.8　TPN医嘱审核效率

医嘱审核	干预前	干预后		
	第一季度	第二季度	第三季度	第四季度
营养液医嘱审核时间（小时每天每人）	2	1.5	1	1
漏审	3	0	0	0

（三）提高了输液成品质量

规范调配操作和药品调配顺序，大幅度减少了调配差错；质量复核标准精细化后更有效拦截了不合格成品发送到病区，从而降低了PIVAS的差错发生（内部差错和外部差错），病区退回以及不良反应上报数明显下降（图3.8.4）。完善输液标签信息，留样制度的实施，以及不良事件上报系统保障了输液成品的执行和问题追溯。

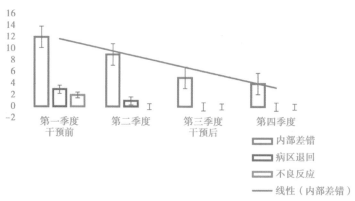

图 3.8.4　质量不合格输液成品数

四、A 阶段

提高合理用药水平，保障患者用药安全需要医、药、护三者密切合作，以及院内多部门共同协作。我院 PIVAS 以 NICU 个体化肠外营养液为切入点，通过医嘱标准化、调配操作规范化、质量复核精细化、加强 TPN 输注管理、输液全流程质量可追溯等药学服务，建立了 NICU 个体化肠外营养液全流程的闭环管理模式，保证了新生儿的用药安全。该闭环管理模式全面运用到 PIVAS 后，使 PIVAS 工作流程化和标准化，降低了"个人因素"干扰，保证药品从医嘱生成、配置、执行到用药监测在医、药、护三者间高效完成，提高了工作效率，也体现了药师对患者用药安全的全程化药学服务作用。

同时《静脉用药调配中心新生儿肠外营养液审方规范化目录》为我院制定其他种类医嘱审核目录打下了基础，丰富了药师岗前培训内容，有助于我院合理用药系统和处方前置系统的改进和完善，加快了智慧化医院的建设进程。

3.9　基于单病种质控体系对多普勒超声检查胎儿大脑中动脉血流频谱的质量控制

一、P 阶段

（一）选题背景

2020 年 7 月国家卫生健康委员会办公厅组织印发《关于进一步加强单病种质量管理与控制工作的通知》（国卫办医函〔2020〕624 号）中提到，各级各专业质量控制中心要积极研究制订本专业代表性病种和技术的单病种质量监测信息项。超声专业质量控制应在超声质量控制体系的基础上，加强对超声检查独具优势的单病种疾病的质量控制，建立单病种超声质量控制体系，以进一步提升超声专业医疗质量和服务水平。

彩色多普勒超声作为产前监护的重要手段，对妊娠并发症及妊娠结局预测有重要价值，其中胎儿大脑中动脉（Middle Cerebral Artery，MCA）是胎儿脑部超声血流检测的主要血管，在胎儿缺氧情况下脑保护效应的检测、胎儿贫血的监测及复杂双胎及其并发症的检测方面都具有重要作用。MCA 血流及频谱的规范化扫查及测量、数据收集、结果判读及诊断分析是其在临床应用的基础。重庆市妇幼保健院超声科自 2016 年开始开展胎儿 MCA 血流频谱检查，开展初期临床应用较少，科内未制定相应的检查规范，参考文献介绍的测量方法也有差异。2019 年后临床对 MCA 血流频谱检查的需求明显增加，随着《中国产科超声检查指南（2019）》的颁布，图像质量控制组开始开展针对 MCA 血流频谱测量图像的专题质量控制，并应用 PDCA 循环作为质量改进方法。

（二）发现问题

（1）随着我院胎儿 MCA 超声检查数量的逐年增加，2019 年起图像质量控制组将 MCA 图像纳入产科图像质量控制范畴，每月图像质控人员应用重庆市妇幼保健院超声科影像归档和通信系统（PACS）对图像进行常规质控，质控发现较多不规范的 MCA 频谱测量图像。

（2）针对临床反馈的特殊病例、随访发现的特殊病例以及文章撰写过程中收集的病例在调取产前超声检查图像时发现存在 MCA 图像质量缺陷。

（三）把握现状

（1）根据《中国产科超声检查指南（2019）》中 MCA 血流图及频谱图采集规范，图像质控组制定了 MCA 血流频谱图像质量控制项目及评分标准（表 3.9.1）。

表 3.9.1 MCA 图像及频谱测量质控评分标准

项目及要求	扣分标准	扣分值（分）
图像适当放大	图像放大不够	5
CDFI：Willis 动脉环显示清晰、完整	显示不完整	5
频谱测量：测量近场 MCA，靠近 Willis 环测量（近 1/3 处），取样容积放置于靠近探头侧 MCA 起始端上方近 1/3 段，取样容积 2~3 mm，声束与血流方向间夹角 < 20°	未测量近场 MCA	5
	未靠近 Willis 环测量（近 1/3 处）	5
	取样框过大或过小	5
	声束与血流方向间夹角大于 20°	5
频谱图：适当降低壁滤波和频谱标尺，能检测到低速的舒张期血流；显示 4~6 个波形一致位于基线上的大脑中动脉频谱，边缘清晰，无背景声噪	参数调节不当，舒张期血流未显示	5
	未显示 4~6 个波形一致位于基线上的大脑中动脉频谱	5
	频谱图边缘不清晰，有明显背景声噪	5

注：图像质量控制人员按照评分标准对图像进行评分，满分 100 分，实行扣分制，图像得分 ≥ 90 分为甲类图像，80~85 分为乙类图像，< 80 分为丙类图像。

（2）从 PACS 中随机抽取 2019 年 7 月—12 月 MCA 及频谱测量图像 300 例，对 MCA 频谱测量图像进行评分，对扣分项进行统计，扣分项共 336 项，扣分项及构成如表 3.9.2 所示；评分结果显示甲类图像 243 例，占比 81.0%（243/300）；乙类图像 36 例，占比 12.0%（36/300）；丙类图像 21 例，占比 7.0%（21/300）。

表 3.9.2　2019 年 7 月—12 月大脑中动脉血流频谱图像扣分情况

扣分项目	扣分原因（分值）	扣分项数（项）	扣分分值（分）	扣分项构成比（%）
频谱测量	未测量近场大脑中动脉（5）	28	140	8.33
	未靠近 Willis 环测量（5）	48	240	14.29
	取样框过大或过小（5）	31	155	9.23
	声束与血流方向间夹角大于 20°（5）	65	325	19.35
频谱图	参数调节不当，舒张期血流未显示（5）	63	315	18.75
	未显示 4~6 个波形一致位于基线上的大脑中动脉频谱（5）	37	185	11.01
	频谱图边缘不清晰，有明显背景声噪（5）	21	105	6.25
Willis 动脉环显示	显示不清晰或不完整（5）	27	135	8.04
图像大小	图像过小（5）	16	80	4.76
合计		336	1680	100

（四）分析问题

科室成立 CQI 小组，组长由科室主任担任，由产科专业组、科研组、图像和报告质量控制组、随访组负责具体实施，CQI 小组针对 MCA 血流频谱图像质量控制发现的问题从人员、仪器、制度、环境四个方面进行讨论，用鱼骨图进行展示（图 3.9.1）；用要因分析打分表打分后制作柏拉图（图 3.9.2）分析主要原因，分析发现检查医师对标准及规范不熟悉、科内欠缺相关的存图规范、科室对胎儿血流动力学相关的培训不够、检查医师不熟悉仪器调节及科内会诊制度不够完善是导致 MCA 血流频谱图像质量不达标的主要原因（超过 80%）。

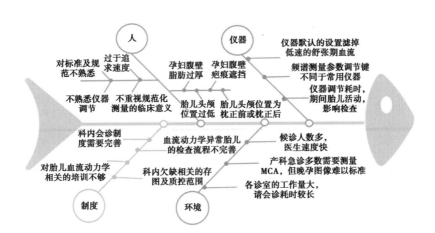

图 3.9.1 大脑中动脉血流频谱图像质量不达标的原因——鱼骨图

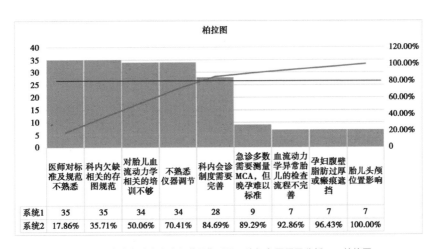

图 3.9.2 大脑中动脉血流频谱图像质量不达标主要原因分析——柏拉图

（五）设定目标及制定措施

设定改进目标为提高 MCA 血流频谱图像质量，使甲类图像比例＞95%；运用"5W1H"（表 3.9.3）制定详细的改进措施。

表 3.9.3 制定改进措施——"5W1H"

What	Why	Where & When	Who	How
提高 MCA 血流频谱图像质量	人员	示教室，2020 年 1 月—2 月	超声科全体医师	胎儿血流动力学检查标准化操作培训
		示教室，2020 年 1 月—2 月	超声科全体医师	公布胎儿血流动力学检查存图规范及质量控制标准，增加质量控制人员
		示教室，2020 年 1 月—6 月	超声科全体人员	每月质量控制会上对不标准图像进行集中点评、讨论

续表

What	Why	Where & When	Who	How
提高 MCA 血流频谱图像质量	仪器	超声检查室，2020 年 1 月	超声科医师、设备应用人员	调节仪器参数，优化图像质量，设备调节讲解
	环境	分诊台，2020 年 1 月—6 月	分诊人员	根据医师能力、仪器情况合理分配患者，维护候诊秩序
	制度	示教室，2020 年 1 月	产科专业组、图像和报告质量控制组、质量控制组、科研组	制定胎儿血流动力学检查规范及质量控制标准、规范血流动力学异常胎儿的检查流程，修订完善科内会诊制度

二、D 阶段

（1）产科组负责指南解读及培训课件的准备，并组织开展科内培训和考核，内容包含多普勒超声基础知识仪器调节、胎儿血流动力学特点、胎儿血流动力学监测内容及意义、胎儿血流动力学监测标准切面及结果分析。

（2）科研组负责收集胎儿血流动力学相关文献并做文献汇报，负责制定血流动力学胎儿的检查流程及存图规范，针对产前诊断血流动力学异常的胎儿制定生后随访登记表。

（3）图像和报告质量控制组按照存图规范开展专项图像质量控制，同时还包括对报告内容与诊断结论是否符合规范进行质控。

（4）病例随访组建立胎儿血流动力学异常管理登记本，专人负责对产前超声提示胎儿血流动力学异常的胎儿进行随访。

（5）针对短期内做过Ⅱ级产前超声检查仅需要评估血流动力学的胎儿新增针对性检查项目，科室物价员负责对超声检查内容与收费项目进行督查，保障医疗资源消耗合理。

（6）在医务科的组织下与产科临床科室讨论胎儿血流动力学相关的危急值报告项目。

三、C 阶段

（1）实施改进措施后图像质量指标。从 PACS 系统中随机抽查 2020 年 1 月—6 月的 500 例 MCA 血流频谱图像，扣分共 92 项，扣分项及构成如表 3.9.4 所示，其中甲类图像 484 例，占 96.8%（484/500）；乙类图像 16 例，占 3.2%（16/500）；无丙类图像。

表 3.9.4　2020 年 1 月—6 月大脑中动脉血流频谱图像扣分情况

扣分项目	扣分原因（分值）	扣分项数（项）	扣分分值（分）	扣分项构成比（%）
频谱测量	未测量近场大脑中动脉（5）	6	30	6.52
	未靠近 Willis 环测量（5）	10	50	10.87
	取样框过大或过小（5）	14	70	15.22
	声束与血流方向间夹角大于 20°（5）	21	105	22.83

扣分项目	扣分原因（分值）	扣分项数（项）	扣分分值（分）	扣分项构成比（%）
频谱测量	参数调节不当，舒张期血流未显示（5）	3	15	3.26
频谱图	未显示 4~6 个波形一致位于基线上的大脑中动脉频谱（5）	9	45	9.78
	频谱图边缘不清晰，有明显背景声噪（5）	6	30	6.52
Willis 动脉环	显示不清晰或不完整（5）	15	75	16.30
图像大小	图像过小（5）	8	40	8.70
合计		92	460	100

（2）实施改进措施前、后图像质量评分比较。改进后图像质量（甲类图像占比）较改进前明显提高，甲类图像的平均合格率达 96%，达到了设定的目标。

（3）改进后随访指标。对产前超声提示"胎儿脑保护效应"并且在本院出生胎儿的随访率为 100%。

（4）改进后医疗资源消耗督查指标。胎儿血流动力学评估超声收费与检查内容的符合率为 100%。

四、A 阶段

（1）通过收集产前超声诊断胎儿一条脐动脉栓塞的病例，分析其产前血流动力学特征，并发表相关论文。

（2）申报科研项目，推广胎儿血流动力学规范化检查及评估，重庆市卫生适宜技术推广项目"多普勒超声对高危妊娠子宫—胎儿—胎盘循环血流动力学监测的推广"（编号 2021jstg041）获批立项。

（3）与临床科室沟通后，在危急值报告项目中修订关于产前胎儿血流动力学改变的相关内容。

（4）随访收集产前超声提示"脑保护效应"胎儿的妊娠结局及生后情况，包括分娩时评分、新生儿诊疗及各项筛查记录、出院后儿童保健记录，现已收集 64 例完整资料。

（5）科室质量控制报告中增加单病种质量管理相关内容，作为超声检查过程和结果质量的监控指标，分析评价质量控制结果，提出改进措施并督促落实。

综上，应用 PDCA 循环作为质量改进方法对胎儿 MCA 血流频谱检测作为超声单病种展开质量控制，改进后图像质量明显提高；改进后扣分项目的变化表明对舒张期低速血流测量参数调节方面的培训有成效，大部分仪器的预设置已经能充分满足对舒张期低速血流的显示，但在频谱波形正常显示的情况下，检查者不注意对测量角度及取样容积的关注，需要进行下一步的持续改进；通过规范的检查与随访实现病例数据收集，并作为单病种质量控制写入科室质控报告，为超声专业单病种质量控制的开展抛砖引玉。

3.10 基于控制阴道分娩产后出血率的产房质量改进

一、P 阶段

（一）选题背景

产后出血是产科最常见的严重并发症，也是孕产妇死亡的最主要原因之一。世界卫生组织 2014 年发表的一项关于 115 个国家的孕产妇死亡率的调查结果显示，产后出血仍然是导致全球孕产妇死亡的主要原因（占比 27%）。近 20 年，我国孕产妇死亡率逐年降低，已经提前实现联合国"千年发展目标"。截至 2016 年，我国孕产妇死亡率已降至 19.9/10 万，较 20 年前下降了 70%。其中，产后出血导致的孕产妇死亡率更是下降了 80% 以上，这也反映了我国产后出血救治水平的不断提升。虽然我国孕产妇死亡率已大大低于全球水平，但产后出血仍然是我国孕产妇死亡的首要原因，占孕产妇死亡总数的 1/4，与全球平均水平持平，距离发达国家还有较大的差距。

我国人口基数大，按照 2016 年的全国孕产妇死亡率计算，我国每年因产后出血死亡的孕产妇数量接近 1000 人。与 2015 年相比，我国 2016 年产后出血导致孕产妇死亡的死因构成比上升了 15%，宫缩乏力、子宫破裂、晚期产后出血等导致的孕产妇死亡比例均出现反弹。全国孕产妇死亡评审结果显示，医疗保健机构的知识技能一直是影响孕产妇死亡最主要的因素，绝大部分产后出血是可预防、可避免的，或创造条件可避免的。根据研究显示，80% 以上的产后出血发生在产后 2 h 内。因此，产房阴道分娩产后出血率控制成为改善孕产妇分娩结局、促进产房质量改进的关键环节。

（二）发现问题

2018 年 10 月 1 日—18 日，我院产房阴道分娩 566 人，发生产后出血 46 人，其中出血量 500~1000 mL 者 36 人，出血量＞1000 mL 者 10 人，产后出血率 8.12%，严重产后出血占比 21.74%。产后出血发生率远超产科质量管理标准＜5% 的要求。

病区医生提出：部分阴道分娩产妇出院前血常规结果提示血红蛋白水平降低程度与产后出血量估计不符。

（三）把握现状

（1）追溯我院 2018 年 1 月—9 月阴道分娩病例共 5883 例，统计产房产后 2 h 产后出血发生率、产后 24 h 阴道分娩产后出血发生率和产科平均产后出血率（包括阴道分娩和剖宫产）。其中产房产后 2 h 产后出血率为 1.1%~2.9%，产后 24 h 阴道分娩产后出血率为 2.7%~5.6%，产科平均产后出血率 1.5%~3.5%（剖宫产率 51%）（表 3.10.1）。

表 3.10.1　2018 年 1 月—9 月产后出血率统计

	1月	2月	3月	4月	5月	6月	7月	8月	9月
产后 2 h	1.9	2.4	1.1	2.7	2.6	2.6	2.9	2.3	3.2
产后 24 h	2.8	3.5	2.8	3.5	3.5	4.5	3.7	4.3	4.1
产科产后出血率	2.0	1.5	2.2	2.7	2.7	3.1	2.2	1.8	2.1

注：产房对阴道分娩产后出血率的诊断率为 66%，对产妇产时、产后 2 h 出血量估计严重不足

（2）根据产后出血诊断标准和国内外文献报道，重新制定产房阴道分娩产后出血诊断标准（表 3.10.2）。

表 3.10.2　产房阴道分娩产后出血诊断标准

诊断项目	诊断标准
出血量	产后 2 h 出血 ≥ 400 mL
血红蛋白水平	排除产前出血和远期产后出血，出院前血常规提示血红蛋白水平较分娩前下降 > 10 g/L
备注	符合以上两项标准当中的一条，即诊断产后出血

（四）分析问题

成立产房专项 CQI 小组，组长由产房护士长担任，副组长由产房质控助产士担任，由产房医生组、助产士组长组、数据随访组负责具体实施。

（1）针对 2018 年 1 月—9 月阴道分娩的产后出血病例中产后 24 h 诊断产后出血的所有病例，CQI 小组从人员因素、产程管理、出血量评估、环境因素四个方面进行原因讨论，用鱼骨图展示（图 3.10.1）。

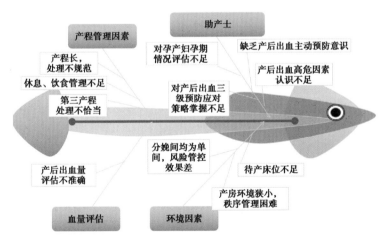

图 3.10.1　2018 年 1 月—9 月阴道分娩产后出血病例发生产后出血的原因分析——鱼骨图

（2）针对 2018 年 10 月 1 日—18 日阴道分娩的产后出血病例，CQI 小组从孕产妇合并症、产程管理、制度落实、人员因素四个方面进行原因讨论，用鱼骨图展示（图 3.10.2）。

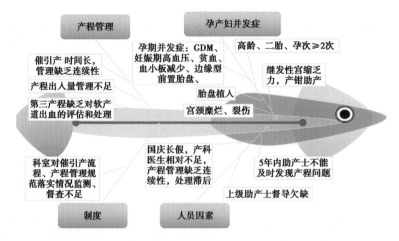

图 3.10.2　2018 年 10 月 1 日—18 日阴道分娩产后出血病例发生产后出血的原因分析——鱼骨图

（3）分析阴道分娩产后出血病例发生产后出血的主要原因，用柏拉图展示（图3.10.3）。

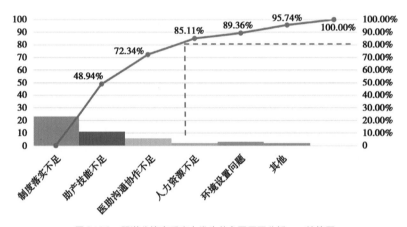

图 3.10.3　阴道分娩产后出血发生的主要原因分析——柏拉图

（五）设定目标及制定措施

（1）设定改进目标：客观、真实统计阴道分娩产妇产时和产后 2 h 出血量，产后出血诊断率＞80%；控制阴道分娩产后出血率＜5%（图 3.10.4）。

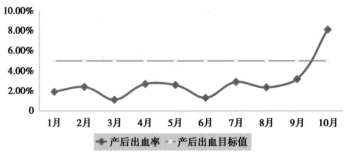

图 3.10.4　产后出血率现状及目标值

（2）制定措施：采用"5W1H"方法制定改进措施（表 3.10.3）。

表 3.10.3　制定改进措施——"5W1H"

What	Why	Where & When	Who	How
控制阴道分娩产后出血率	助产技能不足	产房，2018年 11 月—2019 年 4 月	产房全体助产士	组织高年资助产士进行产程管理、阴道分娩接产技能培训
				各助产值班组实行高、低年资助产士"一对一"帮扶结对
				助产士组长加强临床管理和带教，班班落实组长责任制
			产房医生组	组织培训提高住院总医师和年轻医生的催引产指征评估、产程管理能力
				产房副主任医师负责每月催引产和产程管理质量管控
	制度落实不足	产房，2018年 11 月—2019 年 4 月	产房全体医护	组织培训产后出血知识技能，提高全体医护对产后出血的重视程度和对产后出血防治措施的掌握、实施能力
				医助团队共同落实分娩安全管理制度，尤其是交接班制度
				医疗组组长、产房护士长共同督查制度落实情况，每月开展问题病例讨论
		产房，2018年 11 月—2018 年 12 月	产房医生组、产房护士长、产房质控助产士	进一步修订、完善分娩管理制度、流程
	医助沟通协作不足	产房，2018年 11 月—2019 年 4 月	产房全体医护	组织医助团队协同应急演练
				医疗组组长和产房护士长与团队人员行针对性沟通，提高医护人员个人沟通能力
	人力资源不足	产房，2018年 11 月—2019 年 4 月	产房护士长	积极与医院沟通协调，申请增加助产士人力配置

二、D 阶段

（一）人员培训

（1）组织产房全体医护学习《产后出血预防与处理指南（2014）》和国内外文献，在全体医护人员中树立产后出血"防"大于"治"的理念，强化对阴道分娩产后出血高危因素、阴道分娩产后出血早期干预措施的掌握程度，对有高危因素的孕产妇加强第三产程的积极处理，发生产后出血积极落实三级应对策略。

（2）对照目测法、容积法、称重法三种出血量估计方法的差异，组织学习相关文献，产房内每一例阴道分娩产妇的出血量估计均按照"目测—容积—称重"顺序评估、记录（自制表格）。产时出血量＞300 mL、产后 2 h 出血量＞400 mL 者，追踪出院前复查血常规的血红蛋白水平，对照出血量评估差异。

（3）组织高年资助产士进行产程管理、阴道分娩接产技能培训，各助产值班组实行高、低年资助产士"一对一"帮扶结对，助产士组长加强临床管理和带教，班班落实组长责任制。

（4）组织医疗组全体医生学习催引产管理指南、产程管理，规范催引产孕妇管理和产程管理，产房副主任医师负责每月催引产和产程管理质量管控。

（二）制度落实

（1）结合三甲评审契机，进一步修订、完善分娩管理制度、流程。

（2）医助团队共同落实分娩安全管理制度。医疗组组长、护士长、质控助产士参加每日晨晚交班，评估高危孕产妇风险；白班分娩时，对接生助产士和巡回助产士进行能力评估与调整；值班助产士组长中夜班不上台接生，负责全组当班时段所有孕产妇的分娩、产后出血高危因素风险评估、把控，按能级对应原则协调组内助产士工作。

（3）每月定期开展产后出血病例、疑难病例讨论，督查制度落实情况。

（三）沟通协作

（1）组织医助团队协同开展产房各类应急演练。采用"真实病例资料—预演练—复盘修订脚本—正式演练—集体复盘讨论"的模式组织开展演练，提升医护团队凝聚力、协作力。

（2）针对医护团队个人性格特点，医疗组组长和产房护士长与医护团队人员开展一对一个人谈话、一对多小组谈话，增进团队人员彼此了解，促使沟通顺畅。

（四）人力资源

（1）采用弹性排班制，优化人力资源利用有效性。

（2）组织住院总医师、助产士组长学习节假日、周末、夜间人力资源调配方案。

（3）护士长积极与科室、医院沟通协调，申请增加人力配置。

三、C 阶段

（1）实施改进措施后产后出血率比较。针对我院 2018 年 11 月—2019 年 4 月阴道分娩的 4750 例产妇病例数据，统计产房产后 2 h 产后出血发生率、产后 24 h 阴道分娩产后出血发生率和产科平均产后出血率（包括阴道分娩和剖宫产）。其中产房产后 2 h 产后出血率为 1.4%~5.9%，产后 24 h 阴道分娩产后出血率为 1.6%~6.1%，产科平均产后出血率 2.1%~4.5%（剖宫产率 48%）（表 3.10.4）。产房对阴道分娩产后出血量的评估准确性、客观性显著提高，达到设定目标。

表 3.10.4 2018 年 11 月—2019 年 4 月产后出血率统计

	11 月	12 月	1 月	2 月	3 月	4 月
产后 2 h	6.0	5.2	1.4	1.7	1.6	2.6
产后 24 h	6.2	5.5	1.6	1.9	1.8	2.9
产科产后出血率	4.5	3.7	2.1	2.4	2.5	2.7
注：产房产后 2 h 产后出血诊断率达到 94%						

（2）实施改进措施后，连续 4 个月阴道分娩产后出血率小于 5%，达到设定目标（图 3.10.5）。

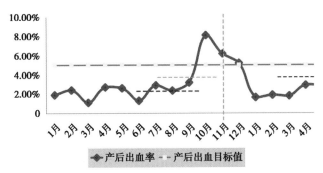

图 3.10.5 改进前后的产后出血率对比

（3）改进后产房质量管理相关核心指标对比如图 3.10.6、图 3.10.7、图 3.10.8 所示。

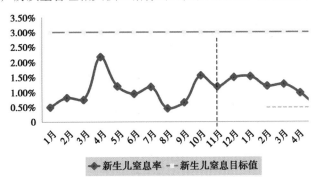

图 3.10.6 改进前后的新生儿窒息率对比

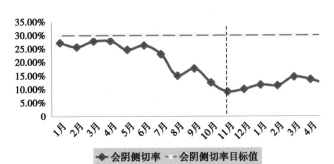

图 3.10.7 改进前后的会阴侧切率对比

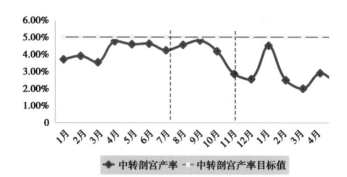

图 3.10.8　改进前后的中转剖宫产率对比

四、A 阶段

（1）制定"一规范""二规定""三流程"。

一规范：产后出血量评估方法统一为称重法。

二规定：产后出血一级预警线为 300 mL；第三产程，胎盘娩出前处理软产道出血。

三流程：孕妇入待产室评估流程（图 3.10.9）、产房助产士交接班流程（图 3.10.10）、胎盘植入处理流程（图 3.10.11）。

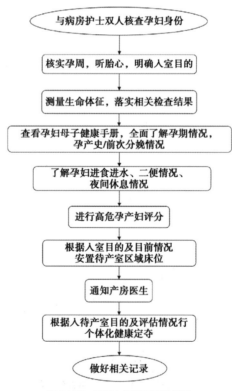

图 3.10.9　孕妇入待产室评估流程

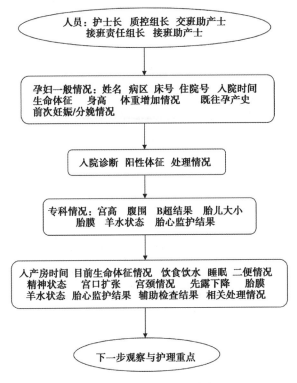

图 3.10.10　产房助产士交接班流程

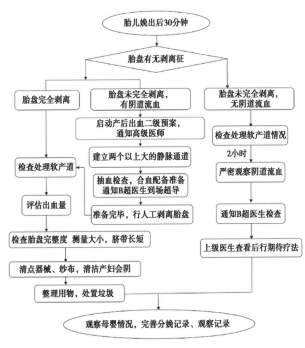

图 3.10.11　胎盘植入处理流程

（2）持续控制阴道分娩产后出血措施。全面、综合评估孕产妇产后出血的高危因素；产程管理连续有效，保护孕妇体力、产力；"积极"处理第三产程；坚持以称重法准确评估产后出血量。

（3）申报院内 PDCA 专项质量改进项目评比，获得三等奖。

（4）产房质量控制报告内容增加核心质量指标管理专项持续改进的相关内容，持续分析评价质量控制结果，提出改进措施并督促落实。

综上所述，应用 PDCA 作为质量改进工具控制产房的阴道分娩产后出血率成效显著，改进后产房对阴道分娩产后出血量的估计客观性、准确性大幅提升，提高了产房医生助产士团队对阴道分娩产妇产后出血的重视程度，树立了产后出血"防"大于"治"的良好理念。改进过程中，我院产房团队提升了对孕产妇高危因素和催引产指征评估、产程管理、接产能力、产后出血、第三产程预防、产后出血抢救等各方面的能力水平，产房各项核心质量管理指标水平均有改进。产后出血病例的数据收集、分析、整理，以及专项质量控制报告书写和汇报，对产科质控报告书写质量提升有显著促进作用。

随着我院产科接诊的高危孕妇比例逐年上升，下一阶段 PDCA 的方向是做好高危产妇产程管理，控制产后出血量，收集阴道分娩产后 2 h 出血 300 mL 的病例，对照返回病房后诊断产后出血病例的干预措施进行分析，进一步改进阴道分娩 2 h 后的产后出血预防管理措施。

3.11 降低静脉采血不合格率 PDCA 案例分析

一、P 阶段

（一）选题背景

医疗活动中，血液检查是判断人体各组织、器官功能状况的重要方法之一。生化检验是一种诊断疾病的有效方法，主要是指采用生物化学手段对血液标本进行检测用以辅助诊断多种疾病。但在临床实际工作中，生化检验结果受到多种因素的影响，导致检验结果出现误差，可能会影响临床疾病的诊断和疗效的观察。在临床实际的血液检验过程中，一方面由于患者个体差异、采集和送检时间等会导致血液检测结果的不准确；另一方面医院检验人员的操作技能和专业知识相对欠缺，医院没有定期开展知识培训工作，导致患者血液生化检查结果出现误差。当血液标本的采集过程中出现错误时，势必会影响检验结果的准确性，最终影响疾病诊断、治疗和预后判断，造成不必要的患者伤害。护士是血液标本采集的主要执行者，护士的工作在提高血液标本质量方面发挥着不可替代的作用。然而经调查，临床科室中不合格血液标本普遍存在，有文献报道，不合格检验标本发生的原因中65%与护理人员相关。护理工作情况复杂，不可控因素居多，如何科学地提高检验分析前血液标本采集质量是临床护理人员亟待解决的重要问题。基于此，我们应用 PDCA 循环探索优化静脉采血流程，降低静脉采血错误率，提高检验结果准确性。

（二）发现问题

2015 年 7 月—12 月，妇科病房共采血 4987 人次，发现不合格标本 65 例，不合格率为 1.3%，分析原因发现，标本凝固、标本采集量过多、标本采集量过少、条码粘贴不规范、标本数量不符是影响血液标本质量的五大主要因素，如表 3.11.1 所示。

表 3.11.1　2015 年 7 月—12 月妇科病房血液标本采集不合格情况分析表

标本不合格项目	7 月	8 月	9 月	10 月	11 月	12 月	合计
标本总数	822	844	847	798	820	856	4987
标本凝固	4	7	7	5	5	6	34
标本量过多	2	1	2	1	1	3	10
标本量过少	0	1	1	0	0	2	4
条码粘贴不规范	3	2	2	0	2	3	12
标本数不符	1	1	1	0	0	1	5
标本不合格总数	11	12	13	6	8	15	65
不合格率（%）	1.3	1.4	1.5	0.8	1	1.8	1.3

（三）成立项目督导组

成立项目督导组，成员及分工如表 3.11.2 所示。

表 3.11.2　督导小组成员及分工

成员	职称	职务	项目分工
A	副主任护师	组长、督导	负责项目总体规划
B	主管护师	副组长、组织	负责项目组织、分工
C	主管护师	组员	负责项目实施
D	主管护师	组员	负责项目实施
E	主管护师	组员	负责项目质量控制及反馈
F	护师	组员	负责项目数据收集
G	护师	组员	负责效果评价

（四）目标设定

本项目预计利用 6 个月时间，通过妇科病房全体护理人员，从标本凝固、标本采集量过多、标本采集量过少、条码粘贴不规范、标本数量不符五个影响血标本采集的主要因素方面寻找解决对策，制定标准化静脉血液标本采集流程，达到以下目标：

（1）血标本采集不合格率由 1.3% 降至 0。

（2）标准化妇科病房静脉采血流程，规范化静脉采血技能评价标准和静脉血标本采集技术服务标准。

（3）标准化标本交接登记表、不合格血标本登记表。

（五）计划拟定

拟定降低静脉采血错误率计划，如图 3.11.1 所示。

	项目	2016 年 11 月				2016 年 12 月				2017 年 1 月				2017 年 2 月—5 月				2017 年 6 月			
		1	2	3	4	1	2	3	4	1	2	3	4	1	2	3	4	1	2	3	4
P	主题选定																				
	计划拟定																				
	现状调查																				
	原因分析																				
	设定目标																				
	制定对策																				
D	对策实施																				
C	效果检查																				
A	标准化																				

图 3.11.1 拟定降低静脉采血错误率计划——甘特图

（六）原因分析

从人员、设备、原材料、方法、环境五个方面对血液标本采集质量的影响因素进行原因分析，并结合科室一线临床护理人员、护理管理人员的意见和建议，采取头脑风暴法，绘制原因分析鱼骨图（图 3.11.2），认为原因主要存在于以下几个方面：①采血制度流程

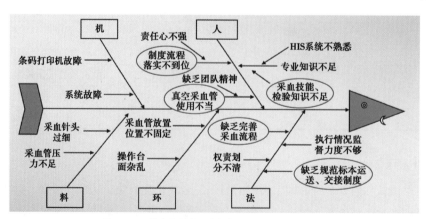

图 3.11.2 静脉血标本不合格的原因分析——鱼骨图

落实不到位；②采血技能、检验知识不足；③真空采血管使用不当；④缺乏完善的采血流程；⑤缺乏规范标本运送、交接制度。

（七）制定对策

针对静脉血标本不合格的原因制定对策，如表 3.11.3 所示。

表 3.11.3　降低静脉血标本不合格率的对策拟定

主题 / 原因	对策拟定			
	人	环境	设备 / 材料	流程 / 制度
标本凝固	强化穿刺技术；采集后及时摇匀	—	正确使用真空管	加强技能培训
标本采集量过多	加强操作流程学习	规范标识；保持操作台面整洁	—	—
标本采集量过少	加强操作流程学习	—	选择合适的采血针头	—
条码粘贴不规范	加强技能培训；增强责任心	—	—	规范查对制度
标本数量不符	严格执行查对交接；培训标本运送人员	—	标准的标本运送箱	规范标本交接流程；分清权责，加强惩罚

二、D 阶段

（1）组织全科护理人员积极参与讨论，开展头脑风暴，讨论规范化静脉采血流程。

（2）对全科护理人员进行规范化静脉采血流程的培训并开展考核，包括流程记忆考核和实际操作考核，考核合格者才可独立进行静脉采血操作。

（3）优化人力资源调配，在采血高峰时段安排一位治疗护士专职完成采血工作，尽可能减少静脉采血差错事故发生。

（4）对重点环节实施监管。

①严格执行查对。办公护士处理医嘱，负责打印条码和申请单（第一次查对）；采血护士查对后选择正确的采血管（第二次查对）；采血护士及另一名执业护士查对后进行床旁采血（第三次查对）。

②严格遵照静脉血标本采集顺序。先采静脉血培养标本，再采其他静脉血标本；规定采集多管静脉血标本时严格按照顺序采集：红管—蓝管—黑管—绿管—紫管—灰管。

③正确使用真空采血管。血培养标本采集量需达 10~15 mL；促凝管采集后不摇晃，放置于真空采血管标本架上；使用正确的手法摇匀抗凝管，摇匀方法为：手持真空采血管，利用手腕的力量上下轻轻来回转动 5~7 次。

④规范化培训送检人员。与医管家、检验科进行沟通，正确把握标本采集条件及送检要求，采集后立即联系医管家协助送检血标本，并采用正确的标本容器，规范放置；规定由执业护士完成交叉配血标本的送检。

三、C 阶段

（1）2017 年 1 月—6 月我科共完成静脉血标本采集 5122 例，其中标本不合格总数为 7 例，不合格率为 0.13%，如表 3.11.4 所示。与项目开展前相比，不合格率明显下降。

表 3.11.4　2017 年 1 月—6 月静脉血标本不合格情况

标本不合格	1月	2月	3月	4月	5月	6月	合计
标本总数	620	735	810	887	1021	1049	5122
标本凝固	0	1	0	0	1	1	3
标本采集量过多	0	0	1	0	1	0	2
标本采集量过少	0	0	0	0	0	1	1
条码粘贴不规范	0	0	1	0	0	0	1
标本数量不符	0	0	0	0	0	0	0
标本缺陷发生总数	0	1	2	0	2	2	7
发生缺陷率（%）	0	0.13	0.24	0	0.19	0.19	0.13

（2）项目开展后，标本凝固例数由 34 例降至 3 例；标本采集量过多例数由 12 例降至 2 例；标本采集量过少例数由 10 例降至 1 例；条码粘贴不规范例数由 5 例降至 1 例；标本数不符例数由 4 例降至 0。

（3）本次项目的顺利开展使全科护理人员工作责任心增强，能够团结协作、有效沟通、积极配合，推进了相关流程及制度的落实，减少了患者有创性操作的伤害，确保了患者的安全，提高了患者满意度，并从护理层面提高了静脉血标本检验结果的正确率，如图 3.11.3 所示。

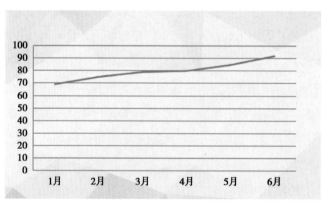

图 3.11.3　2017 年 1 月—6 月患者满意度情况

四、A 阶段

（1）实现静脉采血流程标准化、采血技能评价标准化、采血技术服务规范化。在全科护理人员及项目督导小组的共同努力下，制定妇科病房静脉采血标准化流程（图3.11.4），形成静脉采血技能评价标准，规范静脉血标本采集技术服务。

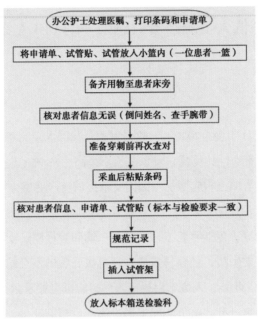

图 3.11.4　妇科病房静脉采血标准化流程

（2）标准化登记表2项：静脉血标本交接记录表（表3.11.5），不合格血标本登记表。

表 3.11.5　静脉血标本交接记录表

日期	时间	项目		数量	质量		交标本者	接标本者	备注
		甲功	杂项		合格	不合格			

综上，经过 6 个月的降低静脉血标本不合格率专项质量改进，我科静脉采血不合格率降至 0.13%，不合格情况得到了显著改善，但距离预期目标 0 还有一段距离，项目组拟在下一个 PDCA 循环中围绕标本凝固、标本采集量不准确两个重点方向进行持续改进。

3.12 降低人工流产术后感染率的 PDCA 案例分析

一、P 阶段

（一）选题背景

《中国卫生健康统计年鉴（2020）》数据提示：我国人工流产（以下简称"人流"）总数居高不下，年轻未育女性比例高，且重复流产率高（55.9%）。生殖道感染的发生率随着人工流产手术次数的增加也相应增加。国内文献报道流产后感染的发生率为 1%~4%，而在未接受预防性抗生素治疗的患者中，流产后子宫内膜炎的发生率为 5%~20%。流产后感染可能导致严重的后遗症，包括宫腔或宫颈粘连、输卵管梗阻、女性盆腔炎、慢性盆腔痛等，不但影响女性的日常生活，且容易造成女性再次妊娠的不良结局，例如异位妊娠、流产、早产、胎膜早破等。此外，人流术后感染容易造成医患关系紧张，增加额外医疗支出，甚至给医院带来负面影响。有多项危险因素影响流产后感染发生，包括医师的术前诊疗、无菌操作、手术技术等。因此，重视人流术后感染，质控人流手术的每个环节，对降低人流术后的感染率至关重要。

（二）现状调查

2019 年 1 月—2020 年 10 月，重庆市妇幼保健院人流术后感染率有小幅波动，总体低于 1%，而 2020 年 11 月为 2%，2020 年 12 月为 5%，相比同年其他月份及 2019 年同期感染率明显升高。与其他手术相比，人流手术时间短、风险小，但仍需多人员配合及多环节衔接，过程中存在人员风险意识不足、衔接环节松散、物品管理不规范等问题，这些都是人流术后并发症的潜在风险因素。

（三）成立 CQI 小组

CQI 小组成员及分工如表 3.12.1 所示。

表 3.12.1 CQI 小组成员及分工

序号	姓名	职务	组内分工
1	刘小利	科主任	组长
2	罗密	护士长	秘书

序号	姓名	职务	组内分工
3	宋庆珍	副主任医师	实施
4	孙俊杰	主治医师	实施
5	晋凤珍	主治医师	实施
6	杨元沛	主治医师	实施
7	周光萍	主治医师	实施

（四）设定目标

本项目预计利用 1 个月的时间，通过全院相关科室参与讨论、人员培训，精细化人流患者术前术后管理，达到以下目标：

（1）明确造成人流术后感染的高危风险因素并加以改进，降低人流术后感染率。

（2）改善人流手术的各个操作环节，保证每个步骤落实到位。

（3）增强相关科室人员的风险意识，促进各科室的有效转诊，减少患者的不必要流动。

（4）完善术前术后的诊疗制度，进一步规范诊治过程。

（五）拟定计划

降低人流术后感染质量改进计划如图 3.12.1 所示。

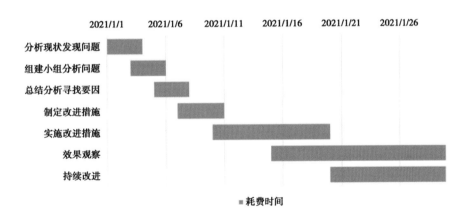

图 3.12.1　降低人流术后感染质量改进计划——甘特图

（六）分析原因

从医护人员、患者、管理、环境、设备五个方面进行原因分析，召集小组人员头脑风暴，并绘制鱼骨图（图 3.12.2），发放要因评价表（表 3.12.2）。

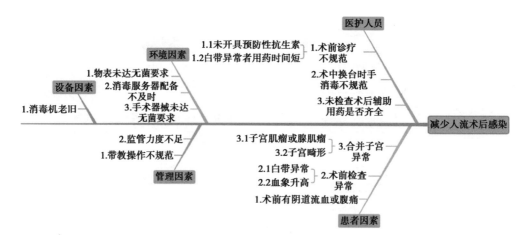

图 3.12.2　降低人流术后感染质量改进计划——鱼骨图

表 3.12.2　降低人流术后感染质量改进计划——要因评价表

原因			小组成员							得分	要因
大骨	中骨	小骨	1	2	3	4	5	6	7		
医护	术前诊疗不完善	未开具预防性抗生素	4	5	5	5	5	4	3	31	√
		白带异常者用药时间短	5	3	5	5	5	3	3	29	√
	手术消毒铺巾不规范		1	1	1	1	1	2	2	9	
	术中无菌操作不规范	换台时手消毒执行不力	3	2	2	1	2	2	2	14	√
	术后核查不力	未检查术后用药是否齐全	4	3	4	5	4	5	5	30	√
患者	合并基础疾病	子宫肌瘤、子宫腺肌瘤等	2	3	4	3	4	4	3	20	√
	术前检查异常	白带异常	1	1	1	1	1	2	1	8	
		血象升高	1	1	1	1	1	1	1	7	
	术前有腹痛或阴道流血		1	1	2	2	1	1	2	10	
环境	物表未达无菌要求		2	4	3	4	3	2	3	21	√
	消毒用品配备不及时		1	2	2	1	1	1	1	9	
	手术器械未达无菌要求		1	2	2	1	1	2	1	10	
管理	带教操作不规范		1	1	1	1	1	1	1	7	
	监管力度不足		1	1	1	1	1	1	1	7	
设备	手术间消毒机老旧		1	1	1	2	1	1	1	8	

　　统计要因表得分，总结分析后制作柏拉图，认为人流术后感染率高的主要原因集中在以下几个方面：①术前诊疗不规范，未开具术后预防性抗生素，术后缺乏促宫缩药物；②医疗人员风险意识不足，术前白带异常者用药时间短；③管理环节松散，未定期监测手术间物表无菌情况，致物表未达无菌要求；④审查病人信息不到位，对有合并症的患者未仔细评估；⑤手术操作不规范，手术人员换台时未严格遵守手消毒原则，如图 3.12.3、表 3.12.3 所示。

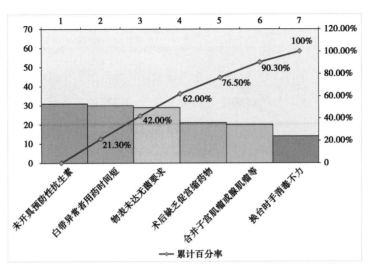

图 3.12.3　降低人流术后感染质量改进计划——柏拉图

表 3.12.3　降低人流术后感染质量改进计划——二八法则

项目	累计百分比
未开具术后抗生素	21.3%
白带异常者用药时间短	42.0%
物表未达无菌要求	62.0%
术后缺乏促宫缩药物	76.5%

（七）制定对策

（1）人员部分。定期进行人员培训，学习人流术后感染相关指南及文献，重点加强新入科人员岗位职责培训、手术人员操作规范培训，加强岗位人员对术后感染的重视程度，定期总结，分析原因。

（2）流程部分。组织有关科室（计划生育科、妇女保健科、普通妇科、生殖内分泌科），讨论门诊人流手术术前流程，反馈术前检查、预约及执行手术中的问题，加强与其他门诊科室的沟通，预留咨询电话。

（3）管理部分。统计术后感染情况，分析引起感染的原因，反馈到责任人，并督促其在责任部分做出改进；加强科室人员在术后观察室的留观宣教，避免人员懈怠。

（4）环境部分。加强人流手术操作环境的监测，设置专人对手术室进行环境物表卫生学监测，并对手术器械进行定期细菌学培养，公布培养结果，反映到责任人；制定科室物品表面消毒规范，并监督科室人员执行。

二、D 阶段

（一）人员培训

组织科室人员重新学习《临床诊疗指南与技术操作规范》人工流产部分、盆腔炎性疾病诊治规范、人工流产术后生殖道感染等相关文献，加强医护人员对人流术后感染的重视程度；对手术操作人员重新培训操作步骤，着重消毒流程、范围及顺序，避免无效消毒；定期考核学习内容，总结并分析术后感染病例的高危因素。

（二）改善流程

组织相关科室，反馈术前检查、预约及执行手术环节中的问题，讨论门诊人流手术术前检查内容，设定统一标准，避免漏开、错开术前检查。强调术后预防性抗生素的使用，加强各科室人员对于预防术后感染的认识。设置专人接诊咨询、预约、转诊登记、就诊登记等工作，查找疏漏环节，并反馈到有关科室进行改进。

（三）充分管理

统计前期及目前术后感染病例具体情况，分析引起感染的高危因素，反馈到相关责任人，并督促其在责任部分做出改进；加强术后观察室留观人员的宣教工作，检查患者有无术后预防性抗生素，普及术后预防感染的基本措施，设置术后咨询电话及微信二维码，做好最后把关人的工作。

（四）环境支持

设置专人对手术室进行环境物表卫生学监测，登记结果，定期总结；对手术器械进行定期细菌学培养，培养结果反映到责任人；制定科室物品表面消毒规范，形成消毒统一流程，张贴至手术室，组织科室人员学习，并监督科室人员执行。

三、C 阶段

（一）指标向好，患者安全

经过 1 个月的整改及完善措施，2021 年 2 月的人流术后感染率为 2%，明显低于 2021 年 1 月的 5%，且 2021 年 3 月及 4 月的术后感染率持续降低，分别为 1%、0，整改效果良好，保障了患者的术后安全，促进医患和谐。

（二）制度完善，衔接紧密

在各科室的积极讨论和不断努力下，完善了人流术前检查流程、科室间转诊程序、术后管理随访制度，包括术前检查涵盖项目、术前预防性抗生素的常规使用、术后随访时间及内容、转诊及会诊流程等。以上制度及流程的完善，实现了各科室医护人员良好有效的沟通，改善了患者的就诊体验，保障了术前检查、预约手术、术后随访等环节的紧密衔接。

（三）科学质控，全程监管

统计术后感染情况，形成科室专项登记簿，定期总结并分析感染病例详细情况，进行全科学习；制定手术室物表消毒及手术器械消毒流程，定期进行环境卫生学监测，监测内容包括手术器械、卫生洗手、外科洗手、手术区物表，记录监测结果并开展科室专项质控，发现消毒不完善问题3次，洗手不规范2人次，监测过程中融入PDCA循环理念，形成了定期举办管理质控案例分析的机制，将质控管理工具应用引入科室日常管理中。

四、A阶段

经过3个月的持续改进，科室人员无菌意识增强，开展无菌操作、消毒流程培训共计6次，形成手术室消毒规范1项，术后感染率指标持续向好。各科室沟通和交流增加，转诊程序更加流畅，患者满意度较前明显提高，促进了医患关系的和谐发展。改进过程中我们发现有特定合并疾病的患者术后感染率较普通患者高，如合并子宫肌瘤、子宫腺肌瘤，我们也会将这一问题列入下一个PDCA循环中，尽量降低这类病人术后感染风险。

3.13 降低围术期双胎肺水肿的发生率

一、P阶段

（一）选题背景

双胎妊娠属于高危妊娠。随着国家三孩生育政策的开放，辅助生殖技术的发展，多胎妊娠发生率有很大提升（1.1%~1.2%）。双胎妊娠的孕妇及其丈夫可能会面临精神压力加大、经济负担加重等诸多问题，有可能发生抑郁症或焦虑障碍等，需要心理、社会支持。多胎妊娠几乎涵盖产科（母胎医学）所有最困难和棘手的问题，以及最严重的母儿并发症，其发生子痫前期、产后出血、围术期肺水肿和孕产妇死亡的概率增加2倍以上，尤其是双胎肺水肿病死率高。因此，双胎（多胎）妊娠称为"产科之王"。为贯彻落实《中华人民共和国母婴保健法》等相关法律法规，提升我国母婴保健人员业务技术水平，保障母婴安全，降低孕产妇死亡率，寻求统一的双胎围术期孕产妇肺水肿管理的标准已迫在眉睫，利用PDCA循环来提高双胎围术期肺水肿高危孕产妇管理水平具有重要意义。

（二）现状调查与分析

2021年一季度重庆市妇幼保健院发生2例双胎肺水肿及1例双胎心衰病例，分别占我院收治双胎比例的1.1%及0.5%。通过复习病例，发现均是容量超负荷的问题，3例均转入

ICU，最终母儿安全，预后良好。为总结经验教训，我科从学习双胎围术期肺水肿发生机制到制定 PDCA 循环实施项目，期望提高医疗质量管理，避免类似事件再次发生。

（三）成立 CQI 小组

成立 CQI 小组，成员及分工如表 3.13.1 所示。

表 3.13.1　CQI 小组成员表

成员	职务	分工	科室
A	组长、督导	头脑风暴、科内讨论、甘特图、柱状图、评价法	产二科
B	副组长、督导	头脑风暴、科内讨论、甘特图、柱状图、评价法	产二科
C	组员	文献查阅、回顾分析、科内讨论	产二科
D	组员	科内讨论、甘特图、文献查阅、回顾分析	产二科
E	组员	头脑风暴、科内讨论	产二科
F	组员	文献查阅、回顾分析	产二科

（四）专题讨论／头脑风暴

（1）积极开展医护联合研讨会，科室质控小组集中讨论。

（2）典型案例分析。科室组织医护人员，针对典型案例，分别从原因、诊疗过程、环节管理等方面进行讨论，提出整改措施及改良方案。

（3）专题讨论。定期组织开展肺水肿专题讨论，结合现阶段肺水肿发生频率及最优化诊治方案，积极研讨，逐步进行规范诊疗。

（五）系统分析

从"人、法、物、环、机"五个方面进行原因分析（图 3.13.1），头脑风暴，并绘制鱼骨图（图 3.13.2），认为主要问题集中在以下几个方面：①医护人员医嘱不精确，治疗措施缺乏个性化，病情评估观察不到位，家属及孕妇依从性差，知识缺乏，不够重视；②交接班制度落实不到位，精细化液体管理不到位，围术期容量管理流程不到位；③容器

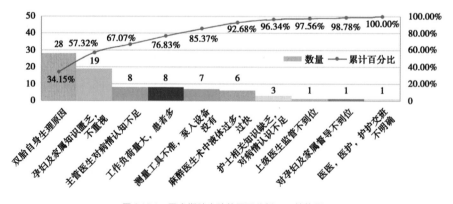

图 3.13.1　围术期肺水肿的原因分析——柏拉图

刻度标识不清；④存在地域差异；⑤生命体征监测流程不到位，泵入液体管理不到位。

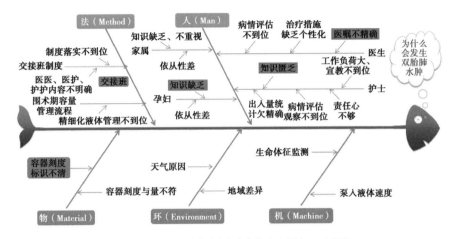

图 3.13.2　围术期肺水肿发生率高的原因分析——鱼骨图

（六）设定目标

本项目预计利用半年时间，通过全科室参与精细化围术期肺水肿的管理，不断改善肺水肿的发生率，达到以下目标：肺水肿发生率由改善前的 1.1% 降至 0。

（七）拟定计划

拟定降低围术期肺水肿发生率计划，如图 3.13.3 所示。

What		When（2021.3–2021.9）							Who	How	Where
周次 步骤	月份	3	4	5	6	7	8	9	负责人员	采用工具法	地点
		1 2 3 4	1 2 3 4	1 2 3 4	1 2 3 4	1 2 3 4	1 2 3 4	1 2 3 4			
P	主题选定								王岚、陈娅	头脑风暴	产二科
	计划拟定								王岚、陈娅、梅玲蔚	科内讨论、甘特图	
	现状分析				项目对策实施过程超期：容量管理流程图的制定				归倩、梅玲蔚、周术卫	文献查阅、回顾分析	
	目标选定								王岚、陈娅	科内讨论、柱状图	
	解析								王岚、向雪	头脑风暴	
	对策拟定								王岚、陈娅	科内讨论、评价法	
D	对策实施								王岚、陈娅、归倩	科内讨论	产二科
C	效果确认								归倩、向雪	科内讨论	产二科
A	标准化								王岚、陈娅	科内讨论	产二科
	检讨与改进								归倩、向雪	科内讨论	

图 3.13.3　降低围术期肺水肿发生率计划——甘特图

（八）制定对策

（1）制定容量管理流程。

（2）落实容量管理措施。

（3）提高医护对双胎容量评估及观察能力。

（4）提高医护对双胎肺水肿评估及观察能力。

（5）精确计量工具。

（6）加强对孕妇及家属有效宣教。

（7）细化交接班制度。

二、D阶段

（一）针对双胎自身原因

1. 制定容量管理流程

（1）判断容量状态。

（2）确定容量管理目标（容量高风险预警）。

（3）选择合适的治疗措施。

（4）个体化容量管理。

2. 落实容量管理措施

遵循早发现、早预防、早治疗原则，体现个体化治疗方案：

（1）所有待产病人每日监测脉搏、血压、指氧饱和度 q4h（必要时可 q6h、q8h 或持续心电监测）；待产病人监测 24 h 出入量、体重，必要时腿围监测。

（2）术后 1 天内吸氧、宫底压沙袋 2 个，术后 72 h 内监测心电、血压、指氧饱和度（$SPO_2 \geqslant 95\%$），体重，必要时测腿围。

（3）以目标为导向的液体治疗（GDFT），超声监测下腔静脉（IVC）呼吸变异、上腔静脉（SVC）呼吸变异、颈内静脉（IJV）和锁骨下静脉呼吸变异、主动脉瓣下速度时间积分（VTI）变异等。

（4）生理盐水 50 mL+ 缩宫素 20 U 泵入——4 U/h（10 mL/h）或 2 U/h（5 mL/h）；液体滴速 40 d/min。

（5）术后 1 天查动脉血气分析、白蛋白；术后 24 h 开始抗凝；抗生素预防感染性心内膜炎。

（二）针对医护理论知识不足、重视不够做出的改善

1. 提高医护对双胎容量评估及观察能力

通过文献学习，加强医护人员线上线下培训，以提高医护对双胎容量的评估和观察能力。

2. 提高医护对双胎肺水肿评估及观察能力

措施包括科内培训，院内培训，规范容量管理流程，细化监测指征，规范完善容量高

风险预警标识，规范医嘱模板，制定统一的医嘱模板使医嘱下达规范、细致。

（三）针对测量工具不精确、评估不准确做出的改善

主要从精确计量工具和提高液体精细化管理水平出发，如量杯、量秤精确食物计量，普及常见食物含水量知识。

（四）针对入院患者及家属宣教不到位做出的改善

闭环交流，进行有效沟通（如微信群交流）。

（五）针对医护交班不全面做出的改善

（1）细化医医，护护，医护交接班制度。

（2）点对点，床旁交接要点：①核查身份信息；②评估高危因素；③查看精神状态、面色、口唇颜色、呼吸情况，判断是否需抬高床头；④要生命体征监测；⑤要限制入量，量出为入，目标血压。

三、C 阶段

经过改善，2021 年第二、第三季度无双胎肺水肿发生。

（一）检查规范，评估精准

入院后，检查流程完善，容量状态评估精准，主要体现在以下几个方面：

（1）根据症状、体征初步判断容量状态（水肿是最直观地评估容量负荷的体征；体质量、尿量、液体净平衡能客观反映容量负荷的动态变化）。

（2）根据检查和检验辅助判断容量状态（胸片、血液浓缩指标、肾功能、心脏 B 超等）。

（3）如病情需要行有创监测评估（中心静脉压、漂浮导管、持续心输出量监测）。

（4）高度警惕 3 天内体重增长大于 2 kg 的病人。

（二）管理到位，记录完善

（1）医嘱检查。医嘱下达全面具体，如对液体输入速度控制、液体入量控制、腹部是否加压沙袋等问题，做到规范具体。

（2）病程记录。详细描述病因病理及诊疗经过。

（3）交班记录。严格按照交接班制度，做到细致无误。

（三）护理标准，清晰规范

（1）严格控制液体入量及滴速。

（2）严格做好患者出入量记录，谨慎细致填写记录单。

（四）特例研讨，医护联合

（1）特殊病例讨论。组织相关人员，主要从病史、诊疗过程、病理等方面进行讨论，并做好讨论记录。

（2）医护联合查房。通过医护联合查房来提高医生和护士的业务素质，增强医护人员的责任心，提高患者的满意度，进一步激发医护人员的学习热情。

四、A 阶段

通过 6 个月的持续改进，极大降低了围术期双胎肺水肿的发生率，日常管理得到规范和完善，医护联动效果显著，宣教工作推动顺利，取得了显著成效。

（一）成果标准化

1. 固化内容

（1）将双胎肺水肿管理纳入培训机制，培训内容包括妊娠期肺水肿发生机制、病理生理；优化双胎妊娠管理（新入科人员进行双胎妊娠临床处理流程培训）；血气分析监测与解读培训。

（2）床旁交接班流程及内容固化，固化内容包括患者精神状态、体重变化和生命体征；医医，护护，医护交接班。

2. 标准化评估及处理流程

（1）孕期及入院对孕妇及家属进行宣教。

（2）高危因素识别（容量高风险预警）。

（3）容量状态评估及容量管理流程（图 3.13.4、图 3.13.5）。

3. 规范医护文书

（1）规范了医嘱模板。

（2）规范了护士出入量记录表格。

（3）规范了交接班记录。

（二）无形成果

经过 PDCA 循环，在降低围术期肺水肿发生率的同时，科室医护人员的容量评估能力、病情识别能力、沟通协调能力和团队精神都有了显著提高。此外，患者的依从性也有了一定程度的提高。

（三）下一步计划

尽管双胎肺水肿管理较前明显进步，但仍存在双胎自身生理原因，孕妇及家属知识匮

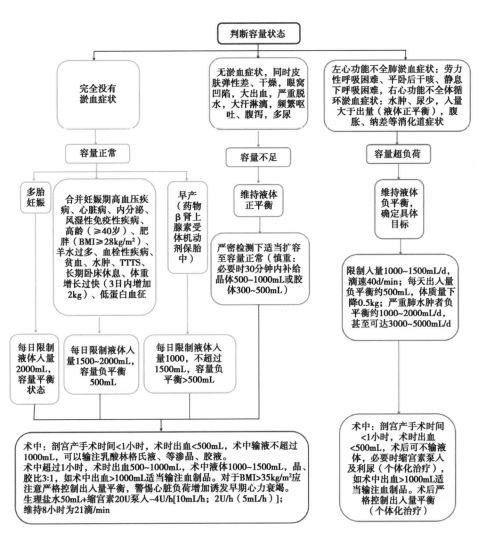

图 3.13.4　双胎个性化容量管理流程

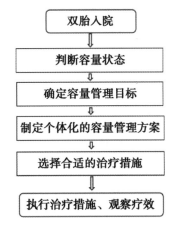

图 3.13.5　双胎容量管理工作流程

乏、不重视、依从性差，主管医生对病情认知不足、医嘱下达不精确等问题，将列入下一个 PDCA 循环当中。

3.14 门诊运用静脉输液醒目标识保障输液患者安全

一、P 阶段

（一）选题背景

《基础护理学》第 6 版提出，输液速度过快，短时间内输入过多液体，使循环血容量急剧增加，心脏负荷过重可引起循环负荷过重反应，通常情况下儿童输液滴速范围为 20~40 gtt/min。对于患有肺炎或先心病的新生儿或婴儿，静脉输液滴速要求更高，护士严格控制静脉输液滴速显得尤为重要。重庆市妇幼保健院儿科门诊输液病人多、流动性大，且大多数儿科输液患者因其无法准确阐述不适及需求，患儿家长缺乏风险识别评估能力，所以护士对重点输液患者管理难度大，存在医疗安全隐患。目前国内尚无统一、规范的门诊输液管理模式，因此，运用 PDCA 质量改进方法，探索出创新、简单、有效的输液管理模式，保障需严格控制滴速的特殊输液患者安全，从而提高护理质量与护士工作效率，具有重要的实践意义。

（二）现状调查

1. 发现问题

王某之女，2 个月，诊断肺炎，在门诊输液大厅输液，经高级职称医生评估该患儿病情，该患儿输液滴速需严格控制，输液滴速宜控制在 15~20 gtt/min。因门诊输液大厅患儿多，流动性大，在使用输液泵控制输液速度时存在安全隐患。按照常规要求控制静脉输液滴速（据调查实际输液滴速为 30~40 gtt/min），而巡回护士未及时、准确识别特殊滴速输液患者，导致输液后患儿肺部湿啰音明显增多，引起了科室的警醒以及重视。

2. 把握现状

科室护理质量控制组使用"控制特殊输液滴速准确率现状调查查检表"（表 3.14.1）进行实地调查门诊输液患者 158 例（有明确滴速要求的医嘱），护士准确控制输液滴速者仅有 45 例，护士控制输液滴速准确率为 28.48%，表明传统的输液管理方法对有特殊滴速要求的患者管理效果不佳，护士控制滴速准确率低，该问题亟须解决。

表 3.14.1　儿科门诊控制特殊输液滴速准确率现状调查查检表

日期	姓名	患者年龄	诊断	穿刺工具	穿刺护士是否准确控制滴速	巡回护士是否准确控制滴速	患儿配合程度	家属是否自行调节	输液速度
1日	李某星	3月	肺炎	钢针	否	否	安静	否	较快
1日	王某超	1月	肺炎	钢针	是	否	安静	否	较快
1日	王某	1月	肺炎	留置针	否	否	安静	否	较快
1日	陈某琳	2月	肺炎	留置针	是	否	安静	否	较快
......										

填表说明：
1. 穿刺工具：钢针或留置针；
2. 患儿配合程度：安静配合，烦躁不配合；
3. 输液速度：正常、较慢或过快。

（三）分析问题

科室成立 CQI 小组，由科室护理质量管理组组长担任 CQI 组长，各护理管理组长及护理骨干为成员，针对护士控制特殊静脉输液滴速准确率低的问题从"人、料、环、法"四个维度进行原因分析，用鱼骨图展示（图 3.14.1），再使用打分法完成柏拉图制作（图 3.14.2），完成要因分析。发现针对特殊输液患者管理效果欠佳的首要原因是无醒目标识，主要原因有巡回护士主动巡视力度不够、家属配合度欠佳。

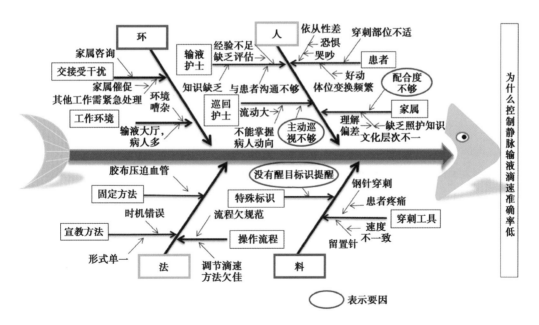

图 3.14.1　护士控制特殊静脉输液滴速准确率低的原因分析——鱼骨图

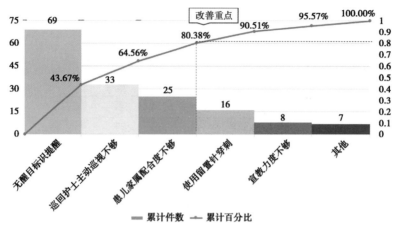

图 3.14.2　护士控制特殊静脉输液滴速准确率低的主要原因分析——柏拉图

（四）设定目标

（1）提高护士控制特殊静脉输液滴速准确率，目标值为 81.12%。

（2）优化输液工作流程及重点输液患者管理模式，降低输液流程耗时及提高患者满意度，降低输液问题的发生。

（3）参加市级或国家级比赛，大力推广小创造，并发表论文。

（五）制定对策

（1）设计并制作醒目标识，能够引起巡回护士的重视，重点监管特殊患者。

（2）明确岗位职责及质量督导力度，增加巡回护士的巡视力度。

（3）增加宣教力度，取得患儿家属更好的配合。

二、D 阶段

（一）采用头脑风暴，创造醒目标识

（1）立即召开 CQI 小组会议，设计醒目标识牌（图 3.14.3），从颜色、尺寸、内容、材质等方面考虑，创新点为简单有效、成本低廉、绿色环保。

（2）科室与医院党办（负责医院标识管理部门）积极沟通协调，制作醒目标识牌。

（3）规范醒目标识的使用流程与方法，并在全科推行。

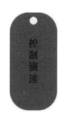

图 3.14.3　输液醒目标识

（二）优化工作流程，明确岗位职责

（1）优化重点输液患者（包括控制特殊静脉输液滴速）的交接，输液护士护送至床旁，床旁交接给巡回护士，避免遗漏。

（2）修订岗位职责内容，明确控制滴速工作责任人，巡回护士看到醒目标识即刻作出反应并重点管理该类患者，增加巡视次数。

（三）强调质量监管，突出宣教重点

（1）新增护理质量检查侧重点，进一步督导巡回护士加大管理特殊输液滴速患者，严格控制滴速。

（2）突出宣教内容重点、增加宣教次数，强调良好配合的重要性，提高患儿家属依从性，避免患儿家属随意调节滴速。

三、C 阶段

（1）选取 2019 年 1 月—4 月我科收治的需要静脉输液婴幼儿患者 220 例，根据输液管理方法不同进行分组，研究组为输液大厅使用醒目标识输液管理 115 例，对照组为单人间使用输液泵方式进行输液 105 例。通过护士工作效率（表 3.14.2）、患儿家属满意度（表 3.14.3）及静脉输液中存在的问题（表 3.14.4）进行对比分析。结果显示，在门诊静脉输液管理中，使用醒目标识效果较好，临床上应当进一步推广应用。

表 3.14.2　输液流程管理模式前后护理工作效率对比（Mean ± SD）

组别	例数	输液量（d）	输液流程耗时（min）
对照组	105	23.1 ± 2.1	15.67 ± 5.71
研究组	115	25.2 ± 4.2	7.33 ± 2.52
T	—	10.038	11.246
P	—	< 0.05	< 0.05

表 3.14.3　输液流程管理模式前后患儿家属总体满意度对比

组别	例数	满意	较满意	不满意	护理满意度
对照组	105	83（79.0）	16（15.2）	6（5.7）	94.2%
研究组	115	90（78.3）	24（20.9）	1（0.9）	99.2%
χ2					5.865
P					< 0.05

表 3.14.4 静脉输液中出现问题对比

问题	对照组（%）	研究组（%）
质量控制督导不够	12（11.4）	11（9.6）
输液流程不畅	17（16.2）	15（13.0）
便民措施不到位	6（5.7）	22（19.1）
护理人力不足服务不到位	25（23.8）	26（22.6）
护士心理素质较差	12（11.4）	11（9.6）
服务意识淡薄	9（8.6）	7（6.1）
穿刺技术不精	14（13.3）	10（8.7）
责任心不强	3（2.9）	2（1.7）
病人素质不高	2（1.9）	1（0.9）
对护理服务期望太高	5（4.8）	10（8.7）
T	12.164	13.921
P	＜ 0.05	＜ 0.05

（2）改进前后控制特殊静脉输液滴速准确率统计。改进后护士控制特殊静脉输液滴速准确率为 91.15%，较改进前（28.48%）提高了 62.27%，改进效果佳。

四、A 阶段

（1）收集相关数据资料，发表相关论文 1 篇。

（2）《门诊运用静脉输液醒目标识》项目参加首届重庆市卫生健康系统"五小"创新晒并荣获优秀奖，成果在全市进行推广；2021 年由重庆市卫健委推荐参加第八届"创青春"中国青年创新创业大赛。

（3）科室质量控制内容新增"控制特殊静脉输液滴速准确率"及"运用醒目标识"相关质量管理内容，作为静脉治疗质量管理的过程与结果监测指标。针对存在的问题，提出有效整改措施并持续改进。

（4）制定醒目标识使用工作流程，修订静脉输液工作流程，使其标准化及同质化。

综上，门诊静脉输液管理中使用醒目标识，不仅提高了护理工作质量、降低医疗安全隐患，更提高了患儿家属满意度，得到多方面的认可。但发现两个问题：一是醒目标识内容单一（目前仅制定控制滴速标识牌），需重点监管其他方面的患儿时，护士尚无法及时准确识别并掌握动态；二是醒目标识与输液器的连接勾为自制连接线，使用不方便、不美观，需持续改进，拟进入下一阶段 PDCA 循环。

3.15 全过程管理提高临床用血质量，保障临床用血安全

一、P阶段

（一）项目背景

2012年原卫生部颁发《医疗机构临床用血管理办法》，办法中明确规定医疗机构应加强临床用血管理，将其作为医疗质量管理的重要内容，完善组织建设，建立健全岗位责任制，制定并落实相关规章制度和技术操作规程。此外，《临床输血技术规范》和《三级妇幼保健院评审实施细则》也对输血前检测率、输血治疗知情同意书签署率、输血申请单审核率、用血申请单格式规范、输血病程记录等提出了明确要求。为保障临床用血的安全、合理、有效，临床用血质量管理应贯穿输血申请、血液储存、临床输血、不良反应上报等全过程。因此，探索利用PDCA提高临床用血全过程质量，保障临床用血安全，具有重要意义。

（二）现状调查

临床用血管理委员会对重庆市妇幼保健院2018年1月输血病历进行检查，发现输血前检测不完善、输血治疗知情同意书未签署、用血审批不合格、《临床输血申请单》填写不完整、输血病程记录不完整等突出问题，且各项质量指标与《三级妇幼保健院评审实施细则》要求存在较大差距，说明临床用血缺少全过程质量管理，存在较大的用血安全隐患。

此外，临床用血管理委员会对我院医务人员临床用血相关法律法规和管理制度等知识情况进行抽查考核，平均分仅为71.87分，说明全院医务人员未充分掌握临床用血相关知识。

（三）成立CQI小组

临床用血管理委员会成立CQI小组，成员及分工如表3.15.1所示。

表3.15.1 CQI小组成员及分工

成员	职务	分工	科室
A	组长、督导	主题选定、效果确认、全程把握	医务科
B	副组长、督导	主题选定、效果确认、全程把握	质量管理科
C	副组长、督导	主题选定、效果确认、全程把握	护理部
D	管理员、秘书	现状调查、因素分析、对策拟定、对策实施	输血科（原检验科血库）
E	管理员	对策拟定、对策实施	信息科
F	管理员	对策拟定、对策实施	产科
G	管理员	对策拟定、对策实施	普通妇科
H	管理员	对策拟定、对策实施	妇科盆底与肿瘤科

续表

成员	职务	分工	科室
I	管理员	对策拟定、对策实施	妇科内分泌科
J	管理员	对策拟定、对策实施	新生儿科
K	管理员	对策拟定、对策实施	麻醉科
L	管理员	对策拟定、对策实施	ICU
M	管理员	对策拟定、对策实施	围产儿外科

（四）设定目标

本项目预计利用四年时间，通过全院多部门参与全流程管理以提高临床用血质量，达到以下目标：

（1）打破事后追溯的临床用血管理老旧模式，形成涵盖"输血前—输血中—输血后"的科学、高效、推广性强的全流程临床用血管理新模式。

（2）预计投入30万元，建设实用性强、运行效率高、功能齐全的全过程临床用血管理信息系统。

（3）2021年底，将输血前检测率、输血知情同意书签署率、输血申请单审核率、《临床输血申请单》合格率、输血病程记录完整率提升至100%。

（4）将医务人员法律法规和管理制度相关知识知晓率提升至100%。

（五）拟定计划

临床用血管理委员会拟定活动计划，如图3.15.1所示。

	活动计划	2018 年	2019 年	2020 年	2021 年
P	发现问题	——			
	现状调查	——			
	建立团队	——			
	设定目标	——			
	拟定计划	——			
	分析原因	——			
	拟定对策	——			
D	对策实施	——	——	——	——
C	效果确认			——	——
A	持续改进				——

图 3.15.1　临床用血全过程质量管理模式活动计划——甘特图

（六）分析原因

临床用血管理委员会通过头脑风暴，从人员、管理、设备、材料四个方面对临床用血全过程质量管理缺乏的原因进行分析（图 3.15.2），并绘制鱼骨图（图 3.15.3），认为问题主要集中在以下几个方面：①医务人员临床用血安全意识不够强，对《临床用血管理制度》内容掌握不够深入；②临床用血管理委员会对临床用血的监管力度不足，管理方式主要为事后追责，存在管理滞后现象；③目前还没有针对用血全过程管理的信息系统；④临床用血管理体系建设不完善，管理存在漏洞。

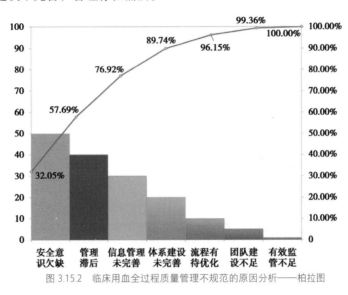

图 3.15.2　临床用血全过程质量管理不规范的原因分析——柏拉图

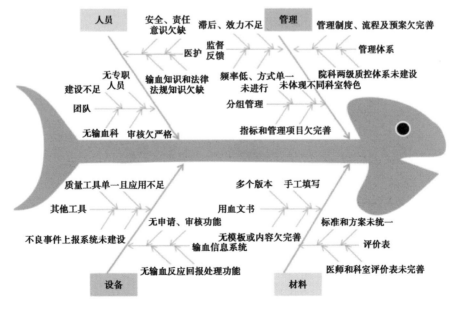

图 3.15.3　临床用血全过程质量管理不规范的原因分析——鱼骨图

（七）制定对策

1. 整改措施

临床用血管理委员会制定整改措施，如表 3.15.2 所示。

（1）结合医院实际，重新修订临床用血管理制度，制定临床用血相关流程及预案，内容涵盖临床用血全过程。完善《临床输血申请单》《输血治疗知情同意书》和输血治疗病程记录等医疗文书，保障格式规范、内容齐全。

（2）建设院科两级质量管理体系，定期公示临床用血情况和质量指标，组织开展临床用血管理委员会、临床用血质量安全会议、临床用血质量检查和合理用血评价，及时反馈存在的问题，制定整改清单，保证整改落实。

（3）设置院科两级临床用血管理员，定期调整临床用血管理委员会成员和临床用血质量专管员，切实履行相应职责。独立设置输血科，进一步落实临床用血监管工作。

（4）加强临床用血相关法律法规和临床用血管理制度的培训考核，增强医务人员临床用血安全意识。

（5）建立输血信息管理系统，保证临床用血全过程的记录和管理。

表 3.15.2　临床用血质量全过程管理——"5W1H"

What	Why	How	Who	Where	When
全过程管理提高临床用血质量，保障临床用血安全	人员	加强培训考核，增强安全意识	D	输血科	见甘特图
		定期调整临床用血管理委员会成员	A	医务科	见甘特图
		定期调整临床用血质量与安全控制小组成员	A	医务科	见甘特图
		设置输血科	D	输血科	见甘特图
	管理	修订临床用血管理制度、院科两级质量管理体系	A、B、D	医务科／质量管理科／输血科	见甘特图
		组织临床用血管理委员会、临床用血质量与安全控制会	A	医务科	见甘特图
		组织临床用血质量检查	B	质量管理科	见甘特图
		组织合理用血评价	A、D	医务科／输血科	见甘特图
		每月对临床用血质量指标进行统计分析，并在全院进行公示	D	输血科	见甘特图
	设备	启用新的输血信息管理系统	D	输血科	见甘特图
		启用新的输血不良事件上报系统	B	质量管理科	见甘特图
		使用多种质量管理工具	D	输血科	见甘特图
	材料	修订完善《输血治疗知情同意书》	D	输血科	见甘特图
		修订完善《临床输血申请单》	D	输血科	见甘特图
		制定输血治疗病程记录模板	A	医务科	见甘特图
		制定合理用血评价标准、方案及表格	A、D	医务科／输血科	见甘特图

2. 责任部门/科室

医务科为主要牵头行政职能科室，质量管理科、护理部、输血科为主要配合科室，以将临床用血形成从"输血前—输血中—输血后"的全过程管理模式为原则，修订院级管理相关工作制度，明确临床处理规范和流程，完善《临床输血申请单》《输血治疗知情同意书》和输血治疗病程记录等医疗文书，组织临床用血管理委员会、临床用血质量安全会议、合理用血评价和临床用血质量检查等。

质量管理科牵头制定院科两级临床用血质量控制体系和考核标准，并组织实施。

信息科牵头组织建设输血信息管理系统，实现血液预警管理、自动化输血前评估、《临床输血申请单》和《输血治疗知情同意书》自动规范生成、输血标本和血液制品全流程管理等功能。

在医务科指导下，产科、普通妇科、妇科盆底与肿瘤科、妇科内分泌科、新生儿科、麻醉科、ICU、围产儿外科等各临床用血科室明确专人管理临床用血，并指派副高及以上资质医师参与合理用血评价。

二、D 阶段

（一）完善制度、规范流程

医务科、质量管理科、输血科等科室组织多次讨论，修订了临床用血管理相关工作制度（图 3.15.4、图 3.15.5）、梳理了临床用血相关流程及预案（图 3.15.6、图 3.15.7）、统一了用血相关文书模板（图 3.15.8、图 3.15.9、图 3.15.10）等。并定期根据医院实际情况进行修订改版，以不断满足临床用血管理需求。

（二）建设院科两级专项质控体系

构建了院科两级临床用血质量管理方案，内容涵盖临床用血管理质量指标，合理用血评价的实施标准、方案，临床用血质量检查内容等。并定期根据医院实际情况进行修订改版，以不断满足临床用血管理需求。由质量管理科、医务科、护理部、感染控制科、输血科等科室每半年组织开展临床用血管理委员会，每季度组织开展临床用血质量与安全控制会议、合理用血评价和临床用血质量现场检查。由输血科每月对临床用血质量指标进行统计并在全院进行公示。将质控过程中检查到的问题及时向临床用血管理员进行反馈，并要求其提出整改措施。参加 PDCA 案例分析比赛，促进质量管理工具在解决临床和管理实际问题中的应用。

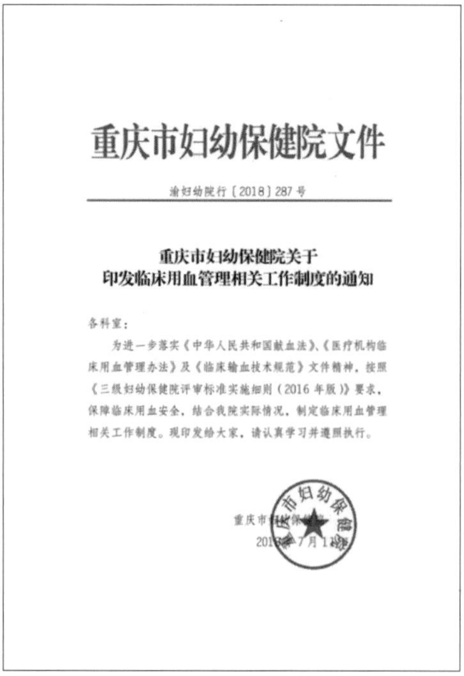

重庆市妇幼保健院文件

渝妇幼院行〔2018〕287号

重庆市妇幼保健院关于
印发临床用血管理相关工作制度的通知

各科室：

为进一步落实《中华人民共和国献血法》、《医疗机构临床用血管理办法》及《临床输血技术规范》文件精神，按照《三级妇幼保健院评审标准实施细则（2016年版）》要求，保障临床用血安全，结合我院实际情况，制定临床用血管理相关工作制度。现印发给大家，请认真学习并遵照执行。

重庆市妇幼保健院

2018年7月1[illegible]日

图 3.15.4　临床用血管理相关工作制度（2018 年）

重庆市妇幼保健院文件

渝妇幼院行〔2021〕289号

重庆市妇幼保健院
关于修订临床用血管理相关工作制度
的通知

各科室：

为进一步落实《中华人民共和国献血法》《医疗机构临床用血管理办法》《临床输血技术规范》等法律法规精神，切实保障临床用血安全，按照《三级妇幼保健院评审标准实施细则（2016年版）》《三级医院评审标准（2020年版）》要求，结合医院实际，特修订本制度，请认真学习并遵照执行。

附件：1. 重庆市妇幼保健院临床用血管理委员工作制度

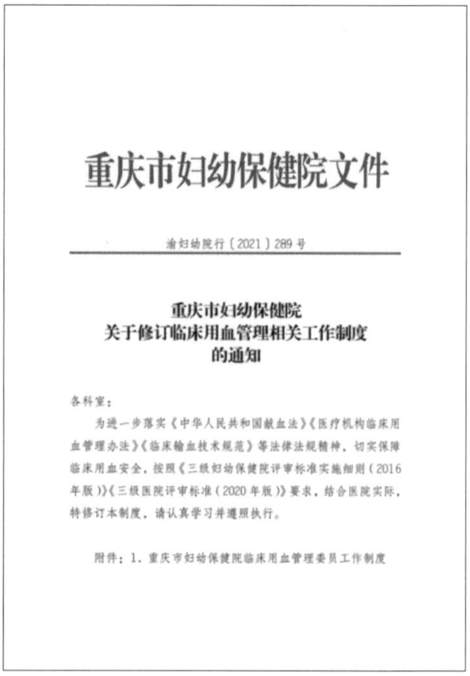

图 3.15.5　临床用血管理相关工作制度（2021 年）

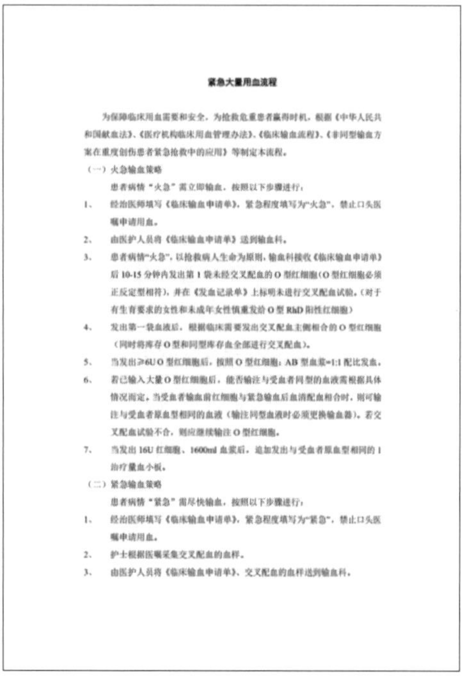

紧急大量用血流程

为保障临床用血需要和安全，为抢救危重患者赢得时机，根据《中华人民共和国献血法》、《医疗机构临床用血管理办法》、《临床输血流程》、《非同型输血方案在重度创伤患者紧急抢救中的应用》等制定本流程。

（一）火急输血策略

患者病情“火急”需立即输血，按照以下步骤进行：

1、 经治医师填写《临床输血申请单》，紧急程度填写为“火急”，禁止口头医嘱申请用血。

2、 由医护人员将《临床输血申请单》送到输血科。

3、 患者病情“火急”，以抢救病人生命为原则，输血科接收《临床输血申请单》后10-15分钟内发出第1袋未经交叉配血的O型红细胞（O型红细胞必须正反定型相符），并在《发血记录单》上标明未进行交叉配血试验。（对于有生育要求的女性和未成年女性慎重发给O型RhD阳性红细胞）

4、 发出第一袋血液后，根据临床需要发出交叉配血主侧相合的O型红细胞（同时将库存O型和同型库存血全部进行交叉配血）。

5、 当发出≥6U O型红细胞后，按照O型红细胞：AB型血浆=1:1配比发血。

6、 若已输入大量O型红细胞后，能否输注与受血者同型的血液需根据具体情况而定。当受血者输血前红细胞与紧急输血后血清配血相合时，则可输注与受血者原血型相同的血液（输注同型血液时必须更换输血器）。若交叉配血试验不合，则应继续输注O型红细胞。

7、 当发出16U红细胞、1600ml血浆后，追加发出与受血者原血型相同的1治疗量血小板。

（二）紧急输血策略

患者病情“紧急”需尽快输血，按照以下步骤进行：

1、 经治医师填写《临床输血申请单》，紧急程度填写为“紧急”，禁止口头医嘱申请用血。

2、 护士根据医嘱采集交叉配血的血样。

3、 由医护人员将《临床输血申请单》、交叉配血的血样送到输血科。

图 3.15.6　紧急大量用血流程

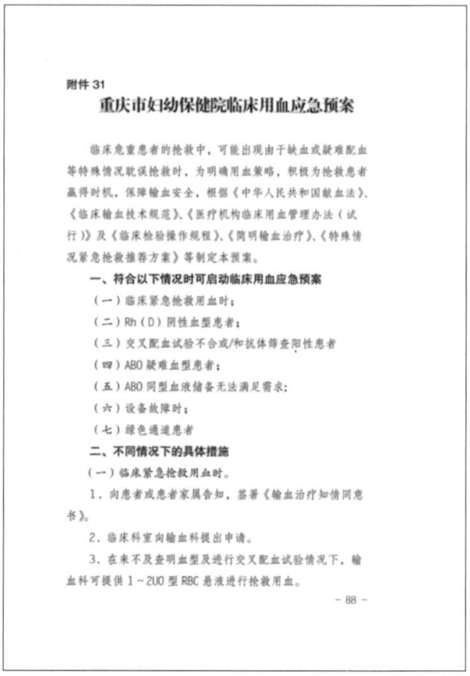

附件 31

重庆市妇幼保健院临床用血应急预案

临床危重患者的抢救中，可能出现由于缺血或疑难配血等特殊情况耽误抢救时，为明确用血策略，积极为抢救患者赢得时机，保障输血安全，根据《中华人民共和国献血法》、《临床输血技术规范》、《医疗机构临床用血管理办法（试行）》及《临床检验操作规程》、《简明输血治疗》、《特殊情况紧急抢救推荐方案》等制定本预案。

一、符合以下情况时可启动临床用血应急预案

（一）临床紧急抢救用血时；

（二）Rh（D）阴性血型患者；

（三）交叉配血试验不合或/和抗体筛查阳性患者

（四）ABO疑难血型患者；

（五）ABO同型血液储备无法满足需求；

（六）设备故障时；

（七）绿色通道患者

二、不同情况下的具体措施

（一）临床紧急抢救用血时。

1. 向患者或患者家属告知，签署《输血治疗知情同意书》。

2. 临床科室向输血科提出申请。

3. 在来不及查明血型及进行交叉配血试验情况下，输血科可提供1～2UO型RBC悬液进行抢救用血。

－ 88 －

图 3.15.7　临床用血应急预案

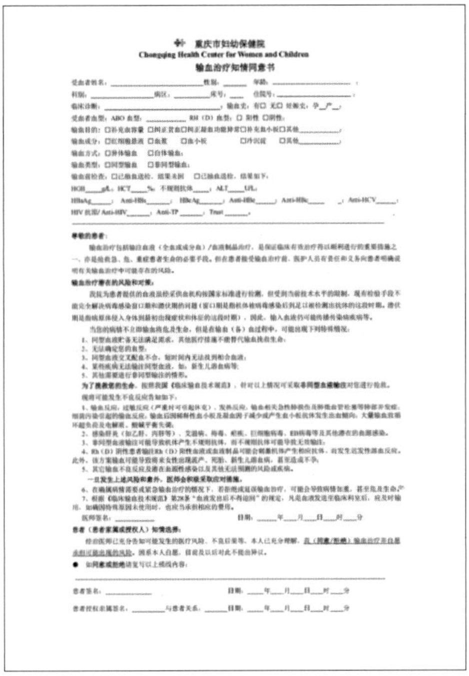

重庆市妇幼保健院
Chongqing Health Center for Women and Children
输血治疗知情同意书

图 3.15.8　输血治疗知情同意书

输血治疗病程记录模板（2021 年版）

输血前评估：

输血原因:患者今日复查血常规血红蛋白：72g/l，系多发子宫肌瘤挖出术后有继续出血风险。

临床表现:面色苍白，无明显头晕、心慌、乏力。

体格检查:贫血貌，面色苍白，神志清楚，精神可。

输血指征:血红蛋白：72g/l，红细胞比积：23%，血小板：256 *10^9/L，患者行经腹子宫肌瘤挖除术，有继续出血风险，达到输血指征。

妊娠史:G0P0，无性生活。

有无输血史:无

有无过敏史:无

输血前检查是否已完成:已完成

输血知情同意书是否已签署:已签署输血知情同意书。

拟输入血液的血型、种类及量：O 型 RH（D）阳性悬浮红细胞 2U

输血记录：

输血原因:患者复查血常规血红蛋白：72g/l，系多发子宫肌瘤挖出术后有继续出血风险。

输血方式:异体输血

输血开始时间:2019-04-19 15:40　　输血结束时间:2019-04-19 17:59

所输入血液的血型、种类及量：悬浮红细胞 O 型 RH（D)阳性 2U

输血前用药:地塞米松 10mg 肌注，盐酸异丙嗪 25mg 肌注

输血过程记录:患者生命征平稳，无心慌、乏力、皮疹、寒战、高热、血尿等不适，基本情况可。

输血过程中不良反应:无/有（描述不良反应临床表现、处置过程及救治效果）。

输血不良反应报告单是否已填写:-。

输血后评估：

输入血液的血型、种类及量：O 型 RH（D）阳性悬浮红细胞 2U

输血后临床症状:神志清楚，精神可，无发热、头晕、心慌、气促等不适。

输血后体格检查:T 37.2℃，P 78 次/分，R 19 次/分，BP 120/76mmHg

输血后辅助检查:血红蛋白：72g/l，红细胞比积：23%，血小板：256 *10^9/L，凝血功能……。

输血效果:有效。

图 3.15.9　输血治疗病程记录

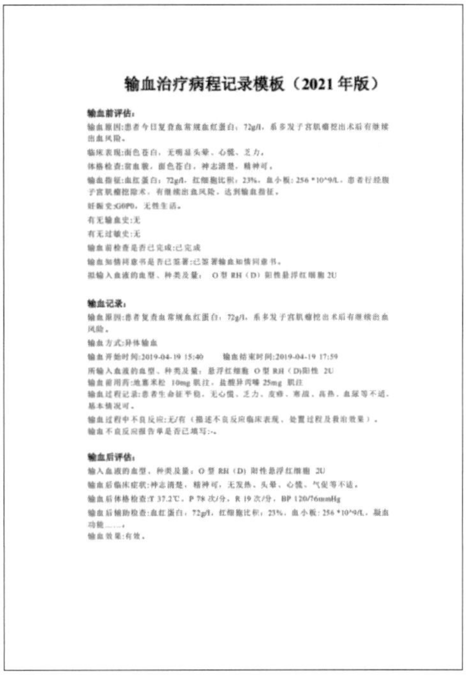

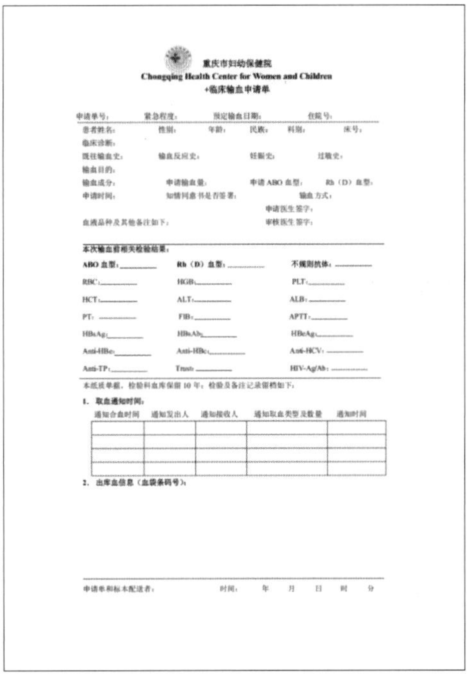

重庆市妇幼保健院
Chongqing Health Center for Women and Children
+临床输血申请单

申请单号：　紧急程度：　预定输血日期：　住院号：

患者姓名：　性别：　年龄：　民族：　科别：　床号：

临床诊断：

既往输血史：　输血反应史：　妊娠史：　过敏史：

输血目的：

输血成分：　申请输血量：　申请 ABO 血型：　Rh（D）血型：

申请时间：　知情同意书是否签署：　输血方式：

申请医生签字：

血液品种及其他备注如下：　审核医生签字：

本次输血前相关检验结果：

ABO 血型：____　**Rh（D）血型：**____　**不规则抗体：**____

RBC：____　HGB：____　PLT：____

HCT：____　ALT：____　ALB：____

PT：____　FIB：____　APTT：____

HBsAg：____　HBsAb：____　HBeAg：____

Anti-HBe：____　Anti-HBc：____　Anti-HCV：____

Anti-TP：____　Trust：____　HIV-Ag/Ab：____

本纸质单据，检验科血库保留 10 年，检验及备注记录留档如下：

1. 取血通知时间：

通知合血时间	通知发出人	通知接收人	通知取血类型及数量	通知时间

2. 出库血信息（血袋条码号）：

申请单和标本配送者：　时间：　年　月　日　时　分

图 3.15.10　临床输血申请单

（三）明确专职人员管理

设置院科两级临床用血管理员，定期根据医院实际调整临床用血管理委员会成员及专管员，做到专人专管，切实履行临床用血管理工作。独立设置输血科，进一步落实临床用血监管工作。

（四）加强临床用血相关培训及考核

由医务科牵头组织，对全院医护人员进行临床用血相关三基知识培训和考核。根据各临床科室具体情况，深入临床进行临床用血相关法律法规和制度培训。对于新员工和新晋中级职称医师进行临床用血知识授权培训及考核。邀请外院专家针对输血不良反应的识别与处理进行专项培训。

（五）建设输血信息系统

引进输血信息管理系统，信息平台贯穿"输血前—输血中—输血后"全过程，一个系统内，完成病人管理（评估、申请、审核、治疗、输血不良反应回报及处理等）、血液管理（出入库、作废、退库等）、血袋回收等操作，后台数据自动同步，方便操作（图3.15.11）。同时，通过输血信息管理系统设置职称权限和使用输血信息管理系统打印《临床输血申请单》和《输血治疗知情同意书》等功能，便于医生开展工作，同时保障用血相关文书规范性。

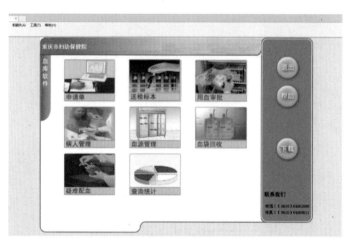

图 3.15.11 输血信息系统

三、C 阶段

（一）制度清晰，流程规范

完善临床用血管理制度，内容涵盖临床用血的全过程。明确临床用血管理委员会和临床用血质量与安全控制小组的工作规范，其中临床用血管理委员会主任委员为分管院长，副主任委员为分管院长及医务科副科长，保障制度的有效落实。制定临床用血应急预案，保障应急状态下临床紧急抢救用血通道的畅通。针对紧急大量用血，制定紧急大量输血技术规程，保障临床紧急抢救用血流程的规范。规范全院用血相关文书模板，保障格式规范、内容齐全。

（二）科学质控，全面监管

建立临床用血管理质控体系，内容主要包括临床用血相关质量指标。制定合理用血评价表格、实施标准及方案，明确临床用血质量检查内容。以院科两级质控为方向，开展院级专项质控、科级质控汇报会、院科两级质控报告、临床用血情况和质量指标公示。融入PDCA循环理念，将质控管理工具应用到临床用血管理中。每年组织临床用血管理委员会和临床用血质量与安全控制会各2次，开展临床用血质量检查、合理用血评价各4次，规范并落实临床用血管理制度、临床用血管理质控体系、管理委员职责。

（三）分门别类，专人专管

设置院科两级临床用血管理员，专人专管，为质量控制体系和临床用血管理制度的实施提供团队保障。设置输血科，要求输血科工作人员严格审核《临床输血申请单》，对于不合格者进行拒收处理，落实临床用血监管工作。针对血浆置换、新生儿换血、血液透析等特殊血液治疗制定相应的用血文书模板，简化医生操作，保障特殊情况用血文书的规范性。

（四）全员知晓，培训落实

经过多次临床用血专项培训及考核，全院医务人员对输血法律法规和临床用血管理制度的知晓率明显提高，考核成绩平均分由71.87分提高至92.50分。

（五）建设系统，信息智能

建成贯穿"输血前—输血中—输血后"全过程的输血信息管理系统。通过输血信息管理系统，实现自动化输血评估、交叉配血标本血型鉴定和抗体筛查、交叉配血、输血反应上报及处理，血液制品入库、出库、作废管理，血袋回收管理，临床用血情况统计等功能，达到全面、全过程管理临床用血的目的。此外，输血信息管理系统还具有后台职称设置、打印《临床输血申请单》和《输血治疗知情同意书》等功能，便于医生开展工作，同时最大程度地保证临床用血相关文书的规范性。

（六）指标向好，患者安全

临床用血各项质量指标明显改善（图3.15.12），距离《三级妇幼保健院评审实施细则》要求差距减小，患者用血安全得到保障。

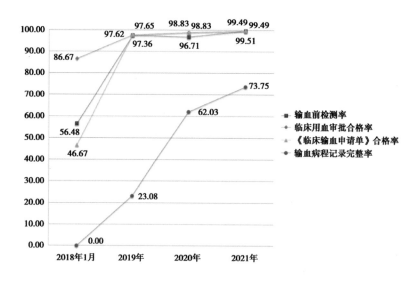

图 3.15.12 临床用血质量指标变化

四、A 阶段

经过 4 年的持续改进，临床用血管理制度和全流程质控管理体系基本完善。经过多次临床用血专项培训和考核，全院医务人员对输血法律法规和临床用血管理制度的知晓率明显提高。通过输血信息管理系统的建设，实现了"输血前—输血中—输血后"全过程的管理，不仅减少了医务人员手工填写的工作量，同时还最大程度地保证了临床用血相关文书的规范性。为保证临床用血全过程质量的持续改进，医院将输血质控管理和培训等纳入绩效考核，将输血质控管理纳入各临床科室绩效考核和医生不良执业记录，并将输血法律法规和管理制度纳入医院三基培训，每年定期组织培训并考核。

尽管目前我院临床用血质量与安全管理均较 2018 年明显进步，但部分临床用血的合理性仍有所欠缺，为使临床用血更加合理、安全和有效，将提升临床合理用血列入下一个 PDCA 循环当中。

3.16 妊娠全周期、多学科综合管理模式降低阴道分娩并发症发生率

一、案例概况

（一）实施背景

随着我国"全面二孩""三孩"政策的相继实施，高龄孕妇、高危妊娠的比例不断增加，给产科工作带来了新的挑战。近年来，我国阴道分娩并发症发生率呈逐年上升趋势，重庆

市妇幼保健院（以下简称"我院"）近3年阴道分娩并发症发生率也在不断上升。为贯彻落实《国家卫生健康委办公厅关于印发2021年国家医疗质量安全改进目标的通知》和《国家卫生健康委医政医管局关于印发2021年质控工作改进目标的通知》要求，降低阴道分娩并发症发生率，更好的保障产妇和新生儿安全，成为了产科的一项重要课题。

（二）案例简介

成立"降低阴道分娩并发症"专项工作组，充分评估我院阴道分娩并发症发生现状和原因，运用质量管理工具精准分析并发症发生风险点和关键环节，建立完善妊娠全周期、多学科综合管理模式，制定改进措施并落实，有效减少了可预防性阴道分娩并发症，特别是严重阴道分娩并发症的发生。

二、案例实践

（一）案例详情及具体做法

1. 着眼于全面，多学科协作配合

医院成立由医务科牵头，护理部、质量管理科、信息科等多个职能部门和产科、妇女保健科、围产儿外科、营养科、心理科等多个临床科室共同参与的"降低阴道分娩并发症"专项工作组。专项工作组结合患者满意度调查，开展头脑风暴，暴露出我院阴道分娩并发症管理过程中的问题。运用质量管理工具，找出并发症的风险点和关键环节，从孕前、孕期和产程管理、风险评估、助产能力建设及预防等多个环节入手，建立完善妊娠全周期、多学科综合管理模式，制定改进措施。

2. 着力于全程，全链条接力管理

（1）孕前管理。妇女保健科通过婚前检查、孕前检查，筛查备孕夫妻双方高危疾病，进行对症治疗，帮助平稳受孕，降低高危孕妇比例。

（2）孕期管理。如图3.16.1所示，产科门诊设立孕妇学校、助产士门诊，并开设糖尿病、双胎、子痫前期、甲状腺疾病等专病门诊。孕妇学校进行孕期健康教育，孕早期体成分分析，针对其不同基础疾病及BMI给予专项指导，进行体重控制教育，教会其使用体重曲线图，对于低或高BMI孕妇，经产检医生评估后转诊到营养科进行进一步指导，减少巨大儿、高血压及糖尿病等妊娠并发症的发生率，从而减少阴道分娩并发症的发生；安排分娩期教育、孕产瑜伽、分娩体验班、分娩按摩、母乳喂养等课程。由高年资临床助产士开展每周一次的孕妇课堂，进行分娩体验分享，提前让孕妇了解分娩相关知识做好产前心理适应建设，消除紧张焦虑情绪，增加阴道分娩的意愿和信心。

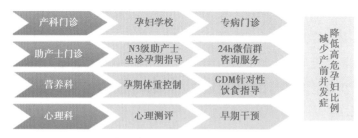

图 3.16.1　多学科配合孕期管理，降低高危孕产妇比例

助产士门诊：N3 级助产士坐诊，预约孕妇建立"34 周后孕妇—助产士伙伴式关系"微信群，24 小时为孕晚期孕妇提供咨询服务，给予健康指导、就医指导等，助产士与孕产妇提前进行情感交流，同时与心理科医生沟通，做好阴道分娩身心准备，从而降低因阴道分娩过程中不配合导致的软产道严重裂伤。

营养门诊：对于有孕期体重增长过快、血糖／血压／血脂超标、贫血的孕妇，产检发现胎儿偏大或偏小等特殊情况，产科医师早发现、早诊断、早预警，及时转介到营养门诊给予营养干预，降低巨大儿、胎儿生长受限（Fetal Growth Restriction，FGR）、孕妇高血糖／血脂的发生率，从而降低新生儿窒息、肩难产、锁骨骨折等阴道分娩并发症的发生。

心理科门诊：经产科医生评估，对于中重度焦虑、失眠严重的孕妇转诊至心理科门诊诊治，帮助孕妇顺利度过孕期，勇敢面对分娩这一过程，从而增加产时配合度，减少不配合所导致的阴道分娩并发症发生。

（3）产时管理。产时是降低阴道分娩并发症的关键节点，对每一位进入产房的孕妇进行分娩评估并制定个性化的分娩策略尤为重要。结合危重孕产妇风险预警等级，对高危孕产妇管理做到能级对应，产前由产房住院总医师与多名助产士对高危孕产妇进行全面评估，填写《分娩安全核查表》，提前做好防范措施确保安全分娩。同时，落实细节管理，创新服务模式。家庭化产房家属陪伴分娩 + 助产士一对一导乐分娩，注重营造温馨、舒适的产房环境。开展自由体位、音乐镇痛、催眠放松、呼吸疗法、香薰镇痛等疗法，关注产程中休息、大小便、饮食等。

产时阴道分娩并发症种类多，重点并发症在母体方面主要是产后出血、子宫破裂、严重会阴阴道裂伤、肩难产、羊水栓塞等，新生儿方面主要是新生儿窒息、锁骨骨折等。降低阴道分娩并发症的发生率，重点就是要降低这些严重并发症的发生。

产后出血：针对多胎妊娠、巨大儿、多次宫腔手术操作史、贫血、妊娠期高血压疾病、既往有血液系统疾病等高危因素的孕妇，进行产后出血预测评分，若达到高危评分，按产后出血预案流程准备药品（缩宫素、麦角新碱、卡前列氨丁三醇、米索前列醇、氨甲环酸必备）、人员（高年资医生、助产士、麻醉医生和新生儿医生）和器械（静脉液体双通道、心电监护、留置尿管、氧气）等，积极处理第三产程、及时给予促宫缩药物。第一目标预防产后出血，第二目标即使发生产后出血不至于造成严重后果。

肩难产：对于有肩难产高危风险的孕妇，在产程管理中由高年资助产士或产房组长进行专人管理，并教会其出现肩难产时需配合的要点，如手膝位、放松屏气、屈大腿和下腹部压胎儿肩膀等。分娩时按肩难产预案准备好人员及物资，一旦出现肩难产，立即启动。

严重产道裂伤：经讨论后将改进环节聚焦在规范使用缩宫素、规范催引产指征、肩难产处理及提升器械助产技术这几个方面。采用病区组长 + 产房住院总双评估的模式来规范催引产指征；产房住院总 + 产房组长双把关的方式规范缩宫素的规范使用；高年资医生（主治及以上） + 高年资助产士（N2 级以上）配合进行器械助产。

子宫破裂：对于有子宫破裂风险的阴道试产孕妇，如前次剖宫产、子宫手术史、子宫畸形等情况，由副主任医师及以上职称医生进行评估试产风险，禁止使用米索前列醇类制剂催引产。产程中专人管理产程进展情况，连续胎心监测，产时及产后超声监测子宫情况，严格把握缩宫素使用的指征。

镇痛分娩：产房 24 小时麻醉医生驻守，充分满足孕妇硬膜外分娩镇痛需求，设置独立分娩镇痛室，进一步提高分娩镇痛率，减少分娩期间麻醉并发症发生，2021 年上半年分娩镇痛率为 66.22%（图 3.16.2）。在产后及时关闭镇痛泵，减轻产后尿潴留的发生。

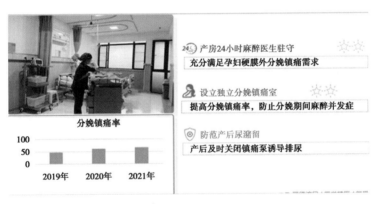

图 3.16.2　持续优化做好分娩镇痛

营养科医生全程参与管理，分产程提供营养液给予能量支持补充，维持孕产妇体内环境平衡，从而减少了孕妇内环境紊乱并发症发生。

（4）产后管理。设专人管理第四产程，观察产后 2 小时内产妇生命体征、阴道流血、子宫收缩、膀胱充盈度等情况，杜绝因阴道血肿、产后尿潴留等引起的产后出血。指导协助母乳喂养促进子宫收缩，减少产后出血的发生。

3. 着手于全员，医患齐努力

（1）孕产妇全员管理。对孕产妇予以孕产手册五色标识预警，予以全员管理，重点对高危孕产妇实行专项管理。同时畅通转诊绿色通道，在 HIS 系统中设立一键转诊按钮，医生评估后可直接系统内转诊至相应科室或专病门诊处理，每日对转诊及接收量进行统计，降低转诊失访率。

（2）医务人员全员培训。持续缩小助产技术水平差距，除常规对助产士及医生每月的培训外，加强产房组长及高年资医生助产技术培训（每年助产技术培训班、每月业务学习、每季度演练考核）、高年资医生每月轮流进行经验分享讲座。

（3）医务人员全员质控。建立院科两级质控体系，制定产科医疗质量考核指标与阴道分娩并发症监测指标，信息系统直接从病案首页提取质控数据，推动质控工作的信息化、精细化、科学化，将考核指标与绩效挂钩，科主任负责制。科室质控小组利用质量管理工具对每一例产后出血、新生儿窒息、严重阴道裂伤、肩难产等严重阴道分娩并发症进行深入分析讨论，找出问题的关键点，提出改进措施，及时进行整改，并记录于科室质量与安全报告中。

（二）实施效果

据文献报道，我国阴道分娩后并发症发生率相对较高，不同的医院和地区发生率差距较大，经改进后，我院目前阴道分娩并发症发生率如表 3.16.1 所示。

表 3.16.1 阴道分娩并发症发生率

项目	目标发生率	2020 年上半年发生率	2021 年上半年发生率
产后出血	< 6%	6.54%	4.65% ↓
严重产后出血（出血量 ≥ 1000 mL）	< 3%	0.42%	0.42%（持平）
子宫内翻	0	0	0
会阴 III、IV 度裂伤	< 0.5%	0.09%	0 ↓↓
会阴伤口愈合不良	< 2%	0.49%	0.49%（持平）
分娩镇痛椎管内麻醉并发症	< 3%	0.07%（2 例）	0.07%（持平）
新生儿窒息（5 min Apgar < 7 分）	< 3%	0.07%	0 ↓
新生儿产伤（颅骨、锁骨等骨折）	< 0.1%	0.06%	0.05% ↓

三、创新点及推广价值说明

（一）案例实施的创新点

妊娠全周期、多学科合作管理，从孕前、孕中及产时产后几个时期，从预防和控制减少的角度全方位管理阴道分娩并发症发生的几个关键节点，并于产后持续质控总结改进，从而起到降低阴道分娩并发症的良好效果。

（二）推广价值

降低阴道分娩并发症发生率对提高医疗质量，保障孕产妇和新生儿安全具有重要意义。从妊娠全周期、多学科合作管理模式入手，具有可操作性、实用性、可控性等优点，各医疗机构可以根据自己的实际情况对全周期管理的流程进行调整，在此基础上制定出适合自己的全周期管理模式，有效降低阴道分娩并发症的发生，减轻孕产妇的痛苦，提升患者满意度，提高医疗质量。

3.17 减少促成患者术中压力性损伤的危险因子

一、P 阶段

（一）选题背景

术中压力性损伤（Pressure Injury，PI）是医院内获得性损伤的重要组成部分，国内外多部指南已将手术患者列为 PI 的高危人群，中国医院协会在 2021 年的《患者十大安全目标》中也再次明确提出应强化围术期安全管理。据统计数据显示，美国外科手术患者 PI 的发生率为 8.5%，瑞典、荷兰也有手术患者 PI 的相关报道。有效降低获得性 PI 的发生率和发生程度是各级医务人员努力追求的目标，为此，利用 PDCA 循环探索减少促成患者术中压力性损伤的危险因子，形成科学、系统、同质化的标准作业流程具有重要意义。

（二）现状调查

重庆市妇幼保健院手术患者术中皮肤管理还没有形成规范化、同质化的标准作业流程，存在皮肤管理培训不到位、体位保护措施不完善、优质护理理念不深入等突出问题。高危人群干预措施实施效果不明显，手术时间长、年龄大、肥胖或消瘦等人群术后出现腰部两侧、骶尾部发红的情况时有发生，收集我院手术室 2021 年 1 月—3 月手术患者术后皮肤异常情况，如表 3.17.1 所示，现存的皮肤管理问题成为了手术室全面深入开展优质护理服务的内在动力。

表 3.17.1 2021 年 1 月—3 月术中皮肤发红患者一般资料表

科别床号	住院号	年龄（岁）	手术方式	手术时长	术中措施（发生部位）
妇科 -17	20210xxxx	30	单孔腹腔镜	1.5 h	未用凝胶垫，两侧腰部发红
妇泌 1-19	20210xxxx	30	宫腹腔镜	1.5 h	使用凝胶垫，右侧腰部发红
妇泌 1-27	20210xxxx	23	宫腹腔镜	2 h	未使用凝胶垫，两侧未垫巾，术后左侧臀部边上发红，恢复室观察半小时后有好转
盆底 -3	20210xxxx	79	盆底重建	2 h	担架布下垫了硅胶垫，过床后检查皮肤情况较好，因脊柱侧弯背驼抬高床头，到 ICU 后发现骶尾部压红明显
妇泌 1-14	20210xxxx	29	宫腹腔镜	1.75 h	两侧垫巾后，消毒后未及时取出，术后左侧腰部有 15cm × 3cm 压红
妇泌 2-25	20210xxxx	33	宫腹腔镜	1.75 h	腰部两侧及臀部均垫有小巾，消毒后均及时取出，术后臀部发红，腰部未见异常
妇科 1-30	20210xxxx	27	单孔腹腔镜	1.3 h	术前消毒前两侧都垫有小巾，臀部也垫有小巾，消毒后取出垫巾，臀部发红
妇泌 1-26	20210xxxx	36	宫腹腔镜	1.3 h	术前腰部两侧及臀部均垫有小巾及臀垫，消毒后均及时取出，且患者先行腹腔镜再行宫腔镜，术后臀部发红，腰部未见异常
妇泌 1-32	20210xxxx	29	宫腹腔镜	1 h	腰部两侧垫了小巾，消毒巾也没有浸湿，臀部发红
妇科 1-13	20210xxxx	48	腹腔镜	1.5 h	垫巾消毒后取出，臀部较红

（三）主题选定

2021 年 1 月—3 月发现多例宫腹 / 单腹腔镜手术患者术后两侧腰部、骶尾部发红案例（图 3.17.1、图 3.17.2），经过手术室全科会议讨论、头脑风暴，最终决定将降低患者术中皮肤压红的发生率作为持续质量整改项目。

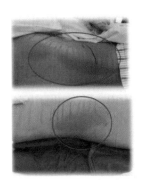
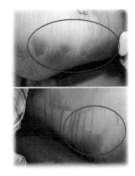
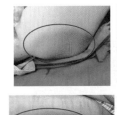
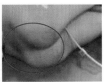
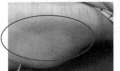
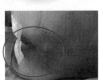

图 3.17.1 患者术后两侧腰部皮肤发红图示   图 3.17.2 患者术后骶尾部皮肤发红图示

（四）原因分析

1. 组建 CQI 小组

组建 CQI 小组，成员信息及分工如表 3.17.2 所示。

表 3.17.2 CQI 小组成员信息及分工

序号	姓名	职称	职务	分工
1	A	主管护师	组长、督导	主题选定、效果检验、项目统筹
2	B	副主任护师	副组长、督导	主题选定、效果检验、项目统筹
3	C	护士	组员、秘书	现状调查、要因分析、流程制定、项目推进
4	D	主管护师	组员	对策拟定、流程制定、项目实施
5	E	主管护师	组员	对策拟定、流程制定、项目实施
6	F	护师	组员	对策拟定、流程制定、项目实施
7	G	护师	组员	对策拟定、流程制定、项目实施

2. 要因分析

通过头脑风暴，绘制鱼骨图（图 3.17.3）和柏拉图（图 3.17.4），对手术患者发生 PI 的相关因素进行深入探讨。根据团队共识法，小组成员从人、法、环、物四个方面进行评分，采取 3 级评分法，很重要为 5 分，重要为 3 分，一般重要为 1 分，每个要因总分 35 分，得分越高说明程度越重要。小组评分结果（表 3.17.3）显示消毒液刺激、皮肤潮湿、凝胶体位垫配置不足、医护人员重视度不够、皮肤管理专业知识欠缺、体位摆放不合理、手术时长是导致手术患者 PI 的重要因素。

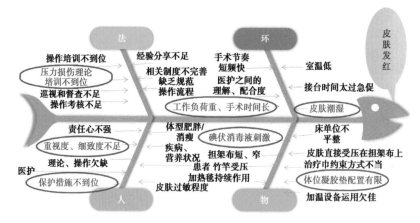

图 3.17.3　术后患者皮肤发红原因分析——鱼骨图

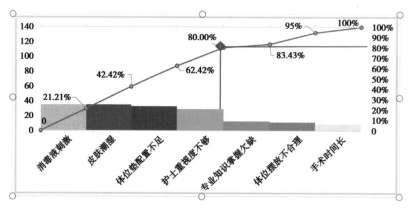

图 3.17.4　影响患者术后皮肤发红的主要原因分析——柏拉图

表 3.17.3　皮肤发红要因分析打分表

主要因素	组员一	组员二	组员三	组员四	组员五	组员六	组员七	总分
消毒液刺激	5	5	5	5	5	5	5	35
皮肤潮湿	5	5	5	5	5	5	5	35
凝胶体位垫配置不足	5	5	3	5	5	5	5	33
医护人员重视度不够	5	3	5	3	5	5	3	29
皮肤管理专业知识欠缺	3	1	1	3	3	1	1	13
体位摆放不合理	3	1	1	1	3	1	1	11
手术时间长	1	1	1	1	1	1	3	9

（五）设定目标

本项目预计通过6个月时间，在各组员的推进下，手术室全员参与手术患者皮肤管理，减少造成患者术中压力性损伤的危险因素，达到以下目标：

（1）全麻患者术后皮肤发红发生率降至0。

（2）消除消毒液刺激、皮肤潮湿、体位垫配置不足、护士重视度不够等影响因素，形成科学、系统、同质化的标准作业流程。

（3）完善手术室皮肤管理制度，形成手术室压力性损伤管理制度。

（六）制定对策

降低患者术后皮肤发红发生率，即手术患者皮肤规范化管理对策如表3.17.4所示。

表3.17.4 手术患者皮肤规范化管理——"5W1H"

主题（What）	原因（Why）	对策（How）	责任（Who）	地点（Where）	时间（When）
患者术后皮肤发红	消毒液刺激	1. 消毒液使用的量； 2. 垫治疗巾； 3. 碘伏厂家咨询	巡回 器械 外科医生	手术间	2021.4—2021.5
	皮肤潮湿	1. 垫治疗巾及时取出； 2. 隔水保护膜； 3. 控制消毒液的量	巡回 器械	手术间	2021.4—2021.5
	体位垫配置不足	1. 向后勤保障科申请； 2. 增加软垫； 3. 规范体位垫的摆放	巡回 器械	手术间	2021.4—2021.5
	护士重视度不够	1. 加强理论知识培训； 2. 加强督查； 3. 加强操作培训，规范操作	全体当班护士	手术间	每月

二、D阶段

1. 减少消毒液刺激

（1）碘伏消毒时，洗手护士注意控制消毒液的量，以刚好浸没纱布为准。

（2）消毒前，巡回护士统一在患者腰部两侧垫小治疗巾吸附残余消毒液。

（3）咨询药剂科、生产商碘伏使用情况。

2. 改善潮湿环境

（1）碘伏消毒前，先分别放置一张隔水性较好的一次性中单和一张吸水性较好的治疗巾垫于病人臀下，消毒后取下中单，宫腔镜术后取下治疗巾。

（2）消毒时，巡回护士按照规范在患者腰部两侧垫两张小治疗巾，消毒后再取出。

（3）必要时粘贴脑外科薄膜，隔离膨宫液。

3. 增加体位垫配置

（1）各腔镜手术间均配置肩垫、腿垫及臀垫。

（2）全麻病人术前，将臀垫置于一次性中单下层，腿垫置于腿架上层。

（3）特殊病人（老年患者、体位受限患者）使用奥克兰腿架。

4. 提升医护人员重视度

（1）培训体位摆放相关理论知识。

（2）新护士现场操作培训。

（3）皮肤管理小组不定期现场抽查，发现问题及时纠正。

5. 降低低体温的发生

（1）输液制品加温。

（2）腹腔冲洗液、消毒液加温。

（3）各手术间配置加温毯。

6. 转运工具压力

（1）改进担架布尺寸。

（2）规范转运竿的放置。

（3）规范手臂内收固定方式。

三、C 阶段

（1）整改效果如表 3.17.5 所示。

表 3.17.5　2021 年 3 月—9 月患者术后皮肤压红统计

时间	宫腹／单腹腔镜手术（台次）	皮肤发红（例数）	发生率
2021 年 3 月	436	12	2.75%
2021 年 4 月	487	2	0.41%
2021 年 5 月	357	1	0.28%
2021 年 6 月	364	4	1.09%
2021 年 7 月	351	0	0
2021 年 8 月	429	1	0.23%
2021 年 9 月	401	0	0

（2）评估意识增强。①术前访视评估：注重患者年龄、受压部位皮肤的术前评估；②病史评估（既往史、过敏史、疾病治疗史）：关注患者营养状况、实验室相关指标；③特殊情况重点晨交班；④填写压力性损伤风险评估表（表3.17.6）。

表 3.17.6　术中获得性压力性损伤风险评估量表

术前压力性损伤危险因素评估（在内打√，总分：_____分）			
项目及评估	1 分	2 分	3 分	4 分
麻醉分级	Ⅰ级 □	Ⅱ级 □	Ⅲ级 □	≥Ⅳ级 □
体重指数	18.5~23.9 □	24.0~27.9 □	≥ 28 □	< 18.5 □
受压部位皮肤状态	完好 □	红斑、潮湿 □	瘀斑、水泡 □	重度水肿 □
术前肢体活动	不受限 □	轻度受限 □	部分受限 □	完全受限 □
预计手术时间(h)	< 3 □	≥ 3 且 < 3.5 □	≥ 3.5 且 < 4 □	≥ 4 □
基础疾病：糖尿病				有 □
术前评估 > 14 分为高风险患者；9~14 分为中风险患者；< 9 分为低风险患者			
术中压力性损伤危险因素动态评估（在内打√，总分：_____分）			
项目及评估	1 分	2 分	3 分	4 分
体温丢失因素	浅部组织冷稀释 □	深部组织冷稀释 □	体腔 / 器官冷稀释 □	低体温 / 降温治疗 □
手术出血量（mL）	< 200 □	≥ 200 且 < 400 □	400~800 □	> 800 □
术中压力剪切力改变	轻度增加 □	中度增加 □	重度增加 □	极重度增加 □
实际手术时间(h)	< 3 □	≥ 3 且 < 3.5 □	≥ 3 且 < 4 □	≥ 4 □
术中评估 > 12 分为高风险患者；8~12 分为中风险患者；< 8 分为低风险患者			
术后受压部位皮肤评估（在□内打√，总分：_____分）			
正常□ 带入性压力性损伤□ 部位：_____　面积：_____cm × _____cm 术中压力性损伤：1 期 2 期 3 期 4 期 深部组织损伤 不可分期 器械性压力性损伤 黏膜压力性损伤 部位：_____　面积：_____cm × _____cm　皮肤受压时间_____h			
备注：			

引自：2019 年中华护理学会手术室专业委员会《CORN 术中获得性压力性损伤风险评估量表》。

（3）规范操作流程及制度，术中获得性压力性损伤预防措施如图 3.17.5 所示。

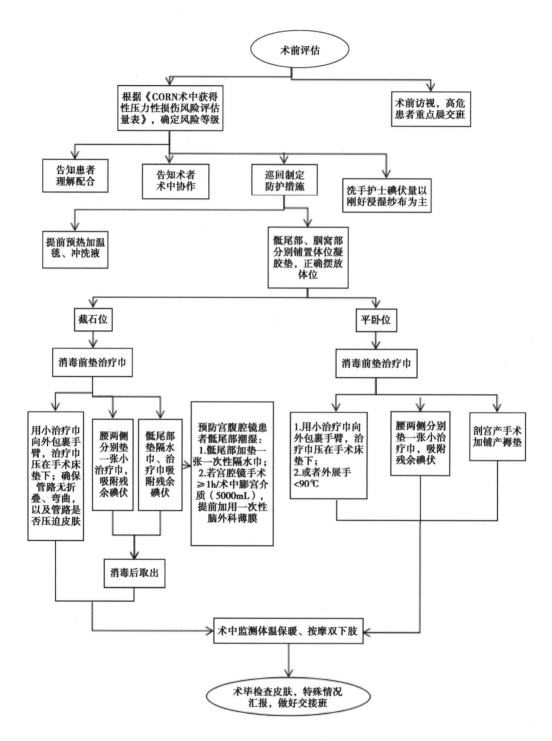

图 3.17.5　术中获得性压力性损伤预防措施

四、A 阶段

从患者骶尾部及腰部皮肤保护上升到对患者全身皮肤的保护，包括头部、手部、腘窝部以及足跟部等受压部位，尤其是各种细节上的把控，包括管道（呼吸管路、静脉通路等）、线路（心电监护、电外科等）、术中体位变化、器械放置位置等，巡回护士均需要高度重视。患者术中全身受压皮肤的保护，尤其是细节上流程的优化，持续效果的改进追踪将作为下一轮 PDCA 的重点。

3.18　提高宫颈上皮内瘤变患者随访率

一、P 阶段

（一）选题背景

有报道显示，每一分钟就有一名妇女被诊断为宫颈癌，每两分钟就有一人死于宫颈癌，80% 的病例发生在发展中国家，中国为世界第二大宫颈癌疾病负担国，宫颈癌在我国女性恶性肿瘤中居第 6 位，在 30~49 岁女性人群中，其死亡率居第 2 位。但宫颈癌是可以预防的，从 HPV 感染到发展成为宫颈浸润癌期间大约 7~10 年。

宫颈上皮内瘤变（Cervical Intraepithelial Neoplasia，CIN）是一组与宫颈浸润癌密切相关的癌前病变的统称。及时检出和治疗 CIN 并有效管理，是目前预防宫颈癌的最主要手段。未经治疗的 CIN 发生宫颈浸润癌的风险为 12%~31%，CIN 治疗后的复发率为 1.4%~26.6%。

（二）现状调查

如表 3.18.1 所示，CIN 病例随访率仅为 59.03%，随访内容不规范、不完整。重筛查，轻随访，临床隐患多，工作效率低。而相关指南要求 CIN 患者应长期规范随访，随访年限至少 25 年，有条件者终身随访。

表 3.18.1　2019 年 7 月—12 月宫颈疾病诊治中心 CIN 病例检出及随访数据分析

病例 ＼ 月份	7 月	8 月	9 月	10 月	11 月	12 月	合计
CIN 病例（例）	103	94	100	84	92	103	576
随访病例（例）	58	57	58	52	59	56	340
随访率 (%)	56.31	60.64	58.00	61.90	64.13	54.37	59.03

（三）设定目标

CIN 患者的随访率由 59.03% 上升到 80.00%。

（四）拟定计划

提高宫颈疾病诊治中心 CIN 患者随访率的活动计划如表 3.18.2 所示。

表 3.18.2　活动计划时间表

活动计划			2020 年												2021 年		
			1	2	3	4	5	6	7	8	9	10	11	12	1	2	3
PDCA	P	发现问题															
		寻找原因															
		拟定计划															
	D	对策实施															
	C	效果评价															
	A	标准化															
		持续改进															

（五）分析原因

宫颈疾病诊治中心 CIN 患者随访率较低的主要原因如表 3.18.3 所示，小组成员头脑风暴，绘制鱼骨图如图 3.18.1 所示。

表 3.18.3　宫颈疾病诊治中心 CIN 患者随访率较低的主要原因分析

要因 占比	频数	百分比（%）	累计百分比（%）
无随访专员	29	26.85	26.85
患者随访意识不足	25	23.15	50.00
随访流程不明确	21	19.44	69.44
随访人员责任心不强	12	11.11	80.56
随访登记地点分散	7	6.48	87.04
患者路途遥远	6	5.56	92.59
随访缺乏针对性	5	4.63	97.22
其他	3	2.78	100.0

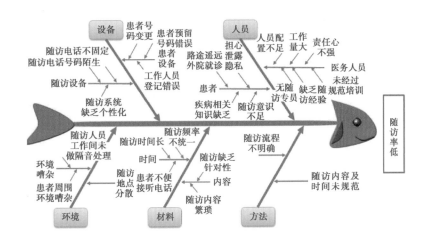

图 3.18.1　宫颈疾病诊治中心 CIN 患者随访率较低的原因分析——鱼骨图

（六）制定对策

（1）针对无随访专职人员制定对策：①设置专职随访人员，即医生助理 1~2 名；②设立专职随访人员岗位职责、待遇；③建立专职随访人员培训、考核制度；④设立随访服务专区，开设专有固定电话 。

（2）针对患者随访意识不足制定对策： ①加强网络宣教，在医院 APP 发布健康教育科普文章、科室开设抖音账号、党员同志休息时间进社区宣教、拍摄健康教育宣传视频，定期发布；②制作并发放健康教育宣传手册；③定制专科患者随访卡片；④强化医务人员自身随访意识，加强看诊宣教；⑤随访系统定期向患者发送随访提醒信息。

（3）针对随访流程不明确制定对策：①召开质控小组会议，根据指南和临床实际情况确定规范化、个体化随访周期；②整理随访工作流程，规范患者随访内容；③积极对接住院病区，建立宫颈专科疾病病房，设置专人对接，规范出院患者随访流程。

（4）针对随访人员责任心不强制定对策：制定随访专员岗位职责，加强监管力度。

（5）其他方面：①科室建立相应绩效考核制度；②全科室人员学习培训；③设立相应监管制度，落实到人；④将随访情况纳入科室质控考核指标，定期分析总结。

二、D 阶段

（1）设立随访专职人员。专人专岗，专有工作间，专属固定随访电话，建立相应绩效考核制度。

（2）完善随访流程。科室质控小组牵头，规范随访流程，如周期、内容等。

（3）住院部设置专科病房。普妇科、肿瘤科建立专科病房，设立病房对接医护人员，规范专科患者出院后随访流程。

（4）完善监督考核制度。科室月度质控，定期总结分析，定期考核，落实到人。

（5）开展健康宣教工作。撰写科普文章，在医院 APP 上发布，科室开设抖音账号"妇花使者"，义诊宣教、定制专属随访卡、宣传册。

（6）人员培训学习。积极开展相关指南培训学习，强化医护人员自身随访意识，培训医助首诊使用随访系统建档。

三、C 阶段

CIN 患者的随访率由原来的 59.03% 提升至 85.32%，高于预期目标。

（一）成功创建"宫颈疾病诊治绿色通道"

患者归属感明显提升，科室业务量持续增长，"新冠"疫情下，2020 业务量反超 2019 年同期，2021 上半年继续保持良好增长趋势。

（二）建立专科病例随访系统

随访专员完整录入患者资料，上传阴道镜图片等。手术记录规范，统一录入随访系统，标准化、规范化长期随访，绑定患者微信，推送定期随访提醒，坚持长期规范随访。

（三）设立宫颈中心专科患者随访工作流程

设立宫颈中心专科患者随访工作流程，并设置质控与反馈机制，不断持续改进（图 3.18.2）。

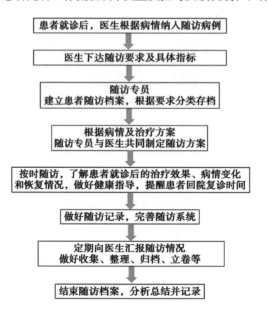

1.患者档案信息包括：姓名、年龄、单位、住址、联系电话、诊断、治疗经过、复诊时间等。
2.患者随访内容包括：了解患者就诊后的治疗效果、病情变化和恢复情况、健康指导、回院复诊时间等。

图 3.18.2 宫颈中心患者随访工作流程

四、A 阶段

（一）科研产出

促进临床及科研深入发展，近两年科室发表关于宫颈疾病诊治 CSCD 核心论文 3 篇，SCI 论文 1 篇。

（二）举办国家级继教学习班

2021 年 7 月 24 日—25 日，第十届"女性生殖道感染及宫颈病变诊治进展暨阴道镜专项能力提升培训班"召开，陈彦秋主管护师进行专题讲座，推广宫颈上皮内瘤变随访管理经验，深受学员好评。

（三）成立专科病例随访系统

随访专员完整录入患者资料，上传阴道镜图片等，手术记录规范，统一录入随访系统，标准化、规范化长期随访，绑定患者微信，推送定期随访提醒，坚持长期规范随访。

（四）设立宫颈中心专科患者随访工作流程

设立宫颈中心专科患者随访工作流程并设置质控与反馈机制，不断持续改进。

（五）待解决问题

针对部分不会使用智能手机的患者如何进入信息系统，以及"后疫情时代"如何做好规范随访，将列入下一轮 PDCA 循环。

3.19   应用全过程质量管理提高检验报告质量

一、P 阶段

（一）立项背景

检验报告是实验室检测工作的最终产品，也是实验室工作质量的最终体现。检验报告的准确性和及时性，直接关系临床诊疗，关乎患者生命安全。2006 年原卫生部颁布的《医疗机构临床实验室管理办法》中第十六至二十一条都是对检验报告质量提出明确要求；2015 年首批发布的《临床检验专业医疗质量控制指标（2015 年版）》中第十三条对检验报告质量进行监控的数据——检验报告不正确率——提出明确规定；《三级妇幼保健院评审标准实施细则（2016 年版）》中条款 3.27.6.14，3.27.6.15，3.27.6.16 均涉及提高检验报告质量的内容，所以提高检验报告质量，降低检验报告不正确率一直以来是检验科质量安全与管理工作的核心内容之一。

（二）发现问题

（1）通过科室和专业组按比例定期抽查、临床投诉反馈等途径，2018 年全年共查出 69 份不正确报告，检验报告不正确率 0.047%。同年，国家临检中心综合上一年度全国数据并公布《2018 年全国临床检验质量指标初步质量规范》，对照此规范，我科 2018 年检验报告不正确率显著高于三级医院最低规范 0.0212%，检验报告质量亟待提高。

（2）2018 年底我科开展对当年检验质量全过程要素的风险评估，输出部分质量潜在风险项，通过使用风险评估矩阵（RAM）逐个分析，其中"检验报告不正确率未达标"的风险系数积分（RPN）达到 12 分，详见表 3.19.1，确定为需要立即改进的风险项。

表 3.19.1　2018 年检验科质量全过程要素风险评估

序号	风险过程	潜在风险	严重程度	概率	RPN
1	检验中	急诊 TAT 未达标	4	3	12
2	检验后	检验报告不正确率未达标	4	3	12
3	检验后	危急值通报不及时	4	2	8

（3）2018 年底检验科管理评审中对全年服务对象信息反馈及投诉事件进行分析，发现有 3 件涉及检验报告质量的临床反馈，说明检验报告质量问题已经极大影响检验科服务对象满意度。

综合以上三点，提高检验报告质量，降低检验报告不正确率是检验科亟待解决的问题，遂立即开展相关工作。

（三）选定主题

2019 年 1 月检验科召开 2018 年全年质控会，通过对各质量指标及风险评估输出风险项的梳理讨论，检验科正式将提高检验报告质量，降低检验报告不正确率作为下一年度的整改重点，同时成立专项整改小组，整改小组分工见表 3.19.2。

表 3.19.2　专项整改小组分工

序号	姓名	职务	组内分工
1	A	组长	负责总体组织和筹划
2	B	副组长	负责技术整改
3	C	组员	负责质量监督
4	D	组员	负责信息系统整改
5	E	组员	负责组织人员培训考核
6	F	组员	负责专业组落实整改措施

（四）分析原因、确定要因

专项整改小组成员通过头脑风暴，对 2018 年 69 份不正确报告原因逐一进行分析，并绘制鱼骨图（图 3.19.1）。

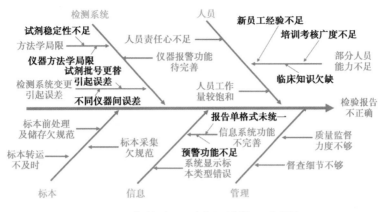

图 3.19.1　检验报告不正确的原因分析——鱼骨图

（1）人员。①部分人员能力不足：一些新进人员工作经验不足，业务能力不够，顶岗人员及值班人员对非本专业不够熟悉，对不正确报告的识别能力欠缺；人员培训考核不到位，日常业务培训中较重视本专业理论知识，但对典型临床病例、临床专业指南、项目干扰因素等临床应用类培训不够重视，造成检验人员临床知识欠缺，与临床不能做充分沟通。②人员责任心不足：工作易发生疏忽，造成不正确报告发出。③工作量较饱和：值班及夜班人员承担工作量大，易发生疏漏。

（2）检测系统。①方法学本身存在一定局限：虽然检验科在选择仪器、试剂等检测系统时已尽可能选择市场上方法学、性能等均较优的产品，但限于目前行业的现状，部分方法性能仍存在一定局限，导致检验结果存在差异。②检测系统更改引起的误差：如不同试剂批号更替、不同仪器之间不可避免会存在一定差异，虽然已通过校准、新鲜血比对等方式尽可能消除差异，但目前业内对于校准及校准后验证尚无统一方法，部分校准后验证通过的项目仍可能出现结果的系统性偏倚。③仪器报警提示功能有待完善：某些仪器设计存在一些缺陷，无法对吸样不足等异常情况发出报警提示。

（3）标本。①标本采集欠规范：输液同侧采血、不按标准采集管采集等，造成标本不合格、检验结果不正确。②标本转运不及时：标本转运时间过长，特别是一些需要在转运过程中特殊处理的标本转运不及时，造成标本不合格，检验结果不正确。③标本前处理及检验前储存欠规范：未严格执行标本检验前处理及检前保存温度、时限等明确规定，造成某些不合格标本也照常让步接收、检测，造成检验结果不正确。

（4）管理。①检验报告质量监督力度不够：未细致落实检验报告质量责任，导致检验人员意识不强。②质量体系定期督查内容较为粗犷：虽每月定期对质量体系运行进行监督检查，但由于内容过于粗犷，有些细节问题难以发现。

（5）信息系统。①信息系统功能不完善：信息系统中报告单格式未统一；信息系统预警提示功能不足，不能对超出线性范围或逻辑错误的结果进行提示。②信息系统存在一定漏洞，造成部分标本类型显示错误。

通过柏拉图对以上五方面问题进行整合，查找要因（图 3.19.2）。专项整改小组通过头脑风暴及柏拉图整合问题，对不正确的检验报告进行分析，发现部分人员能力不足、信息系统功能不完善、质量监督力度不够、检测系统更改引起误差为四个主要原因。

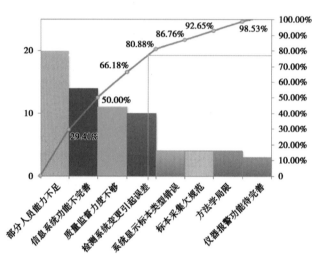

图 3.19.2　检验报告不正确的主要原因分析——柏拉图

（五）制定改进措施

针对以上四个主因，专项整改小组经过多次讨论，提出以下八个整改措施，如表 3.19.3 所示。

表 3.19.3　降低检验报告不正确率的主要整改措施

主题 What	原因 Why	对策实施 How	谁负责 Who	实施地点 Where	时间 When
检验报告 质量不高	部分人员能力 不足	规范新员工培训考核方案	A	检验科	见甘特图
		修订已在岗员工培训考核程序	B	检验科	见甘特图
	质量监督力度 不够	每月抽查检验报告，并对不合格报告进行通报	C	检验科	见甘特图
		将不合格报告纳入绩效考核		检验科	见甘特图

主题 What	原因 Why	对策实施 How	谁负责 Who	实施地点 Where	时间 When
检验报告 质量不高	信息系统功能 不完善	按照相关技术规范要求，统一 检验报告单模板	D	检验科	见甘特图
		系统设置报警信息，对异常结 果给予提示		检验科	见甘特图
	检测系统变化 时存在差异	每批次试剂使用前进行不同批 号间比对验证	E	检验科	见甘特图
		定期校准后探索采用多种方式 进行校准后验证		检验科	见甘特图

（六）拟定计划

专项整改小组拟定出整改计划，绘制完成甘特图，如图 3.19.3 所示。

月份	2019.2	2019.6	2019.12	2020.2	2020.6	2020.10	2021.2
主题选定	——						
计划拟定	——						
现况把握	——						
目标设定	——						
原因分析	——						
对策拟定		——					
对策实施		——	——		——		
效果确认					——		
标准化					——	——	——
检讨与反省							——

图 3.19.3　整改计划——甘特图

（七）设定目标

专项整改小组通过圈能力评分，计算并确定检验报告不正确率的目标值为 0.0119%，该目标值低于《2018 年全国临床检验质量指标初步质量规范》三级医院要求。

二、D 阶段

（1）规范新员工培训考核。经过整改小组多次讨论，确定了新员工培训考核程序内容，包括制定培训计划、入职培训、专业组轮转培训考核、授权前考核、考核合格后按岗位授权。

①制定血液、体液、生化、免疫、微生物等 5 个亚专业培训计划（检验科血液组员工培训计划及实施表如表 3.19.4 所示），采用理论和操作技能培训相结合，对培训内容、培训目标、完成工作量、培训周期进行规定。

表 3.19.4　检验科血液组员工培训计划及实施表

专业组：血液组　　姓名：　　　培训时间：　　至　　　表格编号：LAB-PF-016-06

培训内容	培训目标	完成工作量	周期
1. 显微镜、离心机等常见辅助设备的正确使用和维护； 2. 标本检验前处理流程及注意事项； 3. 影响检验结果的检验前因素； 4. 新生儿末梢血采集和注意事项； 5. 血细胞分析仪标准操作流程； 6. 血细胞分析标准操作规程； 7. 外周血细胞推片、染色，细胞基本形态（红细胞、白细胞及其他细胞形态）； 8. 血细胞分析各项目复检规则及复检流程； 9.C- 反应蛋白检测标准操作规程； 10. 凝血分析仪标准操作规程； 11. 凝血功能检测标准操作规程； 12. 血红蛋白电泳标准操作规程； 13. 各检测仪器的基本原理； 14. 各检测项目结果解释和临床处理流程； 15. 室内控制设置、检测、失控分析和处理； 16. 检测系统的性能验证； 17. 相关行业标准； 18. 与临床和患者的沟通； 19. 工作责任心、风险意识、质量安全意识。	1. 熟练掌握标本检测前影响因素； 2. 熟练掌握各标本检测处理流程； 3. 按各项目和仪器 SOP 完成标本检测； 4. 熟练掌握外周血推片染色； 5. 能识别外周血常见正常和异常细胞形态； 6. 掌握各项目临床意义和结果解释； 7. 掌握异常结果的处理方式； 8. 掌握室内控制设置方式、检测、分析处理； 9. 了解监测系统性能验证方案； 10. 了解相关行业标准、专家共识； 11. 具有一定临床沟通能力； 12. 具有风险、质量和安全意识。	1. 新生儿末梢血采集 > 100 次； 2. 血分析 > 2000 次； 3. 外周血细胞分类计数 > 20 次； 4. 血小板计数 > 20 次； 5. 凝血功能 > 500 次； 6.CRP > 100 次； 7. 质控测定和处理 > 20 次。	4 周

培训人：　　　日期：　　　审核人：　　　日期：

②规范入职培训内容涵盖科室介绍、组织结构介绍、岗位设置及职责、科室规章制度、质量体系、生物安全知识、质量控制基础知识等 8 个方面。

③规范专业组培训考核。按计划进行专业组轮转，各专业组根据各专业要求对新员工进行专业知识、形态学、案例分析、操作技能培训，并分别对其进行理论考核、形态学考核、技能考核，考核中更侧重临床病例、实际工作问题。

④规范授权前考核。规定完成各专业组轮转后，再进行授权前技能考核和理论考核。技能考核模拟产后出血紧急交叉配血、急诊标本检测、夜班特殊问题处理等场景，对其操作、TAT 时间、报告质量、异常问题处理等进行考核；综合理论考核侧重病例分析及应急预案处理等。

⑤规范新员工授权。完成以上考核后，按照岗位进行分别授权。

（2）进一步完善在岗员工培训考核，修订在岗员工培训考核程序。

①进一步完善培训内容，将妇幼相关疾病的诊疗进展、典型病例及异常结果处理等薄弱环节纳入每月培训计划。

②每月培训后均对培训内容进行考核，由培训人出题，所有参培人员参与考核，考核后通报成绩，总结存在的问题，便于下一次加强培训。

③定期组织三基培训、三基考核，考核成绩纳入绩效管理。

④按照不同层级进行年度考核，根据年度考核成绩授予下一年权限，动态授权各专业复审报告资格。

（3）每月抽查检验报告，并对不合格报告进行通报。各专业组根据本组情况分类抽取10%检验报告，对报告单格式、报告内容完整性、检验结果的符合性等进行检查，对典型不合理或错误情况于质控会上进行通报。

（4）科室质量监督检查。定期抽查各专业组报告，并将不合格报告纳入专业组绩效考核。

（5）按照相关技术规范要求，科室统一规范检验报告单模板。

（6）在信息系统中更细化设置各类报警信息，对异常结果给予提示，避免人为疏漏。

（7）每批次试剂使用前进行不同批号间比对验证。各类试剂更换批号时需采用新鲜血比对等方式进行验证，比对通过后方可使用。

（8）校准后采用多种方式进行校准后验证。检测仪器定期校准或故障维修后、检测项目校准后主要采用新鲜血比对，辅以室内质控、检测参考物质等多种验证方式，尽可能避免由于验证方式不当而导致结果出现偏差。

三、C阶段

（1）检验报告不正确率明显下降，检验报告质量明显提升。通过整改，检验报告不正确率明显下降，2020年为0.0108%，低于目标值，且明显低于《2018年全国临床检验质量指标初步质量规范》最低规范要求（图3.19.4）。目标达标率为103.13%，达到优秀水平。

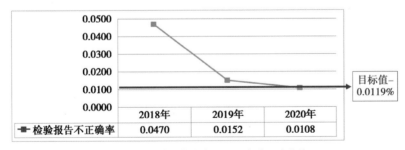

注：目标达标率=（改善后−改善前）/（目标值−改善前）= 103.13%

图3.19.4　2018—2020年检验报告不正确率趋势图

（2）针对检验报告质量相关的反馈和投诉明显降低，2020年全年仅有1例相关反馈。

（3）检验人员的业务能力明显提升，尤其是解决疑难问题能力，考核成绩明显提高。

四、A阶段

（1）成果标准化。完善人员管理程序，如图3.19.5所示，使质量体系运行更加有效。

重庆市妇幼保健院
Chongqing Health Center for Women and Children

检验科 程序文件	第一节 人员管理程序	文件编号：LAB-PF-016
		版本：A/1
		生效日期：2021-09-01

1 目的

　　人力资源是第一资源。制定程序科学地对人力资源进行合理配置、开发和管理，通过采取测试、评估、培训等一系列手段，为实验室每一位人员找到一个能充分发挥其潜能的岗位。建设一支强有力的学习型的团队，为实验室的服务对象提供高效而优质的服务。

2 适用范围

　　适用于本实验室全部人员。

3 职责

3.1 医院领导负责检验科主任、副主任的考察、任命。

3.2 检验科行政管理层负责对实验室的全面运行和综合管理。

3.3 医院人事科、科教科负责新职工的岗前培训。

3.4 检验科行政管理层负责科学配置人员、合理设岗、技能培训、绩效考评。

3.5 各组组长负责具体实施本组员工的技术培训及考核工作。

3.6 文档管理员负责员工职工档案管理。

4 工作程序

4.1 检验科行政管理层的建立

　　检验科行政管理层是全科管理者，由检验科主任和副主任组成。检验科行政管理层的任用和考察、教育、培养以及竞争上岗十分重要。医院领导在决定检验科行政管理层时，最少要考虑以下因素：

　　　　a) 检验科行政管理层中至少要确认一个负责人负管理责任；

　　　　b) 检验科行政管理层可以是一人，也可以是多个人共同组成；

　　　　c) 检验科负责人应有能力对实验室提供的服务负责。

4.2 检验科行政管理层在与院领导签订聘用责任书后，需明确任期内，虽无需事必躬亲，但对以下事务负责：

图 3.19.5　检验科人员管理程序示意图

　　（2）将人员培训考核及检验质量报告纳入《重庆市妇幼保健院检验科考核实施细则》，该细则与个人绩效直接挂钩。

　　（3）经验交流。在重庆市临床检验专业会议上分享我科新进人员培训、考核、授权方案，获得同行一致好评。

　　综上，经过一个周期的整改，检验报告质量得到了明显提升，但在这一过程中也看到了检验服务临床能力不足的短板。检验医学专业需要以医学知识储备为基础，以丰富的病例为依托，结合病史、其他检查结果及多指标来联合分析，需要检验科专业人员不断充实临床和检验路径分析思维，对于检验医学专业更好地服务临床至关重要。这些问题将进入下一个 PDCA 循环，进一步提高检验服务临床能力。

3.20　新生儿科抗菌药物使用率和使用强度持续质量改进

一、P 阶段

（一）选题背景

　　新生儿感染是导致新生儿及 5 岁以下儿童死亡的重要原因，抗菌药物的使用是治疗新生儿感染，挽救新生儿生命的重要手段。但近年来随着广谱抗菌药物的广泛使用，细菌耐药已经成为全球严峻的公共卫生问题，儿童细菌耐药的形势更加严峻。特别是在国内部分新生儿科内甚至出现对碳青霉烯类抗生素耐药率达 52.4% 的情况，长此以往，重症感染患儿可能会无药可用。因此规范科室内抗菌药物的使用，降低抗菌药物的使用率和使用强度质量改进刻不容缓。

（二）现状调查

科内质控发现新生儿科 2016 年 1 月—2017 年 2 月抗菌药物使用率处于 40%~60%，2017 年 3 月—4 月甚至超过 60%；而抗菌药物使用强度也呈逐月递增的趋势，2017 年 3 月—4 月超过 20DDD 值（图 3.20.1）。

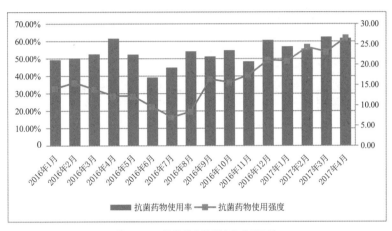

图 3.20.1　抗菌药物使用率和使用强度

（三）成立 CQI 小组

为了有效地控制抗菌药物使用率和使用强度，成立多学科的持续质量改进小组（表 3.20.1），包括医务科、医院感染控制科、质量控制科、新生儿科、产科、检验科、药剂科、"医管家"等。

表 3.20.1　多学科的持续质量改进小组

姓名	职务	职责分工
A	组长	总体筹划和提出目标
B	副组长	组织、协调、任务分配及多学科沟通
C		数据分析，寻找原因，制定改进方案
D		数据分析，寻找原因，制定改进方案
E	组员	效果确认和具体内容推行
F		效果确认和具体内容推行
G		具体内容推行

（四）原因分析

（1）采用头脑风暴，分析原因并绘制鱼骨图（图3.20.2）。

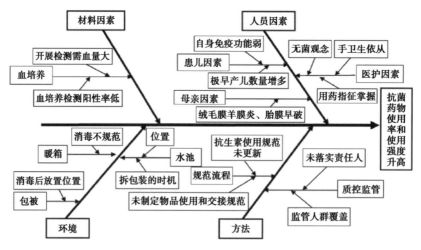

图 3.20.2　抗菌药物使用率和使用强度升高的原因分析——鱼骨图

（2）制作要因分析表（表3.20.2）。组员对每项要素给予评分，依据总分自高到低，共选出6项要因：母亲患绒毛膜羊膜炎、医护人员对抗菌药物停药指征把握不严、血培养阳性率低、水池旁人员往来密集、抗菌药物使用规范未及时更新、监管人群覆盖不全。

表 3.20.2　要因分析表

编号	抗菌药物使用率和使用强度升高			组员打分							总分	要因
	大要因	中原因	小要因	A	B	C	D	E	F	G		
1	人员	患儿	自身免疫功能弱	4	3	3	3	4	4	4	25	
2			极早产儿数量增多	3	3	4	4	2	3	3	22	
3		母亲	绒毛膜羊膜炎	4	5	4	5	5	5	4	32	√
4			胎膜早破	4	3	4	4	3	3	4	25	
5		医护	有创操作的无菌观念	5	3	4	4	3	3	3	25	
6			手卫生依从性	3	3	4	3	3	3	3	22	
7			停药指征的掌握	5	5	5	4	5	5	4	33	√
8	材料	血培养	开展检测需血量大	2	1	2	2	2	1	1	11	
9			培养阳性率低	3	4	4	5	4	4	3	27	√
10	环境	暖箱	消毒不规范	2	2	1	4	2	3	2	16	
11		包被	洗净消毒后放置位置	3	3	3	3	3	4	3	20	
12		水池	位置在室内	2	2	1	1	2	3	2	13	
13			人员往来密集	4	3	4	4	5	5	4	29	√

编号	抗菌药物使用率和使用强度升高			组员打分							总分	要因
	大要因	中原因	小要因	A	B	C	D	E	F	G		
14	方法	规范流程	抗生素使用规范未更新	5	5	5	5	5	5	4	34	√
15			未制定物品使用和交接规范	2	2	1	1	2	3	2	13	
16		质控监管	监管人群覆盖	5	3	4	4	3	3	4	26	√
17			监管责任人落实	2	3	1	2	1	2	1	12	
注：组间以1~5分进行评分，5分为最高分，1分为最低分												

（3）绘制柏拉图（图3.20.3）。分析2017年4月使用抗菌药物的168例新生儿，绘制柏拉图确定改善的重点和影响问题的主要原因为：医护人员对抗菌药物停药指针把握不严、血培养阳性率低和抗菌药物使用规范未及时更新。

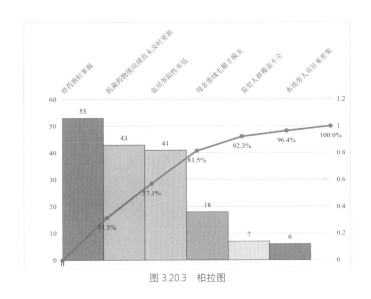

图 3.20.3　柏拉图

（五）设定目标

本项目预计利用一个季度的时间，达到抗菌药物使用率＜60%、抗菌药物使用强度＜20DDD值的目标。

（六）拟定计划

采用甘特图拟定项目实施计划（表2.30.3）。

表 2.30.3　项目时间安排甘特图

时间	5 月			6 月			7 月		
	1—10	11—20	21—31	1—10	11—20	21—30	1—10	11—20	21—31
发现问题	- - - - - -								
制定目标		- - - - - -							
分析原因									
拟定对策				- -			-		
对策实施							- - - - -		
效果评价								- - - - -	
标准化									- - - - -
不断改进									

（七）拟定对策

采用 5W1H 法拟定对策（表 3.20.4）。

表 3.20.4　项目时间安排表——5W1H

What	Why	How	Who	When	Where
规范制定	抗菌药物使用规范未及时更新	查阅国内外文献，查找最新的新生儿抗菌药物使用规范	药剂科 新生儿科	2017 年 5 月 21—31 日	新生儿科
		更新科内抗菌药物使用规范	药剂科 新生儿科	2017 年 5 月 21—31 日	新生儿科
医护人员	抗菌药物停药指征把握不严	培训科室更新的抗菌药物使用规范	新生儿科	2017 年 6 月初	新生儿科
		实施科室更新的抗菌药物使用规范	新生儿科	2017 年 6 月	新生儿科
		每一例抗菌药物的使用和停用均由各医疗小组长进行把关	新生儿科	2017 年 6 月	新生儿科
血培养	血培养阳性率低	与检验科共同探讨提高血培养阳性率的方法	检验科 新生儿科	2017 年 5 月 21—25 日	检验科
		制定血培养采集规范	检验科 新生儿科	2017 年 5 月 25—31 日	新生儿科
		培训血培养采集规范并实施	新生儿科	2017 年 6 月	新生儿科

二、D 阶段

（一）规范形成和制定阶段

（1）制定新版新生儿科抗菌药物使用规范，严格抗菌药物使用指征：对于考虑新生儿湿肺、新生儿呼吸窘迫综合征的患儿在无细菌感染证据时均不再常规使用抗生素，同时避免使用两联抗生素。

（2）制定手卫生管理制度，规定每月在不同时刻点随机调取监控查看不同人员（医师、护士、工人等）的手卫生执行情况。

（3）制定血培养采集规范，对高度怀疑感染患儿采集血量＞2 mL，同时规范血培养采集部位和采集流程。

（二）培训阶段

（1）2017 年 5 月底开展"NICU 感染管理"和"抗生素合理使用"培训。

（2）2017 年 6 月底开展"手卫生和消毒"和"隔离制度"培训。

三、C 阶段

（1）新版规范执行良好，临床反馈良好。

（2）抽查手卫生合格率提升至 96.2%。

（3）通过整改，2017 年 5 月—8 月抗菌药物使用率和使用强度得到较好控制，下降至 52.73%~55.08%。DDD 值下降到 4.89~18.19，如图 3.20.4 所示。

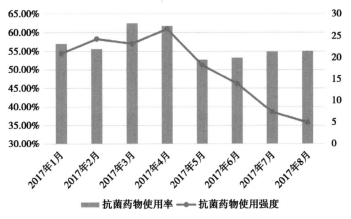

图 3.20.4　2017 年 1 月—8 月抗菌药物使用情况

四、A 阶段

（1）2021 年制定新版《早发型败血症（EOS）经验性抗感染方案及规范》。

（2）随着质量改进，我科 2020 年、2021 年抗菌药物使用进一步规范，使用率分别为 40.88%，31.39%。

（3）临床诊断"新生儿败血症"患儿的血培养阳性率由 20% 逐渐提升至 40%~50%。

3.21　应用 PDCA 提高急诊心肌标志物检验周转时间达标率

一、P 阶段

（一）项目背景

心肌标志物是指在心肌细胞损伤后释放入血的一类蛋白质或者酶。通过对心肌标志物的血液水平检测能灵敏特异地反映由不同原因引起的心肌损伤及其严重程度，可用于心肌损伤的筛查、诊断、预后评定及疗效观察。重庆市妇幼保健院心肌标志物的检测包括肌红蛋白、肌钙蛋白 I、肌酸激酶同工酶。肌红蛋白主要存在于心肌和骨骼肌中，在心肌受损后的 2~4 h 内开始上升，约 8~10 h 后达到峰值，24 h 后回落至基线水平。心肌肌钙蛋白 I 是心肌纤维上专有收缩蛋白，是诊断心肌损伤特异性最高和灵敏度较高的标志物，在心肌损伤 4 h 内开始升高，大约在 8~28 h 内达到峰值，3~10 天内一直维持在较高水平。肌酸激酶同工酶主要存在于心肌细胞中，当心肌细胞损伤时释放入血，12 h 达到峰值。

我院患者以孕产妇及新生儿为主，妊娠期和分娩期血流动力学的改变将增加心脏负担，贫血、低蛋白血症和感染等不良因素可以导致心功能下降，双胎、羊水过多和妊娠期高血压疾病等产科因素可诱发心功能下降，可出现心率衰竭、恶性心律失常、肺动脉高压危象、心源性休克和栓塞等危及母儿生命的严重心脏并发症，是导致孕产妇死亡的重要原因之一。近年来，随着新生儿特别是早产儿和危重新生儿成活率的提高，新生儿心肌损伤的发病率和死亡率也有所增加。新生儿心肌损伤的早期临床症状无明显特异性，容易被忽视，是围生期死亡的重要原因之一。因此，对心肌标志物的检测显得尤为重要，对检验周转时间（Turn-around Time，TAT）的要求也相对较高。

（二）明确问题

从 2017 年 4 月开始，急诊心肌标志物纳入科室的急诊质量考核指标。但是，在免疫组每月的质量工作报告中发现，2017 年 4 月、5 月急诊心肌标志物的 TAT 达标率不理想，分别为 70%、63.27%。根据《三级妇幼保健院评审标准实施细则（2016 年版）》要求，急诊检验项目 100% 在规定时间内报告，而急诊心肌标志物的规定报告时间是 1 h，因此我科室急诊心肌标志物的 TAT 达标率还远未达到质量目标。

（三）原因分析

小组成员通过头脑风暴，总结急诊心肌标志物 TAT 达标率低的原因，绘制鱼骨图（图 3.21.1）。

（1）人员方面：①前处理人员的 TAT 意识不强，没有及时处理急诊心肌标志物；②由于我院心肌标志物的结果多数正常，因此检测人员对急诊心肌标志物 TAT 意识不强，没有及时检测及审核；③仅一人负责前处理，高峰时段的急诊标本无法及时离心送检；④夜班及早班时急诊标本过多，来不及处理。

（2）仪器方面：①心肌标志物检测无备用仪器，当仪器发生故障或者保养时无法及时检测心肌标志物标本；②离心机数量有限，高峰时段存在排队等待离心情况。

（3）试剂方面：①一般情况下，仪器加载试剂需耗时约 20 min，此时的急诊心肌标志物无法及时检测；②偶有检测试剂不足的情况，也无法及时检测，造成报告时间延长。

（4）环境方面：急诊标识不醒目，除了采血管条码上有一个"急"字外，没有其他的急诊标识，当批量处理标本时可能没有及时识别。

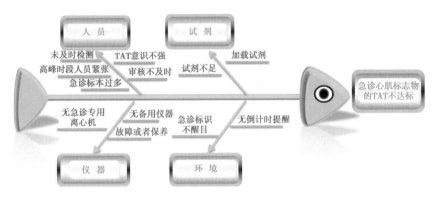

图 3.21.1　急诊心肌标志物 TAT 不达标的原因分析——鱼骨图

通过柏拉图整合问题，对不达标的标本逐一进行原因分析，结果发现：人员的 TAT 意识不强，急诊标识不醒目，人员配备不足是导致急诊心肌标志物 TAT 不达标的主要原因（图3.21.2）。

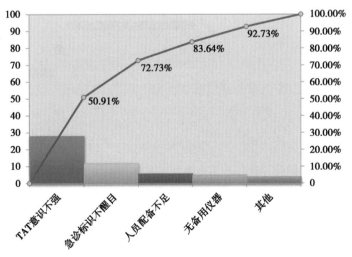

图 3.21.2　急诊心肌标志物 TAT 不达标的主要原因分析——柏拉图

（四）选择对策

根据原因分析及柏拉图得出的主要原因，通过"5W1H"制定改进措施（表 3.21.1）。

表 3.21.1　急诊心肌标志物 TAT 不达标改进措施——"5W1H"

主题 What	原因 Why	对策措施 How	谁负责 Who	实施地点 Where	时间 When
急诊心肌标志物 TAT 未达标	人员	加强人员TAT意识	谭诗	检验科	见甘特图
		每日进行TAT监测	易四维	检验科	见甘特图
		对不达标检测人员一对一督促	谭诗	检验科	见甘特图
		优化相关考核和文件	谭诗	检验科	见甘特图
		增加前处理人员及早班人员	李秋红	检验科	见甘特图
	急诊标识	增加急诊标识	龚剑锋	信息科	见甘特图
		增设定时器	宋涛	检验科	见甘特图
	仪器	增加备用仪器	李秋红	检验科	见甘特图

（五）拟定计划

急诊心肌标志物 TAT 不达标持续改进计划进度如图 3.21.3 所示。

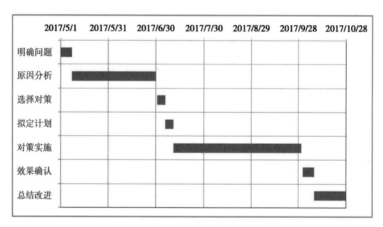

图 3.21.3　急诊心肌标志物 TAT 不达标持续改进计划进度——甘特图

（六）设定目标

根据《三级妇幼保健院评审标准实施细则（2016 年版）》要求，拟定在 2017 年 10 月底完成急诊心肌标志物 TAT 达标率 100% 的目标。

二、D 阶段

针对急诊心肌标志物 TAT 不达标的持续改进，从以下几个方面进行展开。

（1）加强人员 TAT 意识。通过专项培训会议不断提升人员 TAT 意识。

（2）每日进行 TAT 监测。每日监测急诊心肌标志物 TAT 达标情况，对当日不达标的原因进行分析，并对相关检测人员一对一地督促。

（3）增加急诊标识。急诊标本在签收时设定提醒，前处理人员可以及时离心送检；此外，急诊标本核收进 LIS 时颜色发生变化，便于提醒检测人员；设置急诊提醒显示屏，进行急诊倒计时提醒。

（4）增加前处理人员及早班人员。前处理人员及免疫组早班人员由原来的一人增加至两人，能及时处理急诊标本，尤其是高峰时段的标本。

（5）增加相关仪器设备。增加心肌标志物的备用检测设备，便于常规设备出现故障或保养时进行急诊心肌标志物的检测；增加急诊离心机，能够在高峰时段及时离心急诊标本，尽早检测；此外，还增加了定时器，急诊心肌标志物检测时开始定时，便于检验人员及时审核（图 3.21.4）。

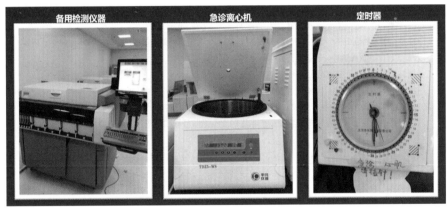

图 3.21.4 增加相关仪器设备

三、C 阶段

通过整改，急诊心肌标志物 TAT 达标率不断提高，9 月份已达到 96%（图 3.21.5），效果显著，但要达到设定目标 100% 还需要后续努力。

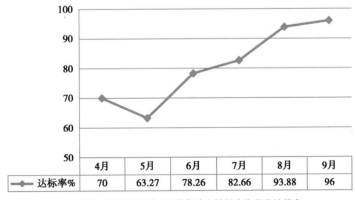

	4月	5月	6月	7月	8月	9月
达标率%	70	63.27	78.26	82.66	93.88	96

图 3.21.5 2017 年 4 月—9 月急诊心肌标志物 TAT 达标率

四、A阶段

（1）程序性文件中落实岗位职责，感染类检测岗的人员需每日检测急诊心肌标志物TAT达标率，并保证当日的标本达标（图3.21.6）。

重庆市妇幼保健院
Chongqing Health Center for Women and Children

检验科 程序文件	免疫组岗位职责	文件编号：MY-PF-002
		版本：A/0
		生效日期：2018-03-01

3.2 感染类检测岗职责

3.2.1 负责当日心肌标志物及感染类化学发光标本检测及报告的审核，监测每日急诊TAT时间，填写《检验周转时间统计表》

3.2.2 负责当日感染性标志物化学发光法室内质控，如有失控须认真分析失控原因，及时处理，并填写《室内质控失控记录表》分析总结当月感染性标志物化学发光法室内质控数据，并设置下月质控靶值与标准差。

3.2.3 负责该岗位的室间质评，填写《室间质评原始结果及上报记录表》做好质评上报工作；按时开展该岗位的实验室内的各项比对工作。

3.2.4 负责该岗位相关仪器的日常维护和保养，完善表格记录；如仪器发生故障，及时通知专业组组长及工程师，认真填写《仪器设备维修记录表》

3.2.5 负责该岗位相关试剂的使用，完善表格记录。

3.2.6 负责与夜班交接班，做好交接班记录；

3.2.7 指导、帮助临时换岗（换班或顶班）人员顶替工作的执行完成情况。

3.2.8 协助免疫组其他岗位完成相关工作；协助完成医院领导和科主任及专业组组长下达的各项任务。

图 3.21.6 明确急诊心肌标志物审核岗位职责示意图

（2）将急诊心肌标志物TAT达标率列入月度人员考核，提高人员的急诊心肌标志物TAT意识。

（3）形成持续改进报告，深入掌握PDCA工具，便于后期查证参考。

截至2017年10月底，急诊心肌标志物的TAT达标率还未达到设定的目标，因此日后工作中还需要持续改进，坚持每日进行TAT监测，不断进行效果评估。

在持续改进过程中发现，2017年各月的心肌标志物的急诊率约为10%，希望能与医务科共同努力，严格监控临床的急诊开单率，以避免浪费急诊资源，保证急诊标本得以及时检测、报告，保障医疗安全。

此外，对近三年来急诊心肌标志物TAT未达标的标本逐个分析原因，又发现了医管家转运、新生儿同一管血检测多个项目时的检测流程、标本量逐年增加仪器检测能力日趋饱和等新的问题。通过不断发现、分析、改进存在的问题，逐步提高急诊心肌标志物TAT达标率，总结成功经验，将暂未解决的问题和新发现的问题列入下一个PDCA循环。

3.22 运用 PDCA 规范管理双胎妊娠静脉血栓栓塞症的预防

一、实施背景

  静脉血栓栓塞症（Venous Thromboembolism，VTE）包括深静脉血栓（DVT）和肺栓塞（PE），孕产妇是发生 VTE 的高危人群，国外报道的发病率为 0.05%~0.22%，国内为 1.3‰。VTE 也是导致孕产妇死亡的重要原因之一，但又是可预防的。西方国家在大量循证医学的基础上，制定了针对孕产妇 VTE 的筛查、评估、管理指南，在妊娠期和产褥期进行 VTE 风险评估，按照危险因素进行分层管理，制定相应的干预措施，而国内目前尚无统一的管理指南，但越来越多的医院已经着手开展 VTE 的防治研究工作。重庆市妇幼保健院是全市分娩量最大的三级妇幼保健机构，按照学科发展要求，我科设立为双胎妊娠专科，主要收治市内及周边地区的双胎妊娠孕产妇。双胎妊娠是 VTE 的独立高危因素，且常合并辅助生殖技术、易栓症等高危因素，成为 VTE 的高风险人群，因此对所有双胎孕产妇进行 VTE 评估和干预是非常必要的。

  妊娠期和产褥期 VTE 的临床症状不典型，发病隐匿，诊断困难，易延误，但却是导致孕产妇发生围生期严重并发症和死亡的重要原因之一。英国报道的 VTE 相关疾病占孕产妇死亡的 31.1%，我市仅 2018 年和 2019 年的孕产妇死亡病例中就有 6 例为 VTE 相关。因此 VTE 已成为产科质量及安全的重大潜在风险。

  欧美发达国家已发表多个妊娠相关 VTE 管理的指南，临床工作中全面实施 VTE 的防治工作，并不断完善。美国胸科医师学会（ACCP）、美国医保中心也不再为 DVT 这种可预防的医疗过错买单。而国内由于缺乏统一的标准，普遍存在应用不足，有待规范和加强。首先，住院患者，尤其是手术患者 VTE 风险高；其次，总体 VTE 预防率低，尤其是恰当预防的比例特别低，在高危患者中也是如此；再者，VTE 的预防存在严重不足，这也是导致患者住院期间 VTE 发生的原因。我院是妇幼专科医院，由于学科设置和器械等局限，VTE 的诊断和治疗受限，因此我院 VTE 的防治工作重在预防，而非治疗。但我院尚未全面开展 VTE 风险评估和防治，仅部分高危的住院患者在孕期或术后转入 ICU 行药物抗凝治疗，而部分门诊医生以自身免疫学检查、子宫多普勒检查、D- 二聚体为抗凝依据，进行 VTE 的预防治疗。我科作为双胎妊娠专科，糖尿病、高龄、辅助生殖等高危因素多，同时，孕期并发症和合并症较多，保胎病人多，长期制动的孕产妇多，而且随着围产儿外科的加入，胎儿宫内手术开展增多，因此我科病人发生 VTE 风险更大。然而我们的 VTE 预防严重不足，这也是患者安全的巨大隐患，与孕产妇死亡密切关联。

二、案例简介

根据我院临床实际，制定科学、方便、可行的 VTE 预防规范和流程，在所有双胎孕产妇中，率先开展 VTE 的风险评估，根据评估结果，给予相应预防措施，采用物理与药物相结合的适宜预防策略。

科室围绕 VTE 预防这个主题，召开头脑风暴专项讨论会，包括科主任、护士长、高年资医护等在内的质控小组 15 人参加，讨论了科室开展 VTE 预防主要障碍，总结可能存在的问题。

同时，利用问卷星调查全科医护对 VTE 相关知识的了解程度，共有 15 名医师、30 名护士参与了本次调查，其中初级职称 23 人，占比 51.11%，中级及以上职称 22 人，占比 48.89%。调查显示有 20.59% 的人没有参加过 VTE 相关培训。

利用鱼骨图分析 VTE 防治未开展的原因（图 3.22.1）。利用柏拉图寻找要因，按照"二八法则"，主要原因包括：缺乏标准化流程及规范，医护人员重视不够，达肝素钠使用不规范，缺乏院内/科内管理制度。

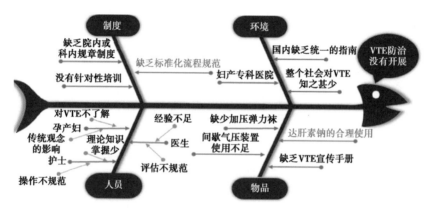

图 3.22.1　VTE 防治未开展的原因分析——鱼骨图

按照"制度先行、规范先行、培训先行"的原则，制定了以下措施：

（1）健康宣传和促进：①通过宣传手册、微信推文、孕妇学校等宣传 VTE 防治的科普知识；②制作踝泵运动视频。

（2）制定相关制度及流程：①制定双胎妊娠 VTE 风险评估和预防制度与流程；②制定达肝素钠使用流程。

（3）规范评估双胎妊娠 VTE 风险：①所有双胎孕产妇进行规范的评估 VTE 风险；②根据不同的风险层级，制定相应的预防措施。

（4）组织人员培训和考核：①组织全科医护学习国内外 VTE 防治的指南和专家共识；②组织所有医护人员学习达肝素钠的合理应用，包括用药指征、禁忌证、不良反应等。

三、实践案例具体做法

（一）案例详情及具体做法

1. 健康宣教——多渠道、多形式，提升患者参与度

自 2020 年 3 月开始，宣传小组成员针对 VTE 危害性及严重性、疾病的先兆表现、VTE 风险级别和相应的预防策略、运动指导、健康饮食、改善心理状态等相关内容，利用纸质宣传手册、官方微博微信、公众号、门诊显示屏、孕妇学校、健康咨询门诊等多种渠道多形式宣传，旨在提高广大孕妇及家属对 VTE 的认识，提升患者参与度。

2. 制度保障——完善制度，规范流程，制定双胎 VTE 风险评估制度

根据科室实际，结合国外指南和国内专家共识，制定《双胎妊娠深静脉血栓风险评估制度》，完善评估表格及流程，制定产前、产后 VTE 风险评估表，不仅包含孕前、孕期和产时高危因素，还包括预防措施、执行情况、抗凝治疗记录，并将评估结果、预防血栓具体措施展示于电子病历记录。

3. 全员覆盖的专项培训

科室根据前期问卷星调查的结果，制定了 VTE 防治专项培训计划，科主任开展了专题讲座，科室医生根据 Up To Date 最新指南，分析了各国指南的异同；同时，针对典型病例，进行讨论，并邀请临床药师从药物角度讲解低分子肝素的用法、剂量推荐、常见不良反应、替代方案等，护士长就物理性预防措施进行授课，主要介绍踝泵运动等。让所有医护从基础理论、临床指南、药物选择、病人指导等方面有较系统的掌握。

4. 规范使用低分子肝素

自 2020 年 5 月开始，邀请临床药师参加查房，同时进行药物使用的培训和指导，并利用晨交班，抽问知识掌握情况。进行了达肝素钠使用考核，并将达肝素钠注射方法和剂量上墙，制作达肝素钠注射视频，不仅让医护掌握，也让孕产妇及家属通过视频掌握。

5. 定期检查——检查落实与督导，质控分析，存在问题及时纠正

指定专人对医生落实情况和护理执行情况进行检查，每一份双胎病例在院期间均进行专项检查，对病历、评估表格、医嘱和执行情况等逐一检查。每周的周质控例会上总结、分析前一周双胎 VTE 预防执行情况，每天晨交班时进行通报，督促大家完成。

（二）实施效果

在此过程中，整个科室医护的团队精神、风险防范意识、学习能力都得到了不同程度的改善和提升。自开展 VTE 预防以来，我科门诊和住院患者的满意度显著上升。双胎

VTE 风险评估率与符合率上升，2020 年全年收治双胎 879 人次，没有一例 VTE 的发生。固化了双胎妊娠 VTE 风险评估制度及标准化评估防治的流程（图 3.22.2），固化了两个风险评估表格，格式化评估病程记录。

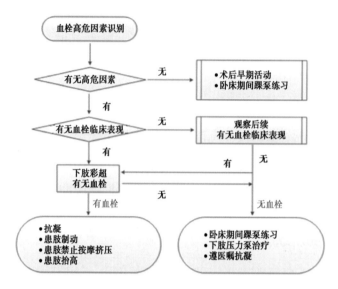

图 3.22.2　双胎 VTE 评估流程

四、创新点及推广价值说明

（一）案例实施的创新点

2021 年国家卫生健康委下发了质控工作改进十大目标，其中包括了患者 VTE 的防治。2021 年 4 月中华医学会妇产科学分会产科学组发布了《妊娠期及产褥期静脉血栓栓塞症预防和诊治专家共识》。而本项目选择了 VTE 高风险的双胎为管理对象，妊娠期及产褥期进行 VTE 的风险评估、预防，包括建立制度、设计表格、制定流程等，利用 PDCA 循环，持续改进，成效显著。

（二）推广价值

按照 2021 年国家医疗质量安全改进目标的要求，降低住院患者 VTE 的发生，本案例契合主题。同时，孕产妇作为重点人群，VTE 的预防尤为重要。双胎妊娠作为产科之王，也是 VTE 发生的独立高危因素，本案例选择双胎孕产妇为目标管理人群，涉及孕期、分娩到产后各个重点环节，项目实施较为顺利。此外，本案例整体设计较为完整，从制度、规范、培训着手，容易推进，值得推广。

3.23　降低重症医学科护理文书书写缺陷率

一、P 阶段

（一）选题背景

《医疗纠纷预防和处理条例》明确提出：患者有权查阅、复制其门诊病历、住院志、体温单、医嘱单、化验单（检验报告）、医学影像检查资料、特殊检查同意书、手术同意书、手术及麻醉记录单、病理资料、护理记录以及国务院卫生行政部门规定的其他病历资料。护理文书作为医疗文件的重要组成部分，是护理记录患者住院期间生命体征、病情观察及各项治疗护理活动等的客观资料，记录的每个字都是责任，每句话都是证据，具有法律效力。重庆市妇幼保健院是重庆市最大的三级甲等妇幼保健院，年分娩量接近 20000 人次，我科作为全院成人危重患者救治单元，收治的高危孕产妇以及恶性肿瘤术后、高龄合并症的患者逐年增多，认真书写各种危重护理记录显得尤为重要，因此我科通过 PDCA 循环质量管理的基本方法来降低护理文书书写缺陷次数，从而提高文书质量，保证护理文书书写的准确性、客观性、真实性、及时性，规避法律风险，具有重要意义。

（二）现状调查

（1）通过查阅 20 篇国内外核心期刊文献资料，总结护理文书书写缺陷发生的主要原因包括：体温单、医嘱单漏填，记录不准确、不及时，抄袭病程记录、医护记录不符，护士工作量大，护士压力大（医疗报警疲劳），配置电脑偏少，专科知识掌握少，错别字，质控力度不够，使用他人账号记录等。

（2）对我科 2020 年 12 月—2021 年 2 月的 120 名患者所有种类护理文书（总计 1200 份）进行随机检查，共计出现缺陷次数 147 次，包括：护理记录不完整不连贯、导管评估单未动态评估、体温单漏项、药物名称剂量用法漏记或记错、护理措施未评价效果等（表 3.23.1）。纠正这些缺陷，规范科室护理文书书写规范，提高护理文书质量及个人法律意识，防止由此带来的医疗、护理纠纷迫在眉睫。

（三）原因分析

科室成立持续质量改进小组，对护理文书存在的问题进行分类，从管理、护士、设备、环境四个因素方面寻找原因，绘制鱼骨图并总结如下：①质控体系不完善；②专业知识缺乏；③无统一的书写模板；④表单种类多；⑤护理工作量大；⑥培训不到位；⑦法律观念淡薄；⑧计算机数量不足；⑨工作环境嘈杂；⑩医护沟通不到位。要因打分表分析主要原因，如图 3.23.1 所示。

表 3.23.1　整改前护理文书缺陷项目及频次

护理文书缺陷项目	出现频次
护理记录不完整不连贯	18
导管评估单未动态评估	17
填写错行	15
体温单漏项	15
药物名称剂量用法项目漏记或记错	12
未使用医学术语	11
出入量计算错误	10
医护记录不一致	10
复制粘贴模板导致的错误	10
护理记录漏记	8
错别字、标点符号错误	8
护理措施无效果评价	8
危重护理记录单正反面页码不一致	5

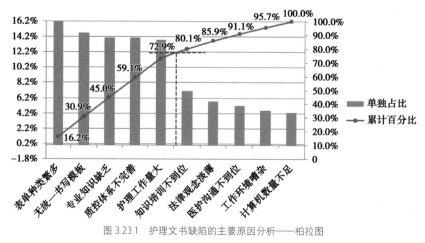

图 3.23.1　护理文书缺陷的主要原因分析——柏拉图

（四）设定目标值

改善幅度的目标值为 25%，即缺陷率下降 25%。

二、D 阶段

（1）针对表单种类繁多，对策是简化部分表单（取消手术患者交接记录单、取消日报表纸质版）。

（2）针对无统一的书写模板，对策是建立统一的书写模板：①修订《重症医学科护理文书书写规范》；②制定"护理文书规范""输血安全核查单模板"；③讨论并制定正确的书写内容，包括转入、转出、新收、接班、新建与拔除管道、特殊用药观察等；④督导护士在输入助理中建立标准模板。

（3）针对专业知识缺乏，对策是邀请心理科、乳腺科、产房、血滤机厂家授课；每周进行床旁小查房，更新护理知识；改良细化月查房中护理措施。

（4）针对质控体系不完善，对策是建立护理文书质量检查四级控制体系，责任护士一级质控，组员交叉检查二级质控，质控组长负责三级质控，护士长负责四级质控；建立护理文书质控检查表，记录所查问题，月底进行质量讲评会；制定护理文书质量控制绩效管理办法，奖优罚劣，形成比学赶优好风气。

（5）针对护理工作量大，对策是实行弹性排班，晨晚间生活护理时间段加强人手；临床工作中也采用"新老搭配"的工作模式，避免护理缺陷和护理差错事故的发生；减少生命体征、尿量等转抄转录次数，实行"首抄负责制"。

三、C 阶段

（1）对科室 2021 年 4 月—6 月的 120 名患者所有种类护理文书（总计 1200 份）进行随机检查，发现缺陷次数 104 次，计算每种护理缺陷发生的频次，较整改前减少了 43 次，缺陷率下降了 29.2%，如表 3.23.2 所示。

表 3.23.2　整改后护理文书缺陷项目及频次

护理文书缺陷项目	出现频次
未体现专科特点	18
护理记录不完整不连贯	16
护理记录与病情不符	11
体温单漏项	10
填写错行	8
导管评估单建立拔除管道未动态评估	8
未使用医学术语	6
护理记录漏记（如危急值、拔留置针记录等）	5
出入量计算错误	5
药物名称剂量用法项目漏记或记错	4
医护记录不一致	4
护理措施无效果评价	4
危重护理记录单正反面页码不一致	2
错别字、标点符号错误	2
复制粘贴模板导致的错误	1

（2）比较实施整改措施前后，护理文书书写缺陷次数降至104次，少于目标值110次，各类文书缺陷次数均有所下降，如图3.23.2所示。

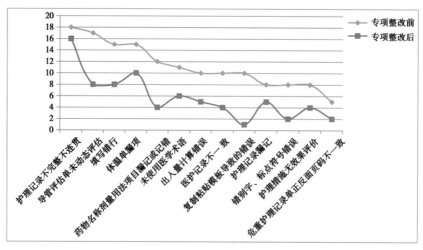

图 3.23.2　整改前后护理文书缺陷次数对比

四、A 阶段

（1）通过此次运用PDCA降低重症护理文书书写缺陷率的活动建立统一书写模板，修订文书规范，建立护理文书四级质控长效机制，运用质控检查表进行逐项审查归纳总结。经过一系列的持续改进，使护理文书书写缺陷次数较整改前减少了43次，缺陷率下降了29.2%，大大提高了护理文书书写质量。

（2）模板使用后，如何避免张冠李戴，以及护理文书书写缺陷能不能实现零容忍，将列入下一个循环的持续改进。

3.24　降低会阴Ⅲ、Ⅳ度裂伤发生率

一、P 阶段

（一）选题背景

降低分娩时会阴Ⅲ、Ⅳ度裂伤发生率是国家卫生健康委员会《国家产科专业医疗质量控制中心关于印发＜降低阴道分娩并发症发生率专项行动指导意见＞的通知》（国卫医质控便函〔2021〕13号）及《重庆市产科医疗质量控制中心关于下发重庆市降低阴道分娩并发症发生率专项行动实施方案的通知》（渝产医质控函〔2021〕1号）降低阴道分娩并发症发生率专项行动之一。对此重庆市妇幼保健院也出台《重庆市妇幼保健院关于印发医疗质量安全改进目标实施方案的通知》降低阴道分娩并发症发生率工作实施方案，

明确应重点关注阴道分娩并发症包括会阴Ⅲ、Ⅳ度裂伤，该方案目标为阴道分娩并发症发生率＜0.5%。

（二）现状调查

会阴Ⅲ、Ⅳ度裂伤是产科严重并发症，可致产后出血、切口裂开、大便失禁、肛门撕裂、直肠阴道瘘、感染、疼痛，严重影响产妇的生理功能及生活质量。2020年本院阴道分娩9364人次，会阴严重裂伤发生12例，发生率为0.13%，其中Ⅲ度裂伤10例，Ⅳ度裂伤2例，伤口愈合不良占比为33.33%。发生率虽低于院方案目标，但仍有较大改进空间。

为降低会阴Ⅲ、Ⅳ度裂伤发生率，2020年产房对每例会阴严重裂伤病例进行分析讨论总结，运用RCA、PDCA等质量管理工具找出问题并落实整改措施，从产妇情况、产程管理、发生时段、助产人员、业务技术等多方面进行分析，同时不断提高助产人员接产水平，把握接产要领与关键点，严防Ⅲ、Ⅳ度会阴裂伤的发生。

（三）成立CQI小组

成立小组，共12名成员（表3.24.1）。

表3.24.1　CQI小组成员

序号	姓名	职称	年资	项目分工
1	A	主任医师	21年	组长、项目指导
2	B	副主任护师	21年	项目负责人、协调组织、督查
3	C	主任医师	17年	督查指导、落实
4	D	主管护师	18年	预防措施指导、落实
5	E	主管护师	18年	预防措施指导、落实
6	F	主管护师	17年	预防措施指导、落实
7	G	主管护师	11年	预防措施指导、落实
8	H	主管护师	10年	预防措施指导、落实
9	I	护师	19年	预防措施指导、落实
10	J	护师	18年	预防措施指导、落实
11	K	护师	11年	预防措施指导、落实
12	L	护师	2年	文献资料查阅

（四）设定目标

通过CQI小组成员讨论，结合往年会阴Ⅲ、Ⅳ度裂伤发生率及国内外现状分析，通过PDCA质量项目改进将会阴Ⅲ、Ⅳ度裂伤发生率目标定为＜0.05%。

（五）拟定计划

由组长组织召开小组会议，制定了项目时间计划图（图3.24.1）。

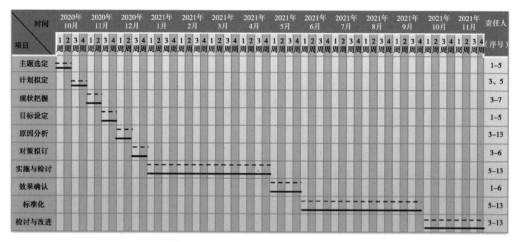

图 3.24.1　项目实施计划图

（六）分析原因

1. 对象与方法

选择 2020 年 1 月 1 日至 12 月 31 日发生会阴Ⅲ、Ⅳ度裂伤的 12 例产妇。记录并分析：①产妇情况：年龄、产次、身高、体重、合并症；②产妇产程情况；③涉事人员。

2. 结果

（1）12 例产妇中小于 35 岁的有 11 例，发生在正常生育年龄段占比 91.67%；初产妇 11 例，占比 91.67%。

（2）12 例产妇中有 10 例产妇 BMI 正常，体重过轻者 2 例（BMI < 18.5 kg/m²），且此 2 例软产道及会阴损伤严重（表 3.24.2）。

表 3.24.2　产妇体重情况

编号	基础体重（kg）	现体重（kg）	体重增长（kg）	身高（cm）	BMI（kg/m²）
1	46.5	60.5	14	158	18.4
2	55	65	10	160	21.5
3	58	77	19	165	21.3
4	38	52	14	148	17.4
5	51	73	22	163	19.2
6	58	70	12	158	23.2
7	48	60	12	154	20.2
8	40	51.5	11.5	158	16.2
9	57	69	12	165	20.9
10	44	65	21	160	20.3
11	52	72.5	20.5	158	22.9
12	57.5	70	12.5	158	22.1

（3）汇总 12 例产妇合并症存在会阴Ⅲ、Ⅳ度裂伤高风险占比 41.66%（表 3.24.3），12 例中 2 例巨大儿，且产前未评估到位（表 3.24.4）。

表 3.24.3　产程时间分析表

合并症	例数
胎膜早破	5
妊娠期糖尿病	2
贫血	2
妊娠期高血压	2
巨大儿	2
妊娠合并甲减	2
链球菌带菌者	1
高龄初产	1
乙型肝炎小三阳	1
胎儿窘迫	2

表 3.24.4　胎儿大小评估

编号	估计体重（g）	实际体重（g）
1	3500	3320
2	3100	3360
3	3700	3760
4	3300	2680
5	3700	3800
6	3300	2940
7	3700	4130
8	3400	3060
9	3900	4650
10	3000	3420
11	3200	3560
12	3400	3480

（4）分析 12 例产妇产程时长（表 3.24.5），正常产程占 66.6%，提示正常产程也需保持警惕。

表 3.24.5　产程时间分析

	第一产程			第二产程		
时间	< 3 h	3~12 h	> 12 h	< 0.5 h	0.5~1.5 h	> 1.5 h
例数	0	11	1	2	7	3

（5）通过对涉事人员分析：①10年以下助产士发生占比83.33%；②N1级助产士发生占比75%；③孕期、哺乳期助产士发生占比25%（表3.24.6）。

表3.24.6 涉事人员分析

接生者	产钳医生	助产年限	层级	发生例数	伤口愈合情况
XXX	XXX	18	N2	1	愈合良好
XXX		11	N2	1	愈合良好
XXX		8	N1	2	良好/不良
XXX（哺乳期）		7	N2	1	愈合良好
XXX	XXX	7	N1	1	愈合不良
XXX		6	N1	1	愈合不良
XXX（孕期）		5	N1	1	愈合良好
XXX（哺乳期）		5	N1	1	愈合不良
XXX		3	N1	1	愈合良好
XXX		2	N1	1	愈合良好
XXX		2	N1	1	愈合良好

综合以上分析：①产妇自身因素不是发生的主要原因，助产士的评估能力和接产技术是根本原因；②对低年资助产士的培训及监控管理不足。

组织小组成员对12例病例进行讨论，原因分析，头脑风暴，并绘制鱼骨图（图3.24.2），同时结合CQI小组成员观点确定三项真因（表3.24.7）。

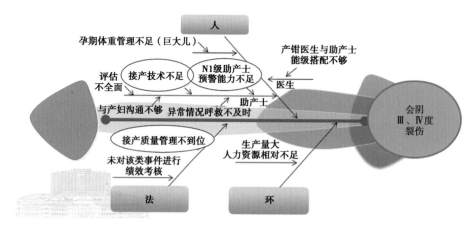

图3.24.2 会阴严重裂伤的原因分析——鱼骨图

表 3.24.7　会阴严重裂伤要因评分表

编号	原因			成员投票									得分	要因
	大原因	中原因	小原因	XX	XX	XX	XX	XX	XX	XX	XX	XX		
1	人	助产士	接产技术不足	5	5	5	5	5	5	5	5	4	44	√
2			评估不全面	4	4	4	4	3	3	3	3	3	31	
3			与产妇沟通不够	4	4	4	3	3	3	3	3	4	30	
4			N1 级助产士预警能力不够	5	5	4	4	5	5	5	5	4	42	√
5			异常情况呼救不及时	3	3	3	3	3	3	3	2	2	25	
6		医生	产钳医生与助产士能级搭配不够	3	2	3	2	2	2	2	2	3	21	
7		产妇	孕期体重管理不足（巨大儿）	4	3	3	2	2	3	2	3	2	24	
8	法	质量管理	接产质量管理不到位	5	4	4	5	5	4	4	4	4	39	√
9		绩效考核	未对该类事件进行绩效考核	4	3	2	3	3	3	3	3	3	27	
10	环		生产量大，人力资源相对不足	4	3	4	4	3	4	4	3	4	33	

注：每位成员均可给予每项原因 1~5 分，5 分为最为重要，1 分为最不重要

（七）制定对策

（1）加强培训，提高助产士接产技能。

（2）强化分娩质量管理。

（3）提高助产士防范意识。

（4）绩效考核。

（5）增加助产士人力资源。

二、D 阶段

（一）明确分娩质量管理

（1）实施科内三级督查：护士长—质控组长—助产组长严格督查落实分娩安全核查制度。

（2）责任制管理分娩质量：白天由巡回组长把控，夜间由值班组长把控。

（3）分区域责任制管理：待产区、分娩区必须各有1名助产组长全面负责所管区域的重点病人和人员安排。

（4）能级管理调配：高危孕产妇能级对应管理，接产助产士与巡回助产士能级搭配。

（5）高年资助产士质量监控：调整高年资助产士巡回质量监控。

（二）强抓培训考核，提高助产士接产技能

（1）理论学习：女性盆底解剖；正常分娩接产；头位难产产时管理；会阴Ⅲ、Ⅳ度裂伤识别缝合；产钳助产。

（2）技能培训：分层级进行会阴保护及裂伤缝合技术培训。

（3）临床教学：组织8次高年资助产士临床助产技能教学。

（4）考核：1月、5月组织全体助产士分娩接产操作考核2次，由护士长、质控组长、教学组长监考。

（5）每月自评：助产士每月填写自评表，总结接产质量，提升个人技术水平。

（三）提高助产士防范意识

（1）病例讨论分析：组织全体助产士对每例病例进行分析讨论学习。

（2）对12例病例进行汇总分析，总结问题，提高医生助产士评估、预警、防范能力。

（3）安全警示教育：每季度召开安全警示会，时刻保持高度警惕。

（四）绩效考核与人力资源

（1）绩效考核：接产与巡回助产士同时绩效考核，双重质量防控。

（2）增加人力资源：新进本科学历助产士8名，并对其进行规范化培训。

三、C阶段

（一）分娩质量标准化管理

（1）制定产房分娩安全核查制度，对高危孕产妇进行有效管理，及时发现各环节的高危因素，积极采取防范措施。

（2）修订岗位职责：能级对应责任制助产，层级搭配接产、巡回。

（3）规范科学排班：待产区、分娩区设责任组长，分娩质量组长责任制。

（二）助产士技术能力有效提高

（1）按计划落实分层理论、技能培训和考核。

（2）通过自评表的填写，助产士对个人每月分娩质量有分析有总结。

（3）每月助产士例会对当月分娩质量进行分析，明确质量管理目标。

（4）总结每季度的分娩质量问题，召开安全警示会，有效提高助产士的防范意识。

（三）达到目标率，整改有效

经整改及措施落实，2021年会阴Ⅲ、Ⅳ度裂伤发生率为 0.01%。

四、A 阶段

经过 14 个月的持续改进，会阴严重裂伤发生率降至目标率以下，且保持较好。分娩质量管理制度健全，工作责任明确，助产士培训科学、系统。针对第三季度的 1 例产钳会阴Ⅲ度裂伤进行病例讨论，查找问题原因，提出整改措施，将列入下一个 PDCA 循环。

模块四 \ 医疗服务提升管理案例

4.1 PDCA 循环管理模式在提高医疗质量安全不良事件报告率中的应用

一、P 阶段

（一）选题背景

患者安全是医疗保健的一项基本原则，不良事件管理是患者安全的重要内容。2007 年，中国医院协会首次将"鼓励主动报告不良事件"作为"患者安全目标"一项重要内容提出。2008 年原国家卫生部首次将"报告医疗不良事件"纳入《医院管理评价指南（2008 年版）》中。2016 年，原国家卫生计生委发布《医疗质量管理办法》，对医疗机构不良事件报告及管理提出要求。《国家医疗服务与质量安全报告》显示，我国医疗机构医疗质量安全不良事件发生情况与国际相关数据比较，在识别和报告率上还有一定差距。

近年，不良事件的报告和处置，已逐渐成为世界卫生组织关注的焦点。截至 2018 年，国内尚缺乏统一的标准分级体系及管理模式。如何规范医疗机构内部医疗安全不良事件管理、提高上报率仍是困扰众多医疗机构的难题。重庆市妇幼保健院是重庆市唯一的三级甲等妇幼保健院，一直努力探索建立一套科学的、系统的、可持续的医疗安全不良事件管理模式，加强识别和报告，提升医疗质量安全水平。

（二）原因分析

2018 年底，通过医院质量与安全管理委员会讨论，成立由医务科、护理部、院感科、质量管理科、药剂科、设备科等部门抽取专人组成的不良事件管理小组，收集 2016 年 1 月—2018 年 12 月主动上报的 1222 件不良事件进行分析，结果显示 2016 年、2017 年、2018 年上报例数分别为 212 件、332 件、678 件，其中有效件数仅为 56 件、160 件、386 件，有效上报率为 26.42%、48.19%、56.93%，每百张床位年（有效）报告数分别为 18.67 件、34.19 件、70.44 件，典型事件重复发生率（即无效整改率）高达 43.88%（图 4.1.1）。管理小组运用头脑风暴法、鱼骨图、柏拉图等质量管理工具进行原因分析，发现存在管理体系不健全、事件识别能力弱、上报总数少、临床医技科室参与率低、有效事件上报数低、未形成有效持续改进模式等问题（图 4.1.2）。

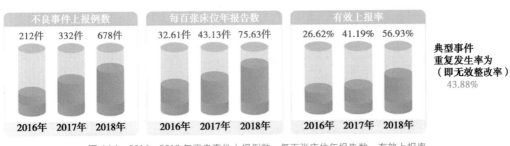

图 4.1.1　2016—2018 年不良事件上报例数、每百张床位年报告数、有效上报率

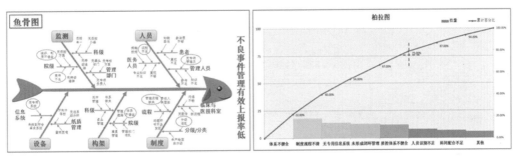

图 4.1.2　运用鱼骨图、柏拉图分析不良事件上报率低的原因

（三）确定改进措施和预期目标

通过分析医院不良事件管理能力，确定以下改进措施：明确改进措施、构建四级管理体系、明确分级体系、使用信息系统管理、建立闭环管理模式、举办不良事件管理 PDCA 案例分析比赛等。在此基础上建立科学、有效、可持续的不良事件管理模式，明确到 2020年底实现每百张床位年报告事件数 ≥ 75 件，有效事件上报率提高到 80% 以上，科室参与率提高到 100%，典型事件重复发生率（无效整改率）降低至 15% 以下。

二、D 阶段

（一）完善管理体系，建立四级构架

不良事件四级管理组织构架依次为医院质量与安全管理委员会、不良事件管理小组、相关院级管理部门、各临床医技科室，专项工作小组办公室设在质量管理科，后三级构架部门分别设专项管理员。常规事件由员工上报至科室、科室上报院级管理部门、院级管理部门上报不良事件管理小组，匿名事件由员工直报不良事件管理小组，不良事件管理小组就重要和典型事件向医院质量与安全管理委员会汇报。医院质量与安全管理委员会统筹全院不良事件管理，不良事件管理小组为牵头执行组织。

（二）更新管理制度，明确分级分类体系

根据事件严重程度分为"警告事件""不良事件""未造成后果事件"和"隐患事件"四级，根据对患者造成损害的轻重程度，进一步细化为"A—I"九等，将四级与九等对

应。对事件发生到上报、分析与处理、改进追踪确定标准化流程及时限。结合医院不良事件风险环节，建立强制上报清单。强调保密性、非惩罚性、公开性原则。细化分类 9 大类，80 余项子类（图 4.1.3）。

医院安全（不良）事件强制性报告清单

管理类别	项目分类	强制报告项目
各类别医院安全（不良）事件		分类明确的Ⅰ级、Ⅱ级医院安全（不良）事件
医疗管理类	医疗文书	丙级病历
	诊断与治疗	
	知情同意	
	手术	未严格执行手术物品清点
		未严格执行手术安全核查制度
	麻醉镇痛	
	沟通	医务人员之间沟通不畅、医务人员与患者之间沟通不畅导致的严重不良后果事件
	非计划（预期）事件	非计划再次手术
		0~30 天非计划重返住院
	急诊急救（绿色通道）	
	计划生育技术服务	
	营养膳食	
	康复治疗	
	会诊	会诊超期未到

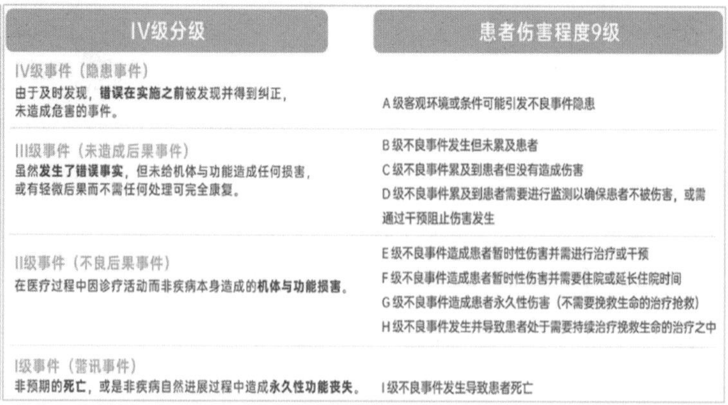

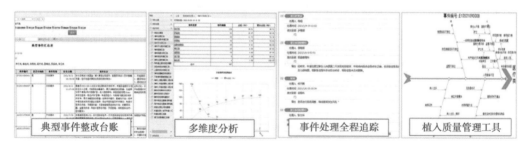

图 4.1.3　建立强制上报清单，标准化分级体系

（三）应用信息系统，提高管理效率

医院采购不良事件管理专用信息系统，并根据管理需求，不断完善信息系统功能，先后实现分级 / 分类管理、重点时段专项分析、嵌入质量管理工具、典型事件库等功能（图 4.1.4），极大缩短了纸质上报、事件处理、事件查询的时间，极大便利了事件监测和分析。

图 4.1.4　应用不良事件管理信息系统

（四）建立基于 PDCA 循环的闭环管理模式

管理小组牵头多部门制定典型不良事件闭环管理制度，从事件分析讨论、典型事件界定标准、典型事件台账管理、质量管理工具应用、整改措施落实追踪、成效评定标准等确定标准化流程，制定从事件发生到有效整改的闭环管理模式（图 4.1.5）。管理小组牵头落实院级分析及持续改进，季度发布不良事件质控报告。临床医技科室月度组织科室不良事件管理小组专题会议，形成不良事件管理专项小结。

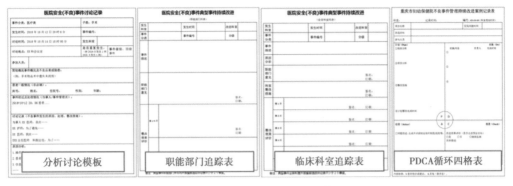

| 分析讨论模板 | 职能部门追踪表 | 临床科室追踪表 | PDCA循环四格表 |

图 4.1.5 统一分析、讨论、追踪模板

（五）举办不良事件管理 PDCA 案例分析比赛

　　征集年度全院不良事件管理 PDCA 案例，质量管理小组集中初评后，筛选出优质案例进行现场比赛，邀请院内外专家为评委，从优秀不良事件管理案例分享、质量管理工具应用点评、持续改进成效点评等方面，以比赛的方式提升科室参与度、促进质量管理工具在不良事件管理中的应用（图4.1.6）。汇总不良事件管理优秀 PDCA 案例，印制成册全院发布。

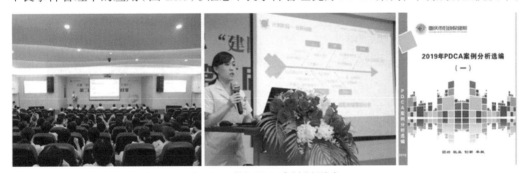

图 4.1.6 举办 PDCA 案例分析比赛

（六）强化警示教育

　　举办患者安全暨典型不良事件培训会。年度举办不少于 2 期患者安全暨典型不良事件警示教育培训，提高不良事件识别能力（图 4.1.7）。重点对国内近期报道的典型医疗质量安全事件、院内投诉纠纷、典型不良事件举办专题培训，强化医务人员患者安全意识，提升医务人员不良事件管理识别能力及参与度。

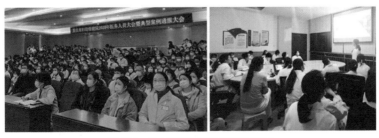

图 4.1.7 举办院科两级警示教育培训会

（七）加强培训考核

一是组织管理制度培训，年度院级不良事件管理专项培训 1~2 期，科级不良事件管理培训 2~3 期，明确专人负责。二是组织质量管理工具培训会，重点对全面质量管理（TQC）、质量环（PDCA 循环）、品管圈（QCC）、RCA、鱼骨图、柏拉图等常用质量管理工具培训，强调工具在实际工作中的系统应用（图 4.1.8）。提升全院科学应用质量管理工具开展不良事件分析、整改氛围。三是制定不良事件专项质控标准，建立质控体系，季度开展专项质控，质控结果纳入科室绩效（图 4.1.9）。

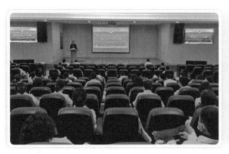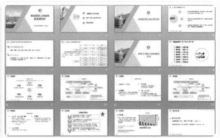

图 4.1.8　组织质量管理工具培训会

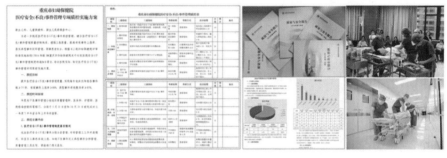

图 4.1.9　建立不良事件质控标准并开展专项质控

三、C 阶段

2020 年底建立了科学、有效、可持续的不良事件管理模式，实现每百张床位不良事件年报告 77.21 件，有效事件上报率提高到 82.14%（图 4.1.10），典型事件重复发生率（无效整改率）降低至 8.22%，科室参与率从 43.23% 提高到 100%（图 4.1.11），达到预期目标。

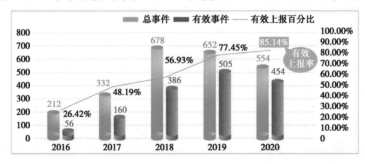

图 4.1.10　2016—2020 年不良事件上报数及有效上报率

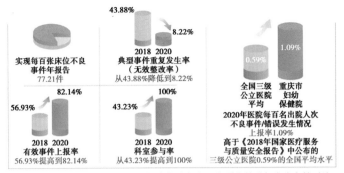

图 4.1.11 2018 年与 2022 年有效事件上报率、典型事件重复发生率等对比

2020 年医院每百名出院人次不良事件 / 错误发生情况上报率 1.09%，高于《2018 年国家医疗服务与质量安全报告》中公布的三级公立医院 0.59% 的全国平均水平。不良事件识别能力、上报率及闭环管理质量明显提升。

四、A 阶段

（一）成果标准化

1. 标准化不良事件四级管理组织构架体系及管理制度

医院质量与安全管理委员会、不良事件管理小组、相关院级管理部门、各临床医技科室的四级管理构架完整契合医疗质量管理中决策层、控制层、执行层的要求，是院科两级持续改进的前提，在工作中不断巩固完善。固化并更新不良事件管理制度，调整职能职责。

2. 标准化信息系统管理

标准化契合管理需要的不良事件信息系统，缩短事件上报、处理、查询的时间，便利事件监测和分析。

3. 标准化 PDCA 循环的闭环管理

基于 PDCA 循环理念，标准化从事件分析讨论、典型事件界定标准、典型事件台账管理、质量管理工具应用、整改措施落实追踪、成效评定标准等各项流程，固化闭环管理模式。

（二）持续改进

尽管目前不良事件识别力、上报率较前明显进步，但仍存在不同类型事件识别力和上报率差异大、少数典型事件持续改进效果欠佳等问题，将会列入下一个 PDCA 循环当中。

不良事件管理涉及面广，但存在缺乏统一量化指标问题。虽然国家通用量化指标有等级医院评审规定的每百张床位事件上报例数、医院每百名出院人次不良事件 / 错误发生情况上报率，但仅针对上报率。院内将有效事件上报率、事件有效整改率、科室参与率纳入管理指标，虽然对量化指标有一定弥补，但指标内容相对较粗，医院运行中还涉及非计划再次手术率、0~30日非计划重返住院率、重点时段发生率、重点科室发生率、可预防的严重并发症有效管理等内容，缺乏精确量化指标应用于不良事件管理，下一阶段将探索应用Delphi法建立不良事件管理指标体系。

综上，医院不良事件管理历经上报数量由少到多，上报质量由杂乱到有序，人员上报意识由排斥抵触到主动参与，事件整改由粗放到精细，经过不断的总结提炼，形成了适宜于自身发展需求的管理模式。经过2年多的稳定运行，医院不良事件管理取得了较好的成效，为医院患者安全文化建设作出了突出的贡献。基于PDCA循环的闭环管理模式成功地实现了典型事件台账中大量事件的有效整改，事件再发率明显降低。不良事件信息系统的应用和强制上报清单的建立提高了不良事件识别力，有效事件上报大幅度提升。此外，不良事件管理模式经验多次在省级妇幼保健质量管理会议上进行分享，引领和带动大批基层妇幼保健机构建立完善的不良事件管理体系，获得同行业广泛认可。案例涉及经费投入较少，主要依托改善医院内部管理体系改进不良事件识别、上报、闭环管理，具有较强的可操作性。

4.2 规范孕妇学校管理运营模式，提升健康教育效果

一、P阶段

（一）选题背景

中共中央、国务院在《"健康中国2030"规划纲要》中明确"共建共享、全民健康"这一战略主题，并在《健康中国行动（2019—2030年）》提出普及健康知识，提高全民健康素养水平，是提高健康水平最根本经济有效措施之一。为落实"健康中国2030"规划纲要，切实保障母婴安全，促进儿童健康成长，国家卫生健康委发布《母婴安全行动计划（2018—2020年）》（国卫妇幼发〔2018〕9号）并要求各级助产机构广泛开展健康教育与健康促进，普及孕育健康知识，使每个孕产妇成为自身健康第一责任人。孕妇学校作为中国妇幼保健的特色服务场所，是各级助产机构对孕产妇及其家属开展孕产期健康教育的重要场所，是帮助孕产妇掌握健康知识、建立健康行为的重要手段，直接关系着母婴健康水平。同时孕妇学校管理模式会影响孕产期保健知识的科学传播，而导致孕妇不同的分娩结局。因此，探索利用PDCA循环规范孕妇学校管理运行模式，提升健康教育效果，具有重要意义。

（二）现状调查

重庆市妇幼保健院孕妇学校尚未进行规范统一管理，存在课程设置局限且内容未结合需求及时调整、孕妇学校听课人数下降，无法获取孕妇学校健康教育效果评价指标等突出问题（表4.2.1），成为了制约孕妇学校发展，提升孕产妇孕妇学校听课量、孕产期健康知

识知晓率等的阻力。

表 4.2.1 重庆市妇幼保健院孕妇学校 2017 年与 2018 年开设情况对比

开设情况		2017 年	2018 年	变化幅度（%）
课程内容（个）	理论课	10	10	0
	运动训练课	5	5	0
听课人次		14431	12783	−11.42

（三）设定目标

计划利用 1 年的时间，通过多部门参与配合规范化孕妇学校的管理运行模式，达到以下目标：

（1）完善孕妇学校制度建设，优化孕妇学校课程设置，建立孕妇学校健康教育效果评价机制，形成以主管业务科室牵头，多临床业务科室共同参与的一体化管理模式。

（2）实施互联网＋线上孕妇学校和线下实体孕妇学校的双线运行模式。

（3）年度孕妇学校听课人数达到 2.5 万人次；获取孕妇学校健康教育效果评价指标。

（四）拟定计划

拟定计划如图 4.2.1 所示。

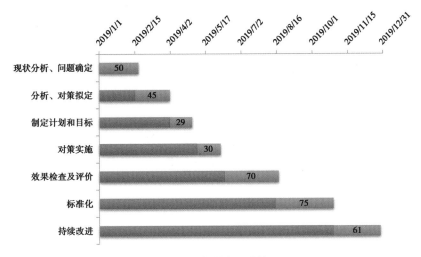

图 4.2.1 拟定计划——甘特图

（五）分析原因

从人员、制度、设备、环境、材料五个方面进行原因分析，头脑风暴，并绘制鱼骨图（图 4.2.2），认为主要问题集中在以下几个方面：①孕妇学校管理组织不明，制度流程不健全；②未实施互联网＋线上孕妇学校，不能提供线上课程；③孕妇学校课程内容局限，形式单一；

④孕妇学校宣传力度不够；⑤缺乏孕妇学校质量管理工作，未明确质控指标体系； ⑥其他还包括管理人员配备不足，无专职管理员和授课老师不够重视，缺乏激情等等（图4.2.3）。

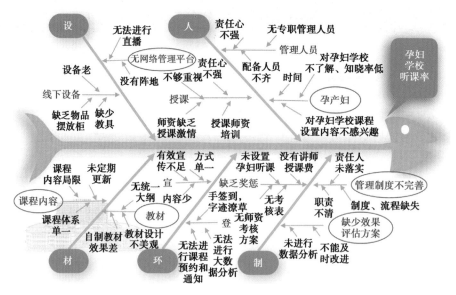

图 4.2.2　孕妇学校听课率低的原因分析——鱼骨图

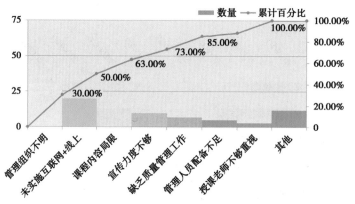

图 4.2.3　孕妇学校听课率低的原因分析——柏拉图

（六）制定对策

（1）明确孕妇学校管理模式，制定制度、规范流程。

（2）革新孕妇学校运行模式，实施线上线下孕妇学校。

（3）扩大更新孕妇学校内容，优化孕妇学校课程设置。

（4）利用"网、微、屏"多途径，加强孕妇学校宣传力度。

（5）明确孕妇学校质量管理指标，定期开展质控工作。

二、D 阶段

（一）明确孕妇学校管理模式，制定制度、规范流程

确定健康教育科作为孕妇学校业务主管科室，负责孕妇学校管理运行；群体保健办公室作为行政职能管理部门，负责对孕妇学校及其质量管理进行定期监管评价的组织管理结构。作为业务主管科室，健康教育科设定专职孕妇学校管理人员 1 名负责具体工作，并组织相关临床科室多次讨论，明确孕妇学校课程设置、教室教具管理、学员管理、师资管理、效果评价等 12 项孕妇学校管理制度与流程，建立孕妇学校规范化管理模式。

（二）革新孕妇学校运行模式，实施线上线下孕妇学校

与"快乐孕育"项目合作，凭借"孕教云"平台开设运行我院互联网＋网络孕妇学校，并实现线上课程信息发布、预约、直播互动、课程回播、数据统计等功能。

（三）扩大更新孕妇学校内容，优化孕妇学校课程设置

健康教育科组织各临床科室对孕妇学校课程内容进行讨论，并扩展孕妇学校课程内容，增加出生缺陷筛查防治、孕产期安全用药、眼保健、孕期超声常识等 17 节理论类课程，全方位普及孕期科普知识；优化孕妇学校课程设置，增设分娩体验、产程中的呼吸方式及自由体位、母乳喂养等 3 节互动训练类课程，并将此类课程开课频次由每周 2 节提高至每周 6 节，满足孕妇互动指导需求。

（四）利用"网、微、屏"多途径，加强孕妇学校宣传力度

制作"孕妇学校简介"和年度孕妇学校课程表，用于产科门诊孕妇建档室常规发放，加强建档孕妇对孕妇学校的了解认识，提高孕妇学校报名率；二是利用"医院官方微信公众号""孕教云平台"和"电子立屏"多个载体，采取"月、周、日、课前"课程发布的方式，加强孕妇对课程的提醒，提高听课人数。

（五）明确孕妇学校质量管理指标，定期开展质控工作

健康教育科设立科室孕妇学校质控小组，明确孕妇学校质量管理核心指标，每季度定期开展质控工作。

三、C 阶段

（一）孕妇学校运营情况

2019 年孕妇学校听课总人次达 36956 人次，是 2018 年的 2.89 倍，听课人次得到明显上升。

（二）孕妇学校效果评价

（1）孕妇学校孕妇核心知识知晓定期调查。从 2019 年 7 月起，每月定期开展孕妇健康知识知晓情况调查。2019 年 7 月—12 月自然分娩知晓率为 97%~100%；母乳喂养知晓率为 88%~94% 之间，均处于较高水平（图 4.2.4）。

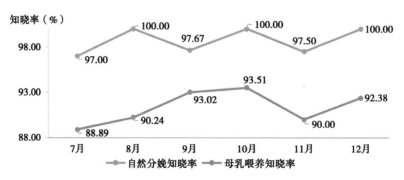

图 4.2.4　2019 年 7 月—12 月孕妇健康知识知晓率

（2）专项效果评价工作。如表 4.2.2 所示，以参加网络孕妇学校的 210 名孕妇（平台组）和不参加网络孕妇学校的接受常规孕期健康教育的 210 名孕妇（常规组）为研究对象，对两组孕妇分娩时孕期体重增长、分娩方式选择、分娩孕周和新生儿出生体重等情况开展专项研究。结果显示：平台组孕期体重增长合理比例高于常规组（$P<0.01$），平台组剖宫产率、早产率、巨大儿及低体重儿出生率低于常规组（$P<0.05$）。提示平台化管理式网络孕妇学校能帮助孕妇合理控制孕期体重、选择分娩方式和获得良好的分娩结局。

表 4.2.2　健康教育效果评价指标比较 [n(%)]

评价指标	平台组（n=206）	常规组（n=182）	卡方值	P
孕期体重增长情况				
合理增长	126（61.17）	82（45.05）	10.084	< 0.01
不合理增长	80（38.83）	100（54.95）		
分娩方式				
剖宫产	53（25.73）	70（38.46）	4.236	< 0.05
自然分娩	153（74.27）	112（61.54）		
早产				
是	3（1.45）	13（7.14）	7.903	< 0.01
否	203（98.55）	169（92.86）		
出生体重情况				
巨大儿或低体重儿	10（4.85）	19（10.44）	4.359	< 0.05
正常体重儿	196（95.15）	163（89.56）		

四、A 阶段

经过 6 个月的持续改进，孕妇学校互联网＋线上孕妇学校和线下实体孕妇学校的双线运行模式日趋健全，孕妇学校听课情况持续向好，知识知晓率持续处于较高水平。

尽管目前孕妇学校管理较前明显进步，但仍存在各课程听课人数差异大、职能部门对孕妇学校监管不足等问题，将列入下一个 PDCA 循环中持续改进。

4.3 基层医院产前超声筛查培训系统的建立与持续改进

一、P 阶段

（一）选题背景

我国通过开展出生缺陷三级预防体系建设，多维度预防出生缺陷的发生。二级预防是在妊娠过程中对可能发生的出生缺陷进行产前筛查及产前诊断，其中运用最为广泛的就是孕期超声检查。而产前超声检查能否在出生缺陷二级预防中有效发挥作用，很大程度取决于操作人员的技术水平以及医学专业知识功底。

提高产前超声检查人员的诊断能力一直是各种培训的目的，但目前各地产前超声诊断技术发展并不均衡，国内缺乏产前超声检查规范的统一标准，专家共识也未能全面推广，且存在基层产前超声诊断人手紧缺、专业化水平不规范、相关理论知识薄弱等问题。

重庆市妇幼保健院超声科于 2016 年获批成为重庆市首家产前超声筛查培训基地，为了寻求一种科学的、可快速推广的产前超声培训模式，我们应用 PDCA 循环持续质量改进来提升培训质量，以达到快速、有效提高基层医院产前超声医生的专业理论知识、实践操作水平，解决基层医院人手紧缺情况下的产前超声诊断技术提升问题。

（二）现状调查

在培训开始前，我们对重庆区县 80 家从事产前超声检查的 Ⅱ 级及以上医院进行摸底调查，发现基层医院超声人员严重短缺，且具有执业资格的人员相对较少，因此培训时间不能太长，通过反复论证，结合基层医院从事产前超声检查的人员水平及培训基地条件，拟每年举办两期产前筛查培训班，每期 3 个月（14 周），20~22 人 / 期。

培训期学习过程分三个阶段：第一阶段为"理论＋模拟操作训练＋实体观摩"；第二阶段为"理论＋模拟操作训练＋远程操作示教＋实体操作训练"；第三阶段为"理论＋模拟操作训练＋实体操作训练＋异常病例诊断思路训练＋异常病例远程示教"。培训期间有三次大型考核及每周考核，大型考核分别为培训前的理论摸底考试及实体操作摸底考试、培训中期理论考试及模拟操作考试、培训结束后的理论考试及实体操作考试，周考核为每周理论教学内容及本周大纲要求掌握的切面操作内容。

产前超声筛查具有"高风险"的特点，而参与培训的学员多数没有产前超声筛查相关的工作基础，为保证培训质量，培训基地对第 1 期、第 2 期的毕业学员进行回访，发现有部分学员在通过 3 个月的培训及考核后回原单位并没有从事产前超声筛查或没有按照规范进行检查，造成培训资源的浪费以及潜在的医疗风险。

为了解毕业学员回原单位后的工作开展情况，我们对第 1 期、第 2 期的毕业学员（41人）进行回访，统计毕业后从事产前超声筛查的学员数量，结果显示第 1 期 75% 的学员，第 2 期 71% 的学员毕业后从事产前超声筛查工作（表 4.3.1）。

表 4.3.1　第 1、第 2 期毕业学员回访调查情况

	毕业人数	毕业后产前超声筛查开展人数	比例
第 1 期	20	15	75%
第 2 期	21	15	71%

（三）分析问题

为明确部分毕业学员回原单位后不从事产前超声筛查工作的原因，以便进行后续改进，培训基地成立 CQI 小组，组长由培训基地主任担任并负责总体筹划与规划，培训基地其他负责人及学员导师、秘书等担任组员，分别负责方案组织和推行、问卷设计、问卷发放及收集统计、具体内容推行等。

CQI 小组向已毕业的第 1 期、第 2 期共 41 名学员发放问卷调查表，并运用"要因分析打分表"（表 4.3.2）及"柏拉图"以确认主要问题（图 4.3.1）。

表 4.3.2　问卷调查结果"要因分析打分表"

毕业后产筛工作开展不理想或不规范		选择人数
大要因	小要因	
人	回当地没有老师指导、把关，风险太大	40
	培训期间操作机会较少，能力不够	20
	疑难病例缺乏会诊制度，对于异常病例的诊断没有底气	35
	当地孕妇不信任，宁愿在主城区做检查，病人量少	5
仪器	仪器数量少	4
	仪器质量差、图像差	10
制度	科室存图规范及质控标准不完善	38
	科室的培训及考核不够	4
环境	工作量大，医院及科室更重视其他风险较小的项目	3

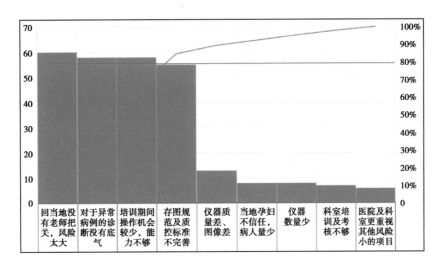

图 4.3.1　毕业后产筛工作开展不理想或不规范的原因分析——柏拉图

统计调查问卷结果显示毕业学员不开展产筛工作或不规范的主要原因（超过 80%）为：①学员回当地没有老师指导、把关，风险太大；②疑难病例缺乏会诊制度，对于异常病例的诊断没有底气；③所在科室存图规范及质控标准不完善；④培训期间操作机会较少，能力不够。

（四）确认目标及制定措施

目标是提高学员培训期间的培训效果、对毕业后学员进行持续指导及质控以提高学员毕业后产筛工作开展率以及提高学员毕业后产前超声筛查的质量。针对主要问题，运用"5W1H"表格制定详细改进措施（表 4.3.3）。

表 4.3.3　制定详细改进措施——"5W1H"

What	Why	Where&When	Who	How
提高学员培训效果及毕业后产筛检查质量	人	超声诊室，2018 年 3 月—2019 年 5 月	学员及带教老师	合理安排理论及操作时间，增加学员上机操作时间，导师点评学员图像
		示教室，2018 年 3 月—2019 年 5 月	学员及带教老师	采用案例式问题导向学习法，增加疑难病例学习，增加异常病例报告书写培训
		超声科，2018 年 6 月—2019 年 7 月	A	对学员毕业后图像质控
		会议室，2019 年 4 月—7 月	B	开展妇幼保健专科联盟"产前超声筛查特殊病例讨论会"邀请学员汇报病例
	机	模拟人实训室，2018 年—2019 年 7 月	C	增加夜间模拟人操作训练时间

续表

What	Why	Where&When	Who	How
提高学员培训效果及毕业后产筛检查质量	机	超声科，2018年11月—2019年7月	D	安装远程会诊设备，学员观摩远程会诊
		超声科，2018年11月—2019年7月	D	安装视频设备供学员观摩异常病例
	环境	超声诊室，2018年3月—2019年6月	超声科带教老师	增加系统超声检查诊室；增加加班诊室及人次
		超声科，2018年3月—2019年6月	分诊人员及转诊联络员	合理分配病人，维护候诊秩序；合理安排转诊病人，反馈转诊检查结果
	制度	超声科，2018年1月—2018年2月	质控组人员、导师及科秘	制定新版课程安排，修订学员考核制度
		超声科，2018年3月—2018年6月	质控组人员、导师及科秘	制定后期质控方案，拟定后期指导计划，优化转诊流程及反馈转诊结果

二、D阶段

（1）培训基地根据学员提出的建议适时增加了新的课程，涉及母胎医学各领域、纠纷风险及仪器调节等，理论课时由106学时逐渐增加到170学时；授课形式多样，包含现场授课、视频教学、学术大会、给学员提供平台开展病例沙龙；组织学员参与科内小讲座、疑难病例讨论及远程会诊等。

（2）为提高教学效果、避免疲劳，合理安排教学时间，由上午半天理论改为上午、下午各2学时，其他时间调整为操作培训（模拟人操作及实体操作）。

（3）增加学员上机操作的时间，分诊台合理预约，通过早上提前上班、夜间加班、周末加班，增加学员的上机时间，同时不影响科室正常工作。

（4）带教老师按照规范带教，每天对学员保存的图像逐一点评，对难操作的切面手把手带教；严格考核，每次考核都有详细评价。

（5）结合案例式教学法，将临床典型病例资料制作成多媒体课件，让学员主动参与讨论、书写报告，再由教师总结补充，巩固知识点；培训后期加强异常病例学习及异常病例报告书写，强调诊断及鉴别诊断。

（6）加强毕业后的质控，所有学员回原单位后，每月上传至少1份Ⅲ级胎儿系统图像，由培训基地考评小组审核并点评，不足之处给予点评意见并反馈给学员，以便改进提高，连续三次传图考核90分以上者方可发放证书。所有学员每半年统计一次自己所做Ⅲ级胎儿系统超声的数量及所在机构产前超声筛查的阳性率。

（7）为解决学员们开展产前超声工作的疑惑与困难，提供远程网络会诊及绿色转诊通道，及时对病例做出诊断及结果反馈。培训基地通过与国内及市内多家"产前诊断中心"建立合作关系，对需要提供预后及遗传咨询的孕妇及家属提供远程咨询和患儿生后就医渠道，为基层地区孕妇解决了"产前—产后一体化咨询"的难题，也解决了学员们的后顾之忧。

（8）通过基地专家下沉指导协助基层单位制定规范及考核指标，协助产前超声筛查相关质量控制工作的开展；并准备建立重庆市产前超声技术培训及质控网络。

以上措施从第3期培训班开始实施，并不断完善。

三、C阶段

（一）培训效果比较

与改进前的第1期、第2期学员比较，实施改进措施后的第3—6期培训班学员的模拟操作次数、实体操作次数明显增加，学员的结业考试成绩提升明显（图4.3.2—图4.3.4）。

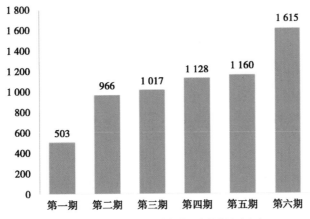

图 4.3.2　第1—6期学员模拟练习次数统计（次）

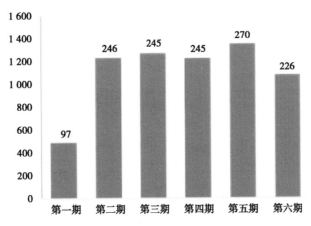

图 4.3.3　第1—6期学员实体练习次数统计（次）

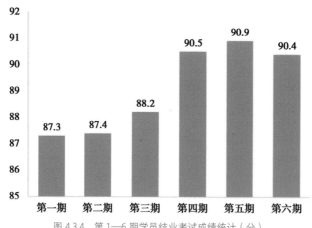

图 4.3.4　第1—6 期学员结业考试成绩统计（分）

（二）学员毕业后工作开展情况比较

对 6 期学员进行问卷回访，共发放问卷 105 份，回收有效问卷 102 份，调查结果显示经过培训后学员开展产前超声检查数量增加、操作更规范，质控措施更完善（图 4.3.5）。

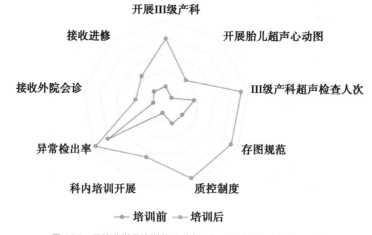

图 4.3.5　已毕业学员培训前后科室工作开展情况问卷调查雷达图

四、A 阶段

（1）完善培训基地学员培养制度 1 项、学员考核制度 1 项，更新教学计划，优化基地理论课程。

（2）2017—2021 年举办了 8 期培训班，招收学员 178 人，覆盖重庆、四川、云南、贵州四省市。其中，重庆市覆盖 37 个区县，110 所医院；四川省覆盖 8 个区县，10 所医院；云南省 1 个区县及 1 所医院；贵州省 2 个区县及 2 所医院。参培人员回到原医院后均成为科室业务骨干，对提高各自医院产前超声筛查水平发挥了积极作用。

（3）为了让学员及更多的基层超声医师掌握产前超声标准切面，培训基地专家在多年工作经验及规范化带教、培训的基础上，出版了《中孕期胎儿超声常用切面解析》一书。本书内容翔实，图文并茂，包括正常参考值、标准切面的判断、扫查方法、注意事项等，以其实用性获得广大基层医师的青睐。

（4）总结对学员的指导经验，结合基层医院需求，成功申报开展适宜技术推广项目2项，分别为"心腹横切面二维超声快速筛查胎儿复杂心脏畸形的应用推广"及"多普勒超声对高危妊娠子宫—胎儿—胎盘循环血流动力学监测"。

（5）总结教学、培训及质控经验，培训基地发表教学类论文2篇及质控类论文2篇。

（6）定期举办特殊病例讨论会及学术交流活动，让学员们分享经验，达到产前超声诊断工作质控的"日常化"。

（7）为解决学员及其他基层医生在产前超声规范及质控等方面的困惑，进一步提升产前超声检查规范化、标准化和同质化水平，成立重庆市产科医疗质量控制中心产前超声质量控制专家组，并颁布实施《重庆市产前超声检查及质控规范（试行）》（渝产医质控函〔2021〕5号）。

（8）为了让更多的基层医生能得到规范化的培训及提升，培训基地于2020年启动了"孕育"星火计划——重庆市产前超声技术培训及质控联动项目，目标是5年内重庆市各助产机构的产科超声人员能100%得到规范化的培训及同质化质控，从而全面提高我市的产前超声诊断水平。

综上，基层产前超声筛查医生需要具备扎实的产前超声诊断知识及胎儿相关疾病预后评估的理论知识，同时按照指南进行标准扫查，以达到排查致死性及严重胎儿畸形，并将发现的异常病例转诊至该地区产前诊断中心的目的。在我国尚无统一的产前超声诊断医生培训模式和质控体系的前提下，重庆市产前超声筛查培训基地针对基层医院产前超声筛查培训系统的建立与持续改进，提高了基层地区产前超声诊断医生的理论水平和实践操作能力，能有效解决人手紧缺的问题，提高重庆地区产前超声诊断覆盖范围，让更多基层偏远地区孕妇从中受益。希望通过我们的不断摸索和持续改进能培养出更多的基层产前超声诊断医生，降低出生缺陷率，为实现健康中国做出贡献。

4.4　加强医气终端临床维护管理，充分发挥医学装备管理效应

一、P阶段

（一）项目背景

现代化医院建设中医用气体系统（简称"医气系统"）是生命支持类系统必不可少的

组成部分。医用气体的品质至关重要，气体质量必须符合患者安全使用要求。影响医用气体品质的原因有很多，医疗气体终端（简称"医气终端"）也是其中重要的一环。在我院，医气终端主要分布在手术室、住院部病房、儿科门诊和产科门诊。常用的医气终端有医用氧气终端、负压吸引终端和医用空气终端等，全院各类医气终端总计约 1712 个。

医气终端是整个医气系统的末端，一般医气系统的管理都着重在汇流排、液氧站等大型区域，医气终端的维护管理往往被忽略。在医院设备工程师的日常巡查和使用科室使用反馈情况中，发现了不少问题，再结合专业机构的检查、指导，为保障患者使用安全、规范日常管理，选择从医气终端入手开展 PDCA 持续改进工作，提升管理质量。

（二）现状调查、设定目标

对 2019 年 1 月—6 月使用科室发生较多的五个故障问题进行统计，共收集样本 9881 例，不合格总例数 100 例，平均故障率 1.01%。这五个问题中发生最多的是终端内部积尘（25 例），较少的是终端外部锈蚀（14 例），如表 4.4.1 所示。计划通过持续改进工作，将五个医气终端故障率降至 0。

表 4.4.1　2019 年 1 月—6 月医用气体终端故障统计表

项　目	01月	02月	03月	04月	05月	06月	合计
样本总数	1637	1640	1646	1647	1653	1658	9881
终端外部锈蚀	2	3	2	3	3	1	14
终端使用漏气	3	2	2	4	3	2	16
终端内部堵塞	5	4	4	3	4	2	22
终端拔插故障	4	3	5	4	4	3	23
终端内部积尘	5	6	3	3	4	4	25
样本故障总数	19	18	16	17	18	12	100
样本故障率	1.16%	1.10%	0.97%	1.03%	1.09%	0.72%	1.01%

（三）原因调研分析

医院设备工程师从设备、人员、材料、环境和制度五个方面梳理出 19 条可能原因，设计"医用气体终端故障原因调研评分表"（表 4.4.2），请新生儿科、产房、手术室、儿科门诊和产科门诊 5 个重点使用科室区域勾选打分。

表 4.4.2　医用气体终端故障原因调研评分表

故障原因		分值				
		1	2	3	4	5
设备	接口拔插使用频率过高					
	连接管道不标准					
	接口不匹配					
人员	交接班沟通不到位					
	培训考核落实不到位					
	巡查维保不及时					
	责任心不强					
	不良操作习惯					
	操作流程不熟悉					
	操作专业知识匮乏					
	医气终端保养未落实					
制度	缺乏完善医气操作流程					
	管理制度监督执行不够					
	管理制度考核不完善					
	管理制度不够完善					
环境	使用状态标识不明确					
	医气终端接口混用					
材料	医气终端质量差					
	医气终端接口质量差					

　　将评分统计后，绘制鱼骨图（图 4.4.1），初步看出有四个要因，分别是：接口拔插使用频率过高、医气终端接口质量差、巡查维保不及时和终端保养未落实。

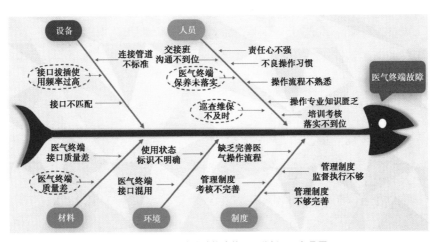

图 4.4.1　医用气体终端故障的原因分析——鱼骨图

（四）拟定计划

通过"5W1H"拟定具体的计划对策，拟出各项措施、负责人、实施地点和计划完成时间（表4.4.3）。

表4.4.3 拟定计划——"5W1H"

问题（What）	原因（Why）	措施（How）	负责人（Who）	实施地点（Where）	完成时间（When）
终端内部积尘 终端内部堵塞 终端外部锈蚀	医气终端保养未落实	加强医气终端保养	使用科室加强医气终端巡查及一二级保养； 设备工程师制定保养计划并加强； 督促厂家工程师做终端保养	设备管理科设备工程师和科室设备管理员	医气终端使用科室	2019.07—2019.12
终端拔插故障 终端使用漏气	巡查维保不及时	加强巡查维修维护管理	设备工程师制定维护周期、制定维修管理制度； 科室加强巡查及时报修并张贴标识，设备工程师及时处理报修并持续跟踪回访	设备管理科设备工程师和科室设备管理员		
	医气终端质量差	加强医气终端更换维修管理	医气终端要求延长质保； 督促厂家更换原装配件； 设备工程师做好维修明细登记；	设备管理科设备工程师和厂家工程师		
	接口拔插使用频率过高	加强医气终端拔插使用管理	对医气终端使用频率较高的进行固定； 科室使用时不拔插采用直接更换接口管路的方式；	设备管理科设备工程师和科室设备管理员		

二、D阶段

（1）设备工程师对医气终端日常巡查及维护保养（图4.4.2）。

（2）按照实际情况，对医气终端明确标识标记，便于识别和管理。

（3）厂家工程师对全院的医气终端进行售后维护保养。

（4）设备工程师对实际操作人员进行培训、考核。

（5）设备工程师协调配合厂家对医气终端及时进行维修、调试。

（6）在医学装备管理群不定期推送医气管理相关制度，开展维护保养知识培训，促进各科室之间交流反馈。

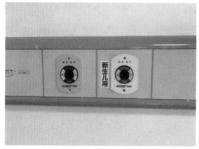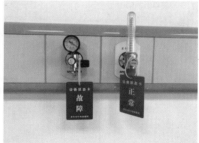

图4.4.2 医气终端日常巡查及维护保养

三、C 阶段

（一）整改效果

2019 年 7 月—12 月计划对策实施后，医院医气终端问题整改情况良好。共收集 10083 例样本，平均故障率 0.5%，较之前的 1.01% 有明显下降。5 个医气终端问题例数均下降，医气终端的积尘、堵塞、锈蚀等问题都得到了有效改善（表 4.4.4）。

表 4.4.4　2019 年 7 月—12 月医气终端故障统计表

项　目	07月	08月	09月	10月	11月	12月	合　计
样本总数	1669	1663	1672	1689	1688	1702	10083
终端外部锈蚀	3	2	1	2	1	1	10
终端使用漏气	1	2	2	1	2	1	9
终端内部堵塞	4	1	2	2	1	2	12
终端拔插故障	4	2	3	2	1	2	14
终端内部积尘	2	2	0	1	0	0	5
样本故障总数	14	9	8	8	5	6	50
样本故障率	0.84%	0.54%	0.48%	0.47%	0.30%	0.35%	0.50%

（二）效果评价

雷达图（图 4.4.3）显示计划对策实施效果显著。

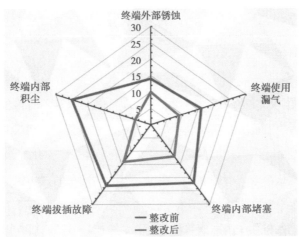

图 4.4.3　效果评价——雷达图

四、A 阶段

（一）管理制度化

拟定《医疗器械临床使用安全管理办法》《医疗器械临床安全控制与风险管理制度》等 8 个制度，设计《医学装备使用科室管理质量考核表》《医疗设备计划维护保养表》等

9 种报表，供临床科室明确相应职责职能、具体操作规范并形成统计记录。

（二）流程标准化

拟定《医气终端保养检查方法》《医气终端保养检查操作流程》等 5 种规范流程，提升临床科室可操作性，确保工作条理规范，控制可能发生的风险。

（三）改进持续化

经过本轮医气终端临床维护管理 PDCA，仍然有问题发生例数较多的情况，接下来将重点针对占比较高的"终端拔插故障"和"终端内部堵塞"两个问题，继续严格执行医气终端日常巡查、维修、保养等措施。对于重点故障问题具体分析具体对待，进行新一轮 PDCA 循环，进一步促进医学装备管理质量的提升。

细节决定成败！从医用气体终端这类细小点抓好医学装备管理细节，使全院医疗设备时刻处于良好运行状态，确保临床人员操作安全，保障患者使用安全，充分发挥医学装备管理效应。

4.5 降低妇科住院患者跌倒发生率

一、P 阶段

（一）选题背景

"跌倒"是指突发的、不自主的、非故意的体位改变，倒在地上或更低的平面上。跌倒是我国住院患者报道最多的不良事件，也是 65 岁以上老年人的首位伤害原因。跌倒会引起伤残，加重患者身心痛苦，延长住院时间，增加住院费用，还易引起医疗纠纷，严重时甚至会危害患者生命。在生理、心理、病理、药物、环境、文化等多因素的综合作用下，住院患者的跌倒风险是社会人群的 3 倍。中国医院协会发布的"2019 年版患者安全目标"中，将"防范与减少患者跌倒事件发生"列为十大目标之一。世界上很多国家和地区也把住院患者跌倒发生率作为临床护理质量控制的一项重要指标。有研究表明，有超过 50% 的跌倒可以通过有效的预防措施来避免，因此有效识别和干预患者跌倒行为十分重要。目前，针对跌倒的风险评估及预防措施的研究众多，各医疗机构也制定了相应的管理制度用以预防跌倒。然而，跌倒仍在发生！

通过前期调研，我院 2021 年上半年跌倒发生率 0.1‰，重庆妇幼保健院妇科跌倒发生率 0.139‰，均高于目标水平（≤ 0.05‰）。基于此，我科运用质量管理工具进行分析，结合失效模式与影响分析（Failure Mode and Effect Analysis，FMEA），查找及分析跌倒发生的关键环节，制定防跌倒管理流程、路径及制度，降低住院患者跌倒发生率。

（二）现状调查

我院目前跌倒风险评估采用 Morse 跌倒评分表及相应的预防措施，2021 年上半年全院发生跌倒 4 例，跌倒发生率 0.1‰，2021 年上半年妇科发生跌倒 2 例，均为全麻术后 1 天拔除尿管后首次下床如厕时发生，发生率为 0.139‰（2/14364），且 2 例并非跌倒高风险患者。实际发生跌倒患者 ≠ 跌倒高风险患者，因此，在现有跌倒风险评估筛查工具下，如何更加有效地预防跌倒发生值得进一步思考和探索。

（三）成立项目督导组

为降低妇科住院患者跌倒发生率，成立项目督导组，成员及分工如表 4.5.1 所示。

表 4.5.1　督导小组成员分工表

成员	职务	职称	项目分工
A	组长	主管护师	负责项目总体规划
B	副组长	主管护师	负责项目组织、分工
C	组员	主管护师	负责项目实施
D	组员	主管护师	负责项目实施
E	组员	副主任护师	负责项目质量控制及反馈
F	组员	主管护师	负责项目数据收集
G	组员	主管护师	负责效果评价

（四）设定目标

预计利用 6 个月时间进行住院患者跌倒专项改进项目，达到以下目标：

（1）按照全年跌倒发生率较前降低 50% 设定目标，跌倒率由 0.139‰ 降低至 0.07‰。

（2）制定防跌倒措施执行路径表。

（3）制定防跌倒管理制度。

（五）拟定计划

降低住院患者跌倒发生率计划实施甘特图如图 4.5.1 所示。

（六）原因分析

从患者及家属、护士、环境、设备、管理五个方面进行原因分析，由项目督导组组织开展头脑风暴，并绘制鱼骨图（图 4.5.2），柏拉图（图 4.5.3）找真因，创新采用 FMEA 分析（表 4.5.2），找出造成跌倒发生的主要原因在于以下几个方面：①患者术后营养支持

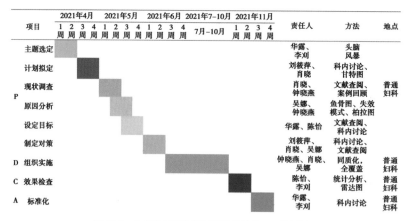

图 4.5.1 降低住院患者跌倒发生率计划——甘特图

不足；②患者及家属文化程度及接受度受限；③患者体位改变过快；④患者及家属安全意识缺乏；⑤护士宣教不到位；⑥科室无跌倒管理制度；⑦科室风险管理培训不足。

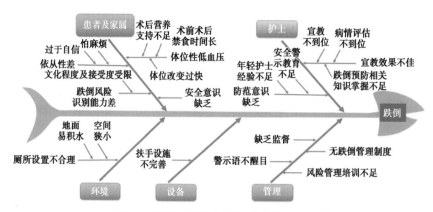

图 4.5.2 住院患者发生跌倒的原因分析——鱼骨图

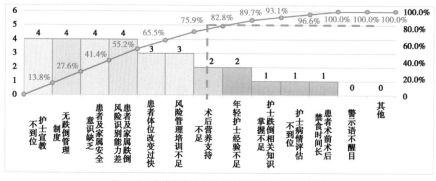

图 4.5.3 住院患者发生跌倒的原因分析——柏拉图

表 4.5.2 住院患者发生跌倒的原因分析——FMEA 分析

住院患者跌倒发生率高			组员打分（平均分）			RPN风险优先数
大骨	中骨	小骨	严重程度（S）	发生频率（O）	不易检测度（D）	
人员	护士	病情评估不到位	8.7	3.0	4.0	104.4
		宣教效果不佳	9.0	8.1	6.9	503.0
		宣教不到位				
		跌倒预防相关知识掌握不足	9.0	3.0	4.5	121.5
		防范意识欠缺				
		年轻护士经验不足	7.0	8.8	1.0	61.6
		依从性差	5.1	5.2	4.7	124.6
	患者及家属	过于自信				
		怕麻烦	4.1	4.5	5.5	101.5
		跌倒风险识别能力差	8.7	5.1	6.5	288.4
		文化程度及接受度受限				
		安全意识缺乏	8.8	8.0	6.8	478.7
		术前术后禁食时间长	8.0	9.0	1.5	108
		体位性低血压	8.5	9.2	5.5	430.1
		体位改变过快				
		术后营养支持不足	9.1	8.6	6.5	508.7
环境	厕所设置不合理	空间狭小	5.0	9.0	1.0	45
		地面易积水	8.6	3.8	1.5	49.0
设备	扶手设施不完善		7.5	6.5	1.5	73.1
管理	警示语不醒目		5.0	8.8	1.5	66
	无跌倒管理制度		8.8	10	1.5	132
	缺乏监督		6.0	5.0	3.5	105
	风险管理培训不足		9.0	6.0	4.8	259.2

（七）制定对策

（1）联合营养科完善营养支持方案。

（2）录制可视化跌倒预防宣教视频。

（3）增加一项跌倒风险评估环节——全麻术后。

（4）增加一项宣教内容——患者取尿管后首次下床小便呼叫护士协助。

（5）制作预防跌倒措施实施路径表。

（6）制定跌倒管理制度。

（7）定期开展安全警示教育会，并运用质量管理工具进行分析。

二、D 阶段

（1）联合营养科完善营养支持方案。术前、术后联合营养科医师及时评估患者营养状况，配备营养液给予患者营养支持，增强患者体力，及时追踪患者进食情况，加强饮食指导。

（2）录制可视化跌倒预防宣教视频。增加和完善宣教材料，以住院期间涉及的各个环节为背景，录制科普小视频，形象地展示如何在住院期间预防跌倒，并将演示视频上传至每个病房及护士站电视内进行循环播放。

（3）增加一项跌倒风险评估环节——全麻术后。在现有 Morse 跌倒评分表基础上，增加"全麻术后"项目，并指导护士于相应时间进行规范评估并实施预防措施。

（4）术后患者首次下床呼叫护士协助。在护士日常的宣教活动中，告知患者术后首次下床的注意事项，并告知患者及家属及时按呼叫铃，由护士协助指导患者下床。

（5）制定预防跌倒措施实施路径表。由科主任、护士长以及本科室高年资医生和护士共同制定跌倒预防措施实施路径表，规范护士宣教流程，完成一项、勾选一项，确保各项措施准确落实，并追踪效果。

（6）制定跌倒管理制度。在医院原有跌倒管理制度基础上，根据本科室实际情况，由项目督导组共同制定本科室防跌倒管理制度，上报审核通过后在全科进行规范学习并遵照执行。

（7）定期开展安全警示教育会。科室每季度开展安全警示教育会，对本季度的不良事件进行分析和讨论，充分运用质量管理工具进行持续改进。

三、C 阶段

（1）住院患者跌倒发生率降至预期目标。截至 2021 年 12 月底普通妇科跌倒发生率 0.0696‰（2/26334），达到科室预期目标（0.07‰），但距离总体目标还有差距（≤ 0.05‰），自开展跌倒专项改进以来，未再发生跌倒不良事件。

（2）患者跌倒预防知识知晓率显著提高。自预防跌倒持续改进项目以来，科室护理质控小组专人对跌倒高风险患者、术后首次下床患者进行抽问，共抽查患者 50 人，跌倒预防知识知晓率达 96%。

（3）住院患者满意度显著提升。自预防跌倒持续改进项目以来，加强了责任护士对患者的健康宣教，促进了医护患之间的互动交流，提升了患者就医体验，提高了患者满意度。

四、A 阶段

在持续改进项目标准化阶段，建立了跌倒管理制度及预防跌倒措施实施路径表。跌倒管理制度包括培训、风险评估、防范措施等方面。防跌倒措施执行路径表涉及不同风险等级预防措施的具体实施步骤等，最终达到降低住院患者跌倒发生率的目标。患者跌倒持续质量改进项目开展以来，跌倒发生率显著降低，但仍高于总体目标水平（≤ 0.05‰），持续改进仍需继续进行，同时跌倒管理需要远期验证，因此，将继续在下阶段循环中不断改进完善。

4.6 探索降低孕前检查隐私泄露风险的工作模式

一、P 阶段

（一）选题背景

为降低出生缺陷发生风险，提高出生人口素质，根据《中华人民共和国人口与计划生育法》和《中共中央国务院关于全面加强人口和计划生育工作统筹解决人口问题的决定》（中发〔2006〕22 号），经国务院批准，国家人口计生委、财政部于 2010 年 4 月 22 日共同组织实施国家免费孕前优生健康检查项目试点工作。重庆作为第一批试点城市之一，重庆市妇幼保健院妇女保健科作为渝中区指定的免费孕前优生健康检查机构，于2011年1月开始严格按照国家免费孕前优生健康检查试点工作管理方案和技术规范各项要求，认真组织实施该项工作。随着"孕优项目"（简称"项目"）实施，流程不断优化，医务人员及患者法律意识的提高，发现服务各环节均存在患者隐私泄露的风险。

2017年3月15日，第十二届全国人民代表大会第五次会议表决通过了《中华人民共和国民法总则（草案）》，正式将个人信息保护写入民法。国家卫健委于2018年4月发布的《医疗质量安全核心制度要点》中，明确医疗机构主要负责人是医疗机构患者诊疗信息安全管理第一责任人。2021年1月1日实施的《民法典》第一千二百一十八条、第一千二百一十九条、第一千二百二十六条，均就患者隐私泄露及个人信息保护做了相关法律规定。重庆市妇幼保健院护理部也将《民法典》中关于患者隐私泄露的条款纳入《应知应会护理分册》中，要求人人掌握。

为此，妇女保健科护理质控小组多次召开专题质控会议，探索利用PDCA模式，降低孕前检查隐私泄露的风险。

（二）现状分析

工作流程按照以下步骤进行：

（1）患者方面：备孕夫妇出示申请单，护士核对身份，指导填写《孕优家庭档案》；审核病史，测量生命体征，开具申请单；安排到相应科室实施检查；检查结束以后，备孕夫妇在十二个工作日后本人领取报告，医生免费进行解读。

（2）工作人员方面：备孕夫妇体检后，护士统一收回档案；由于不同检查出具报告时间不一致，护士在最后一个报告出具的时间统一打印、整理、抄写报告；医生总结评估报告；护士录入档案，通知患者领取报告。

以目前工作流程来看，整个过程耗时长，报告交接环节较多，涉及人员广，报告管理的过程中存在隐私泄露的风险。护士站是半开放式场所，环境较嘈杂，护士询问病史或交代注意事项时，可能被周围其他患者听到。部分备孕夫妇由于请假不便，会请他人代领报告及解读报告，代领人就会知晓体检结果。上述环节均存在隐私泄露的风险。

（三）查找原因

科室成立CQI小组，组长由科室主任担任，护理小组长为项目负责人，具体实施由护理小组成员完成，CQI小组针对隐私泄露发生率增高的原因从"人、机、料、法、环"五个方面进行原因讨论，用原因分类列表展示（表4.6.1）。

表 4.6.1　隐私泄露发生率高的原因分类列表

分类	大原因	中要因
人	医务人员	法律意识淡薄；宣教沟通不到位；询问病史音量太大；询问病史未注意方式
	患者	法律意识淡薄；自我隐私保护意识不到位；未按要求来院领取报告
机	出具报告流程繁琐；无电子录入系统；部分检查结果等待时间长	
料	检查档案无专有电子管理系统；部分检查取材有时间限制；检查报告未封启	
法	报告收集环节欠规范	没有专人负责；交接环节有漏洞
	报告管理不规范	孕优档案未封闭放置；领取报告流程不完善
环	法律知识普及度不够；接待场所为半开放式环境；领取报告时间仅限工作日	

（四）分析原因

把所有原因列在一起后，小组进行讨论，通过投票的方式，找到三个主要原因（表 4.6.2）。根据二八定律确定主因并找到解决对策。

表 4.6.2　要因分析打分表

	个数	百分比	累计百分比
法律意识淡薄	15	29.43	29.43
报告管理不到位	13	25.49	54.92
沟通宣教不到位	12	23.52	78.44
孕优档案未封闭放置	3	5.88	84.32
领取报告流程不完善	2	3.92	88.24
报告结果无固定人员录入	2	3.92	92.16
检查档案无专有电子系统管理	1	1.96	94.12
护士询问病史未注意方式	1	1.96	96.08
询问病史音量太大	1	1.96	98.04
患者自我隐私保护认识不到位	1	1.96	100
合计	51		

表面看来，各个环节引起的结果是隐私泄露风险的增高，实际探究深层含义，提高医务人员发现、思考、解决问题的能力更为重要，由此提升服务能力。

从鱼骨图（图 4.6.1）中可以看出，最主要的三大因素为：法律意识淡薄、宣教沟通不到位、报告管理不规范。

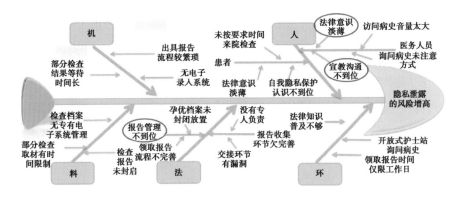

图 4.6.1　隐私泄露发生率高的原因分析——鱼骨图

（五）制定对策

根据三大主因，CQI 小组经过讨论，制定出三大对策。

（1）针对法律意识淡薄，对策是邀请专业律师授课；组织科内学习；案例警示教育。

（2）针对报告管理不规范，对策是体检报告闭环管理；固定医生评估报告；规范报告领取流程。

（3）针对宣教沟通不到位，对策是改善宣教环境和沟通方式；拓展宣教途径。

（六）拟定计划

小组成员进行头脑风暴，利用"5W1H"图制定具体改进措施，甘特图制定计划及分工（图 4.6.2）。分工时充分考虑护士的层级管理，护理组人人参与，充分发挥护士的主观能动性。

What	When								Who	Where	How
月份 活动项目	2021年 1月	2021年 2月	2021年 3月	2021年 4月	2021年 5月	2021年 6月	2021年 7月	2021年 8月	负责人	实施地点	使用方法
1.发现问题	▬▬▬								张海燕 朱欣	4楼A区 护士站	小组讨论
2.分析原因		▬▬▬							朱欣 吕虹洁	妇保科党 员活动室	数据收集 小组讨论
3.拟定对策		▬▬▬							刘佳 朱欣 肖蜜	妇保科党 员活动室	加强干预、 随访
4.对策实施			▬▬▬	▬▬▬	▬▬▬				吕虹洁 向诗语	4楼A区 护士站	业务培训 技术指导
5.效果评估						▬▬▬			刘佳 朱欣 肖蜜	妇保科	小组讨论 评价法
6.标准化							▬▬▬	▬▬▬	钱婧 向诗语	妇保科党 员活动室	形成综合 模式
7.持续改进							▬▬▬	▬▬▬	朱欣 吕虹洁	妇保科党 员活动室	小组讨论

图 4.6.2　改进计划——甘特图

二、D 阶段

（1）邀请专业律师授课。医疗机构中的医务人员是直接接触患者的人员，也是患者隐私保护环节中较易泄漏患者隐私的一环。所以，提高医务人员的隐私保护意识尤为重要。根据制定的对策，邀请具有丰富的医学相关案例实战经验的专业律师来科室授课，结合专业法律知识和实际案例，讲授患者隐私保护方面的知识，针对此次 PDCA 案例，提出相关可实施的操作建议。

（2）组织科内学习。针对医院组织的患者安全方面的继教学习，要求科室全员参加，积极参与学习。科内制定授课计划表，轮流进行患者隐私安全方面的讲课，课后进行讨论，利用头脑风暴的方式加深对患者隐私安全的理解，提高行动力。做到一学一考核，保证人人掌握。

（3）案例警示教育。除了正面方式的学习，还从警示教育方面，组织观看关于患者隐私泄露的相关案例；认真学习《侵权责任法》第62条、《执业医师法》《护士条例》及《刑法修正案》等法律条款，了解隐私泄露可能带来的后果，给予警醒作用。

（4）体检报告闭环管理。对患者隐私所涉及的范畴，国内外有多种分类方法，如进行概括性分类将患者隐私分为：与疾病的诊断和治疗没有直接关系的个人隐私信息，如姓名、电话号码、家庭住址、工作单位等；与疾病的诊断和治疗直接相关的患者个人隐私信息，如既往病史、家族史、传染病史、症状、体征等；诊断和治疗过程中形成的疾病资料，如病历资料和检查结果。为此，项目的护士与医生均有专门的排班，每天专人定时收集、整理表格后上锁保管。依法规范个人信息的保密，安全存放。每周固定时间专人打印报告、抄写报告、最后专人归档。做到每个环节有责任人，有排班，实施后有签字。出现隐私泄露问题能查找到人，做到闭环无死角，对于当事人也是一种警示和监督。

（5）固定医生评估报告。交与医生评估结果，针对特殊情况进行当面交接。医生评估完成后点对点通过 OA 方式发送给当班护士，进入打印评估结果，密封、通知领取报告环节。排班表体现以上岗位排班，交接记录有签字，各环节无缝连接。

（6）规范报告领取流程。①夫妇体检当天会签订体检须知，针对领取注意事项护士会做详细的讲解。如果夫妇确定本人不能亲自领取报告，护士会让其在体检日当天出具委托书，委托书上会显示委托人姓名及身份证号码，便于领取报告时核对信息。②根据律师专业的指导，对报告进行整改。报告用信封封启并加盖"本人亲启"的鲜章。如果委托他人领取，护士交给报告时再次强调由本人亲启，如果代领人自行拆开报告后引起的隐私泄露，由代领人承担相关法律责任。

（7）改善宣教环境和沟通方式。①接待孕检夫妇的场所为开放式环境，虽然可以拉近医患距离，但在患者隐私保护方面存在不利因素。经过小组讨论，发扬优势、弥补劣势，调整固定接待的工位，并有标识标牌。②宣教用语简明扼要，通俗易懂。③对于重点事项，进行勾画强调，加深印象和理解。④留下咨询热线号码，如果有不清楚的事项可以及时咨询。

⑤报告出具以后再次发送短信，提醒本人亲自领取报告。

（8）拓展宣教途径。针对宣教方式单一的问题，除了现场填表时的宣教，巡诊护士会在上午十点高峰时段进行详细宣教，其次是每两个小时的定期宣教。充分借助信息化、媒体的力量多渠道多形式宣传，如利用科室微信视频号、抖音公众号、小红书等形式定期上传孕优宣教视频，提升患者参与度。

三、C 阶段

（1）为了检验持续改进效果，在夫妻双方领取报告时，会就项目的服务填写问卷调查表。对 2021 年 1 月—6 月的数据进行分析，患者满意度均在 97% 以上。问卷调查表共 9 个问题，包括护士的仪容仪表、服务态度、健康宣教、隐私保护等，涉及隐私方面的条款满意度均为 100%。

（2）2021 年 1 月—8 月通过纪检监察室及其他途径反馈的患者建议中，关于项目的投诉与建议均为零。

（3）对满意度的效果维持度进行评价，改善前，患者满意度均在 95% 左右，进入整改期后，满意度直线上升，2021 年 6 月—10 月，进入项目评价期，患者满意度均保持在一个平稳且较高的水平。说明项目整改措施有效（图 4.6.3）。

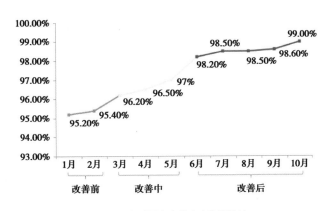

图 4.6.3　问卷调查表满意度效果维持

四、A 阶段

（1）通过项目的持续质量改进，工作流程趋于标准、规范，进而制定了《免费孕前检查流程》。提高了患者满意度，减少隐私方面相关投诉及纠纷；护理人员解决问题能力得到提升。

（2）随着项目的开展，各区县妇幼保健机构多次到我科就项目实施的流程进行学习，并对此模式作为参考借鉴；我科也就项目隐私保护的工作经验在各区县妇幼保健机构做经验分享。

（3）通过参与此次项目的持续改进，工作人员思考、发现、解决问题的能力得到提升，并将项目中存在的隐私泄露风险点作为基点，寻找其他工作环节中的缺陷。下一步，我们将就如何降低妇科团体体检隐私泄露的风险进行持续整改。

4.7　提高患者护理服务满意度

一、P 阶段

（一）选题背景

在医学模式的转变和市场经济的发展下，患者对医疗服务的需求越来越高，建立"以患者为中心"的服务理念成为医院管理的重要内容。2016 年原重庆市卫生和计划生育委员会将"进一步改善医疗服务行动计划"作为 2015—2017 年卫生计生系统重点工作，提出重点整改服务态度、服务流程、服务水平、诊疗行为、医德医风等涉及群众就医感受、影响行业形象的突出问题。

（二）现状调查

"患者满意度"作为评估医疗服务质量的重要指标，是促使服务水平持续提高的一种必要管理手段，并且逐步成为评价医疗卫生系统服务质量和服务水平最常用的指标之一。2016 年原重庆市卫生和计划生育委员会组织开展重庆市市级医院第三方医疗服务满意度调查。本次共调查 16 个医疗机构，在患者对医院的总体满意度，对就医环境、服务水平等二级指标的总体满意度打分中，重庆市妇幼保健院得分 86.04 分，排名靠后，为 14 名。重庆市妇幼保健院的满意度调查患者共计 452 人次，其中门急诊患者 310 人次，护理满意度得分 87.09 分；住院患者 62 人次，护理满意度得分 82.58 分；出院患者 80 人次，护理满意度得分 86.28 分，均低于全市平均分（图 4.7.1）。

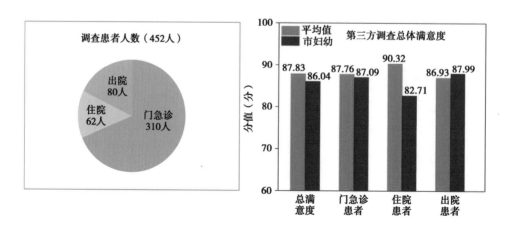

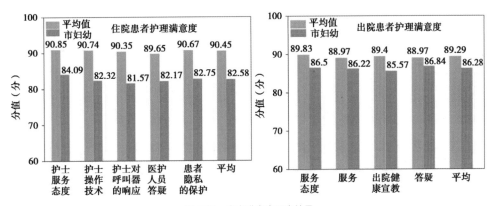

图 4.7.1　患者满意度调查结果

（三）成立 CQI 小组

为提高患者护理服务满意度，改善患者就医体验，由护理部牵头，立即成立了护理服务质量改进小组（表 4.7.1）。

表 4.7.1　CQI 小组成员及分工

成员	职务	分工	科室
A	组长、督导	主题选定、效果确认、全程把握	护理部
B	组员、秘书	现状调查、因素分析、对策拟定、对策实施	护理部
C	组员	现状调查、因素分析、对策拟定、对策实施	各护理单元
D	组员	对策拟定、对策实施	护理部
E	组员	对策拟定、对策实施	各护理单元
F	组员	对策实施、标准推行	护理部
G	组员	对策实施、标准推行	各护理单元

（四）分析原因

护理部组织护理服务质量改进小组，通过讨论、分析绘制鱼骨图（图 4.7.2），查找患者护理服务满意度低的原因。

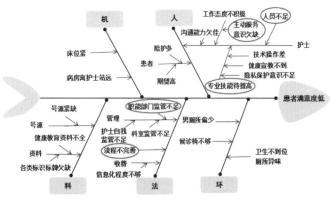

图 4.7.2　患者护理服务满意度低的原因分析——鱼骨图

（五）设定目标

依据鱼骨图分析得出的原因，围绕以患者为中心，以问题为导向，以服务为抓手，以质量为核心，以改善患者就医感受为落脚点，制定工作计划，拟通过 6 个月时间，提升护理服务意识，提高护理专业水平，优化护理服务流程，完善护理服务措施（图 4.7.3）。预期达到以下目标：护理服务满意度 ≥ 95%，护理服务投诉为 0。

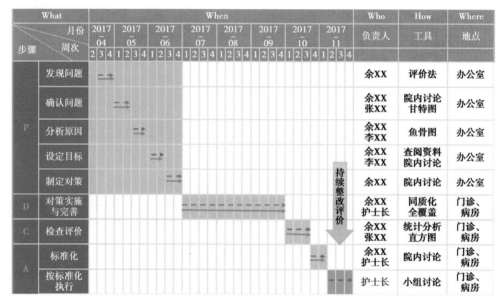

图 4.7.3　提高患者护理服务满意度改进计划——甘特图

（六）制定对策

（1）建立岗位管理，科学设置岗位。

（2）落实人员培训，提升专业素质。

（3）注重人文关怀，培养服务意识。

（4）规范服务流程，密切护患关系。

（5）加强部门沟通，协调解决问题。

（6）制定考核标准，加大监管力度。

二、D 阶段

（1）建立岗位管理，科学设置岗位。根据《三级妇幼保健院评审标准实施细则（2016年版）》制定护理人力资源规划，科学设置岗位，以岗定人，动态调整。新增护士 44 人，加强节假日、夜间人力资源，实施弹性排班，实现夜间双人双班制，满足不同时段患者的服务需求。

（2）落实人员培训，提升专业素质。着重加强新聘护士、低年资护士护理服务培训，以问题为导向，落实重点人群、以科室培训为主，护理部培训为辅，院科两级同步推进。

①新入职护士：纵深开展"上下联动、衔接互补"培训模式，护理部组织全院新护士岗前培训，将行为礼仪、沟通技巧及"三基"理论、技能培训有机结合，科室加强护士临床实践、专科知识与技能的培训考核，提高护士专业素质和服务能力。②窗口部门培训：对窗口服务部门开展护理行为礼仪、服务规范、沟通技巧培训，有效展示医院窗口服务部门优质服务形象。③带教师资培训：师资培训以自学为主，结合"重庆市妇幼保健院三级甲等妇幼保健院创建自查报告"进度安排，全院所有护理教学师资进行能力再评估和资质再准入，规范带教行为，保证带教质量。

（3）注重人文关怀，培养服务意识。①建立人文关怀护理模式，强化人文关怀意识。护理管理者做好护士关怀的同时，举办人文关怀理论、心理护理及护理礼仪讲座等，让护理人员懂得人文关怀的重要性和基本要求；将人文关怀纳入护理人员职责、护理流程、护理质量考核的评价标准中，严格管理，奖惩落实。②按照护士行为规范要求，规范护士着装、仪态仪容、文明用语、使用手机的日常落实。

（4）规范服务流程，密切护患关系。①更新、完善健康教育宣教资料和标识标牌。②提升窗口岗位护士的服务能力，护士熟悉医院环境、布局和设置，规范患者就诊流程和指引；加强主动服务意识，做好咨询、解释、答疑等，确保患者便捷就医、明白就医。同时，在分诊台提供应急电话、轮椅、纸、笔等便民措施，方便患者取用。③对急诊及年老患者开启绿色就诊通道，全程陪同就诊，实现门诊导诊、服务窗口、电梯引导、诊区导诊无缝对接。④完善入科、出科、转科、转院及急诊患者服务流程。急诊患者入院手续及床位安排5 min内完成，平诊患者10 min内完成。无床位时，责任护士进行解释沟通，取得患者理解和配合。实行入院、出院宣教床旁告知，出院结算时间预约安排，减少患者等候时间。⑤护士长、责任组长、管床护士每日床旁集体查房2次，责任护士主动参加医生查房，及时发现问题及时协调处理。⑥开展多渠道、多方式满意度调查。患者出院前以访谈和书面的形式即刻满意度调查，并将意见进行收集、分类、统计和分析。⑦规范回访模式，延续护理服务。统一制定出院患者电话回访模板，患者出院7天内完成出院回访，及时了解患者对医院环境、服务态度、服务质量、技术水平等就医的真实感受，做好沟通和记录。

（5）加强部门沟通，协调解决问题。针对信息系统部分流程不够优化、病房设施不够完善、后勤支持保障服务还不完全到位等问题，护理部每季度召开一次相关科室和职能部门沟通联系会议，协调解决相关突出问题。

（6）制定考核标准，加大监管力度。①护理部制定"护理服务质量考核评价标准"，将护理人员行为规范常态化、制度化。②科室制定"护士服务能力测评表"，每月开展一次存在问题的自评、互评，结合患者满意度，评选最佳优质护理服务前三名，给予二级绩效奖励。③科室针对重点护士（新护士，性格急躁、服务态度差、专业能力欠佳的护士），加大监管力度，追踪问题、重点帮扶、定期检查，不改正者，给予相应惩罚。④护士长加强本科监管力度，月计划，周安排，日督导；护理部开展专项督导检查，对护士行为规范、仪态着装、服务态度、护理操作等多方面进行专项督查，根据服务质量改进情况调整督导频次。

三、C 阶段

经过 6 个月持续整改，护理人力资源结构得到改善，护士人数从 454 人增加至 498 人；病房实际开放床护比有所提高；患者护理服务满意度得分从 86.04 分提高到 89.06 分，患者护理服务满意率达 99.1%，无护理服务类投诉，达到设定目标（图 4.7.4、图 4.7.5）。

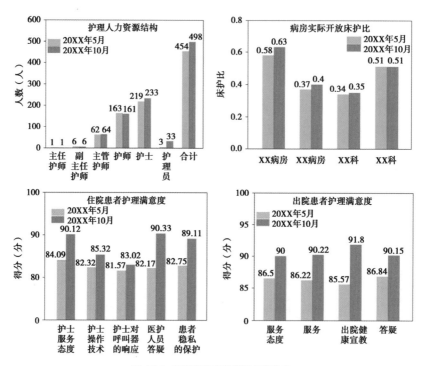

图 4.7.4　改善后患者护理服务满意度

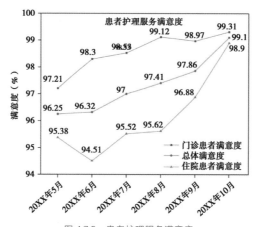

图 4.7.5　患者护理服务满意度

四、A 阶段

经过 6 个月持续改进，制定出院患者电话回访制度；完善、修订科室患者满意度调查表 8 个；优化门诊服务、患者入院、出院服务工作流程；规范了患者的就诊、回访流程，并监督制度落实，做到周有重点，月有汇总，季有小结，年有总结。

患者护理服务满意度逐步提高并达到预定目标。但护理工作量大，仍需继续增加护理人员；新进护士较多，主动服务和创新意识仍有不足，专业技能有待提高，这些问题将列入下一个 PDCA 循环中。

4.8 运用 PDCA 持续改进医疗保健质量管理

一、P 阶段

（一）背景分析

医疗保健质量管理是医院管理的核心内容，是不断完善、持续改进的过程。《三级妇幼保健院评审标准实施细则（2016 年版）》要求通过结构质量、过程质量、结果质量进行全院质量控制，对重庆市妇幼保健院医疗保健质量管理现场检查方案进行 PDCA 循环，完善监督评价和持续改进机制，全面提高医疗保健服务能力，为患者提供安全、优质的医疗服务。

（二）现状调查

在《医疗质量管理办法》未发布前，全国大部分医院处于粗放型管理阶段，依赖经验管理，医疗板块医疗台账设置不尽合理，管理不尽完善，经数据调查，2017 年和 2018 年我院针对病案质量、合理用血、高危儿高危孕产妇、临床路径等板块的有效管理率仅为 52% 和 85%，医疗检查效果的追踪率为 25.3% 和 27.52%。管理的板块覆盖、效果追踪评价、精细化、科学化、同质化程度等均有待进一步提高。

（三）成立 CQI 小组

为提高医疗保健服务能力成立 CQI 小组，成员及分工如表 4.8.1 所示。

表 4.8.1　CQI 小组成员及分工

成员	职务	分工	科室
A	组长、督导	主题选定、效果确认、全程把握	院办
B	副组长、督导	主题选定、效果确认、全程把握	院办
C	组员、秘书	现状调查、因素分析、对策拟定、对策实施	质量管理科

续表

成员	职务	分工	科室
D	组员	现状调查、因素分析、对策拟定、对策实施	质量管理科
E	组员	对策拟定、对策实施	医务科
F	组员	对策拟定、对策实施	质量管理科
G	组员	对策拟定、对策实施	质量管理科
H	组员	对策实施、标准推行	质量管理科
I	组员	对策实施、标准推行	质量管理科

（四）目标设定

本项目预计利用四年时间，通过全院多部门参与全面质量管理，达到以下目标：

（1）打破经验管理模式，形成一套科学、高效的质量管理方案，涵盖《三级妇幼保健院评审标准实施细则（2016年版）》《医疗质量管理办法》等要求。

（2）完善追踪随访机制，针对质量问题，落实效果追踪随访及持续改进。

（3）至2020年底，医疗台账有效监测率、医疗检查效果追踪率达80%以上。

（五）拟定计划

根据改进目标拟定计划（图4.8.1）。

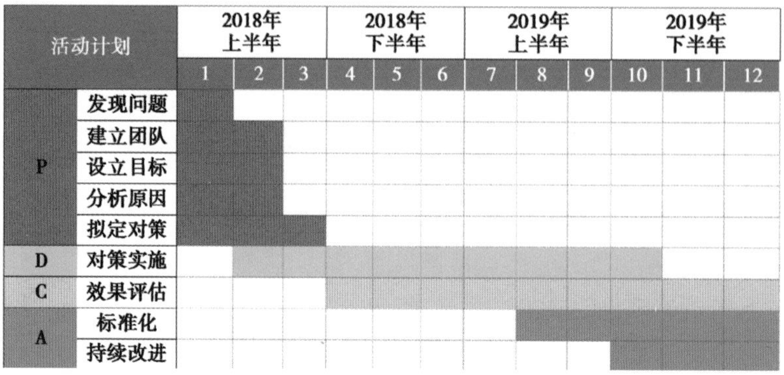

图 4.8.1 计划实施——甘特图

（六）分析原因

通过对目前的检查方案调查发现存在以下主要问题：①检查项目不全、检查标准不统一、检查标准溯源性不足；②检查人员不足、专业性不够、分工不明确；③无独立的检查方案，检查方案中仅含现场检查，对结果指标的质控不足；④检查结果应用不尽科学（图4.8.2）。

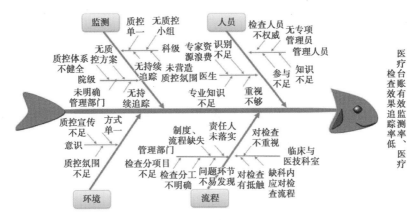

图 4.8.2 医疗台账有效监测率、医疗检查效果追踪率低的原因分析——鱼骨图

（七）制定对策

（1）研讨完善检查项目。

（2）成立医疗保健质量与安全考核小组，调整检查方式。

（3）制定终末质量控制指标。

（4）设计结果记录及追踪随访表。

（5）进行预检查，对发现的问题进行修订。

质量管理科为牵头行政职能科室，医务科、护理部、医院感染控制科为主要配合科室，以建立和完善监督评价和持续改进机制为主要目标。落实《三级妇幼保健院评审标准实施细则（2016年版）》《医疗质量管理办法》等制度要求，切实做好医疗质量安全核心制度、围术期、高危孕产妇及高危儿、资格准入、麻醉及分娩镇痛、急诊、ICU、临床路径和特定单病种、病历书写质量、用血、用药、不良事件、医德医风等板块的管理。

质量管理科：牵头梳理《三级妇幼保健院评审标准实施细则（2016年版）》中所有需要监督检查的内容，结合国家质控中心发布的符合我院实际的专业组质控指标、各学科专业的国标、行标要求，根据我院实际情况，建立一套科学的、可溯源的现场检查项目及质控指标体系。并就质控结果的应用进行监督检查。

医务科：梳理医院高级职称医生医技人员名单，建立质量检查专家库，并就专家检查项目进行培训。

护理部：建立完善护理质控量表，组建护理质控检查专家库，并就检查项目进行培训。

二、D阶段

（1）制度清晰，流程规范。建立规范的医疗质量与安全持续改进管理制度，包括质控管理的目标、组织构架，持续改进的主要内容，检查方式，检查结果的反馈，指标考核要求，考核结果的应用等，规范检查体系。

（2）项目完善，检查科学。与医务科多次开会讨论，细化等级评审标准，沟通完善检查项目，剥离出《三级妇幼保健机构评审标准实施细则（2016 年版）》中所有需要职能部门监督检查的项目，结合国家标准和行业标准要求，建立现场检查与指标考核有机结合的质控体系。细化检查操作流程，规范化进行质控（图 4.8.3）。

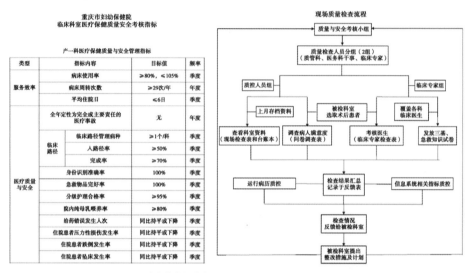

图 4.8.3　建立检查与指标考核体系，细化检查操作流程示意图

（3）结果反馈，效果追踪。设计结果反馈表，运用 PDCA 原理，在反馈问题的同时，要求科室提出整改措施、整改计划。下次检查持续追踪上次检查发现的问题整改情况，力求实现闭环管理（表 4.8.2）。

表 4.8.2　产一科检查表

					产一科检查表			
检查月份：						实际得分：		
序号	考核项目	分值	考核方法		考核标准	扣分标准	扣分	备注
1	病人满意度及医疗安全参与度	4	现场评分（抽查5名患者）		病人从1-5分给经管医生进行评分	以病人评分为准		
			抽查5名患者		患者在接受特殊检查、特殊治疗前了解医疗风险后签和情同意书	扣1分/项		
2	患者调查度	4	向病人了解医生三级医师查房制度的执行情况	现场询问（抽查5名患者）	病人不知晓主管医生（住院医师）	扣0.5分/次		
					主管医生巡视病人次数小于2次/日	扣0.5分/次		
					病人不知晓上级医生（主治医师）	扣0.5分/次		
					上级医生巡视病人次小于1次/天	扣0.5分/次		
3	使用腕带作为识别患者身份的标识		现场抽查5名患者		是否有腕带、传染病，药物过敏等有识别标志	扣0.5分/人		
4	手术部位标识		现场查阅（抽查2名患者）		无手术部位标识	扣0.5分/名		
					手术部位标识不正确	扣0.5分/名		
5	围手术期管理	12	翻阅病历、询问病人（抽查4名患者）	术前	未完成术前必须检查项目	扣1分/项		
					无术前小结、讨论记录及手术风险评估表	扣1分/项		
					无必要的会诊记录	扣1分/项		
					医疗文书签字不完整（手术知情同意、高值耗材选择与知情同意等应确认的扣分）	扣1分/项		
					主刀医生术前来巡视病人	扣1分/项		
				术中	术中抗生素选择和使用不规范（看有无使用抗生素的指征 如实验室检查单）	扣1分/项		
					执行手术安全核查	扣1分/项		
					首台手术开台时间（病房医生进入手术间时间）晚于8：30	扣1分/项		
					术中记录不完整	扣1分/项		
专家检查表				术后	病程记录不完整	扣1分/项		
					主刀医师或管床医师未访视患者	扣1分/项		

（4）预检查，持续修订检查方案。邀请院领导、临床专家进行预检查，对实际运行过程中发现的问题进行修订，持续完善检查实施方案。利用预检查，使临床医生适应更为复杂多样的质控模式。

三、C 阶段

（1）制度清晰，流程规范。完善《医疗保健质量与安全持续改进实施方案》，包括医疗质量检查主要涵盖的内容，检查方式，专家组成员，检查流程，检查量表。设立业务副院长为组长的考核专家组。规范工作流程，对患者满意度、在架病案、医疗台账管理等进行细化，保障质控工作的人员分工合理，细节落实到位。

（2）科学质控，全面监管。建立全面质量管理暨专项质控相结合的质控体系，以院科两级质控为方向，每年开展全面质量管理督导检查 4 次，通过查阅资料，专家质控在架病历，现场抽考等方式，规范并落实医院《医疗保健质量与安全管理制度》。

（3）指标向好，患者安全。医疗台账的有效监测率从 2017 年 52%，2018 年的 85%，逐步上升到 2019 年的 87%，2020 年的 89%；医疗检查效果追踪率从 2017 年的 25.30%，2018 年的 27.52%，逐步上升到 2019 年 68.21%，2020 年的 82.33%，实现监测指标覆盖面的扩大，闭环管理效果追踪的持续提升，持续构建质量安全管理文化。

四、A 阶段

经过 4 年的努力，医疗保健质量与安全管理体系日趋完善，现场检查与指标考核有机结合的质控模式已渐成体系。通过对医疗保健质量与安全的持续改进，医疗台账有效监测率、医疗检查效果追踪率等指标持续向好，《三级公立医院绩效考核》医疗安全板块指标持续向好，医院排名稳步上升，由 2019 年第 15 名上升至 2020 年的第 13 名。

自 2019 年起，连续举办三届重庆市妇幼保健机构等级评审和质量安全持续改进培训班，重点讲解妇幼保健机构二级、三级创建，分享质量管理的做法和优秀经验。每年均有市内外 40 余家医疗机构参会，共计培训 2000 余人次，促进全市妇幼保健机构质量管理水平提升。

尽管医疗质量与安全监管较前明显进步，但仍存在单一病种管理中并发症监管不足、质控深度欠缺等问题，将列入下一个 PDCA 循环。

4.9　运用 PDCA 循环推进处方前置审核系统运行并提高处方合理率

一、选题背景

2018 年，国家卫生健康委员会等 3 部门联合制定了《医疗机构处方审核规范》，规范指出：所有处方均应当经审核通过后方可进入划价收费和调配环节，未经审核通过的处方不得收费和调配。药师作为处方审核工作的第一责任人，应当对处方各项内容进行逐一审核，医疗机构可以通过相关信息系统辅助药师开展处方审核。2020年，重庆市卫健委在《关于加强医疗机构药事管理促进合理用药的实施意见》中提出，要实行处方前置审核，到2022年全市三级医院实现门急诊处方前置审核全覆盖。另外，根据三级妇幼保健院评审标准，门诊不合理处方应控制在1%以内。重庆市妇幼保健院于2020年9月引进处方前置审核系统，改进我院的处方审核干预模式。采用PDCA循环的方法来推进处方前置审核系统在我院的运行，提高了系统的审核质量及我院处方的合理率。

二、第一轮PDCA：优化处方前置审核系统规则库提高处方审核质量

（一）P阶段

1. 现状调查

目前，我院仍然采用传统审方模式。传统审方存在效率低、滞后性、干预成功率低和实效性差等问题，患者可能需要多次往返于医师诊室、划价收费处以及门诊药房之间，影响患者的就医体验，诱发医患矛盾；如果患者转述医生和药师的意见，出现偏差，还会增加潜在的用药风险。我院每年干预处方约2500人次，但干预成功率有限（图4.9.1），每一次干预都会增加潜在的医患矛盾和用药风险；另外，我院目前全处方点评合理率为92.67%（图4.9.2），未达三甲要求。引进的处方前置审核系统有其自带的审核规则，但可能存在"水土不服"的情况。所以在处方前置审核系统完成与相关系统的对接后，我们运用其内置规则库对我院2020年8月—10月处方进行点评，共点评处方324441张，其中问题处方64082张，合理率仅80.24%。规则库需要进一步维护才能适用于临床。

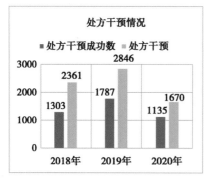

图 4.9.1　处方干预情况

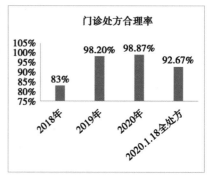

图 4.9.2　门诊处方合理率

2. 设立目标

第一轮PDCA，预计用4个月的时间，通过药师团队、天际工程师以及信息科工程师的共同努力完成以下目标：

（1）2021年4月前完成对处方前置审核系统规则库的优化。

（2）提高处方合理率，使处方合理率＞90%，为系统上线打好基础。

3. 原因分析

从前置审方系统、HIS系统、医生、药师等方面进行原因分析，药师团队进行头脑风暴，绘制柏拉图（图4.9.3），确定了引起前置处方审核系统审核合理率较低的原因主要为以下几个方面：①系统内置规则库与我院诊疗习惯不契合，规则不完善；②医生处方存在不合理用药问题、诊断书写不全或不规范的情况；③审方药师的审核标准不统一，审核能力不足。

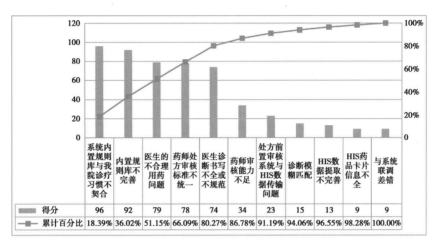

图4.9.3　处方合理率低的原因分析——柏拉图

4. 制定对策

（1）对系统内置规则库进行维护。处方前置审核系统对问题处方的审核是根据系统配备的知识库规则来判断医师处方的合理性，故其审核结果与知识库内的内容密切相关。成立以药师为主的规则维护团队，对系统内置规则库进行溯源和纠错。对系统审核出的"假阳性"（在实际中用药合理但点评系统认为不合理）或"假阴性"（在实际审方过程中发现有问题，但点评系统筛选不出来问题）的问题进行维护；同时参考本院药事管理相关规定（处方权限、超说明书用药等）、临床指南、循证证据支持的用药方案维护，促进审核规则与我院诊疗特点及就诊人群特点深度契合。

（2）对药师进行培训，统一规则维护标准。

（3）针对不合理处方，与临床科室沟通，医师药师达成一致。

（二）D阶段

（1）建立以药师为核心的规则维护团队，进行培训，统一规则维护标准。将药师分为三组，分别负责对系统点评出的8月—10月的不合理处方进行梳理并标记为4类，分别是：

A 类（假阳性问题），B 类（不合理处方），C 类（不确定，需与临床科室沟通），D 类（普遍存在的问题，需通过医院层面沟通）。药师主要依据药事管理相关规定、临床指南、循证证据以及药品说明书、超说明书用药备案等对规则库进行维护。

（2）各组药师对梳理出的假阳性问题直接维护进规则库；确定不合理的问题维护为医生端提醒。如诊断为"复发性流产、不良孕产个人史"开具阿司匹林肠溶片，系统内置规则判定为无适应证用药，但该用法有权威的循证医学证据，所以药师将相关诊断加入阿司匹林肠溶片的适应证中。如药师认同系统审核结果，则根据不合理严重程度设置医生端提醒或直接拦截。

（3）药师认定不合理的处方，分科室整理，分别与各临床科室沟通讨论，各临床科室涉及问题处方数如表 4.9.1 所示。临床能提供明确证据的"假阳性"问题进行维护；临床医师和药师共同认定不合理的处方由医师规范处方行为。

表 4.9.1 各临床科室问题处方数

临床科室	问题数量	临床科室	问题数量
儿科 / 新生儿科	608 条	计划生育科	97 条
产科系列	443 条	眼耳鼻喉科	68 条
妇科系列	957 条	口腔科	13 条
妇保科	143 条	乳腺科	37 条
生殖研究所	115 条		

（4）通过对 2019—2020 年人工审核及点评中发现的所有不合理处方与系统审核结果进行核对，找出"假阴性"处方，进行规则维护。

（三）C 阶段

（1）2021 年 3 月 9 日，各小组初步完成对规则库的维护，并在两个科室完成试运行。

（2）抽取 2021 年 3 月 10 日的前置审方系统处方点评结果：全天处方机审合格率为 91.43%，较规则维护前的 80.24% 有了显著提升。其中儿童保健科诊室、门诊产三科诊室、眼耳鼻喉诊室、专家母婴诊室、计划生育科一诊室、儿科诊室等的处方合格率均达 96% 以上（表 4.9.2）。

表 4.9.2 处方前置审核系统处方点评合格率

科室名称	总处方数	合格处方数	不合格处方数	合格率	不合格率
儿科诊室	540	521	19	96.48%	3.52%
门诊产一科诊室	175	165	10	94.29%	5.71%

科室名称	总处方数	合格处方数	不合格处方数	合格率	不合格率
门诊产四科诊室	221	212	9	95.93%	4.07%
门诊产二科诊室	94	87	7	92.55%	7.45%
计划生育科一诊室	166	161	5	96.99%	3.01%
眼耳鼻喉诊室	139	135	4	97.12%	2.88%
专家母婴诊室	110	107	3	97.27%	2.73%
产前诊断诊室	7	5	2	71.43%	28.57%
门诊产三科诊室	98	97	1	98.98%	1.02%
儿童保健科诊室（冉家坝院区）	164	163	1	99.39%	0.61%
…	…	…	…	…	…
合计	4184	3826	358	91.43%	8.57%

（四）A阶段

经过3个多月持续改进，到2021年3月9日，各组药师完成了对规则库的优化及维护，同时也督促了临床科室对不合理用药问题的整改，使系统审核处方合理率提高到了91.43%，达到了预期目标（＞90%），并形成了我院的《处方前置审核系统规则维护细则》。

截至2021年3月15日，处方前置审核系统完成了在儿童保健科、计划生育科、产科系列、儿科、眼科、妇女保健科等9个科室的试运行，下一步将推进在门诊科室全面上线。

在试运行过程中，发现仍存在以下几个问题：①医生对处方前置审核系统的流程和使用不熟悉；②处方前置审核系统流程及拦截方式不完善；③目前全院处方合理率只有91.43%，仍未达三甲要求。将通过下一轮PDCA解决这些问题。

三、第二轮PDCA：推进处方前置审核系统运行并提高处方合理率

（一）P阶段

1.拟解决问题

（1）医生对处方前置审核系统的流程和使用不熟悉。

（2）处方前置审核系统流程及拦截方式不完善。

（3）目前全院处方合理率只有91.43%，仍未达三甲要求。

2.原因分析

针对存在的问题进行原因分析，如表4.9.3所示。

表 4.9.3　原因分析表

存在问题	原因分析
医生对处方前置审核系统的使用和流程不熟悉	尚未进行系统全面的培训
处方前置审核流程及拦截方式不完善	无效提示较多；拦截方式过于严格；审方药师的专业能力、判断标准的不一致会影响处方审核的速度和质量
处方合理率未达标	仍有"假阳性"问题的存在；部分临床科室尚未完成不合理用药问题的修改

3. 拟定对策

（1）对医生及医助进行处方前置审核系统使用培训。

（2）对处方审核规则库进行持续优化维护。

（3）对处方前置审核系统的拦截规则进行优化。

（4）设立专职审方药师团队。

（5）系统在各门诊科室逐步上线。

（二）D 阶段

（1）为了尽快让临床医生和医助熟悉处方前置审核系统的操作流程，在全院及部分临床科室开展了多次针对系统使用的培训，由药师及系统工程师向大家详细讲解系统各个板块的功能及操作方法。同时制定了电子版和纸质版《合理用药前置审方系统使用说明》，分发给各临床科室作为参考。

（2）持续优化维护处方审核规则库。①"假阳性"问题，系统上线前药师每日将系统点评出的问题处方进行汇总分析，找出"假阳性"问题；上线后，审方药师对系统审核出的"假阳性"问题进行实时维护。②"假阴性"问题，通过前台药师审核以及处方点评发现"假阴性"问题，在系统中增加规则。③不合理用药问题，系统上线前药师每日将点评发现的问题处方汇总发给临床科室，并沟通达成共识；上线后，审方药师通过实时干预，减少不合理用药的发生。

（3）对处方前置审核系统的拦截规则进行优化，保证医师工作的正常进行。医师开具处方后，药师除了认真审核处方外，还应避免因审核时间过长延误了医师的正常诊疗活动。为此，我院在进行处方前置审核系统拦截规则设置时，采用了"刚性"与"柔性"拦截相结合的处方审核模式。①"刚性"拦截：当医师开具如"精、麻、毒"药物及治疗窗窄的药物（如地高辛）等易产生用药安全问题的药物时，系统会自动进行拦截，拒绝此类不合理处方的提交打印，医师必须点击"返回修改"，执行至处方合理后才能提交处方并进行打印。②"柔性"拦截：对于高危药品、抗生素的用法用量等需进行严重警告、药师需要重点审核的内容，当医师开具的处方不合理时，系统会有 30 s 的审核等待时间，与此同时，不合理处方会在药师工作站中进行提醒，若药师不进行干预，则处方继续进入下一流程；若药师进行干预，则处方无法提交打印，药师干预的内容会在医师工作站界面上进行提示。对此类问题，处方医师可有两种操作选择：一是点击处方"返回修改"至合理，提交处方进行打印；二是对处方进行双签字请求并说明理由，若药师同意医师观点，则点击"同意医师观点"选项，医师可提交处方并打印。

（4）设立专职审方药师团队。设立了专职的审方药师团队，均由参加过重庆市医疗机构药学人员处方审核能力提升班并考核合格的药师担任；后续也将加强对审方药师的培训和考核，不断提高药师的专业素质及能力，保障处方审核的速度和质量。

（5）系统在各门诊科室逐步上线。为了避免系统同时上线，问题同时出现，影响临床诊疗速度甚至引起系统瘫痪，采取在各临床科室逐步上线的策略。先在用药简单的科室上线运行，如儿童保健科、计划生育科，运行稳定后逐步在其他用药复杂的科室上线。

（三）C 阶段

（1）处方前置审核系统于 2021 年 4 月 16 日在冉家坝院区全部门诊科室上线完毕，2021 年 6 月 7 日在七星岗院区上线成功，系统运行平稳、高效。每日审核处方 5000 张左右，每张处方从开出到审核结束平均时间 ≤ 30 s；系统完成审核 100%，药师在系统审核的基础上审核约 2%。

（2）经过对系统规则库的不断优化，系统审方质量明显提高，"假阳性"及"假阴性"问题发生减少，到 2021 年 5 月初，系统弹窗率降至 2% 左右。

（3）处方合理率逐步提高，2021 年 7 月全处方点评合理率为 99.32%，大于 99% 的目标值，达三甲评审要求。

（4）审核关口前移，前台药师处方干预数量逐渐减少（图 4.9.4），减少了医患矛盾，提高了患者满意度。

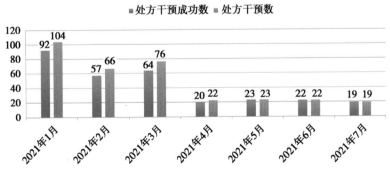

图 4.9.4 前台药师处方干预情况

（四）A 阶段

经过 7 个月的持续改进，我院前置处方审核系统已全面上线运行，处方审核的速度和质量都得到了较高的提升，处方合理率也明显提高并达到三甲要求。

建立"两审两拦截"的前置处方审核模式，基于处方前置审核模式，构建处方事前审核、事中互动、事后干预的全流程闭环式合理用药监管模式，同时形成《重庆市妇幼保健院处方前置审核制度》。

虽然目前处方前置审核系统已在门诊科室全面运行使用，但其规则库仍需要长期维护、不断完善，如儿科药品精细化用法用量的规则维护、新进药品的规则以及随着临床研究的不断更新，规则库维护也应跟随临床的步伐。另外，住院患者医嘱前置审核尚未完成，面临重重困难；未来，我们希望将特殊人群的合理用药审核规则及合理用药监管模式辐射至医联体单位，实现区域内的特殊人群信息化处方审核标准化，将通过不断的 PDCA 循环来逐步实现。

4.10 调整门诊布局，改善就诊体验

一、P 阶段

（一）选题背景

《关于印发进一步改善医疗服务行动计划实施方案（2015—2017 年）的通知》（国卫办医发〔2015〕33 号）文件的基本原则之一是以改善人民群众看病就医感受为目标，围绕便捷就医、安全就医、有效就医、明白就医，不断提升医疗服务水平，使人民群众看病就医感受明显改善，医患关系更加和谐。

2016 年 12 月 28 日，重庆市妇幼保健院搬迁至冉家坝院区，运行半年后，患者反映：部分区域排长队、拥挤现象明显，地方不好找，就诊体验欠佳。针对这些问题，拟探索利用 PDCA 循环调整门诊布局，改善患者就诊体验。

（二）时间安排

本次门诊布局调整拟于 3 个月内完成，2017 年 5 月完成现状调查分析、原因分析等工作。2017 年 6 月，通过成立领导小组、召开沟通协调会完成计划制定工作。2017 年 7 月中旬以前，完成搬迁工作。7 月下旬检查工作成效，发现遗留问题并进一步改进（表 4.10.1）。

表 4.10.1　改进工作日程表

	工作内容	2017 年 5 月	2017 年 6 月	2017 年 7 月
P 阶段	分析现状			
	原因分析			
	找出主要原因			
	制定计划措施			
D 阶段	执行计划措施			
C 阶段	检查工作效果			
A 阶段	标准化巩固成效			
	遗留问题转下一 PDCA 周期，检讨与反省			

（三）分析现状

自新院区搬迁以来，院领导亲自带队，多次在门诊各区域巡视，要求医务人员要以患者为中心，为患者着想。随机统计 2017 年 5 月 27 日（星期二）门诊各区域人流量，如表 4.10.2 所示。

表 4.10.2　门诊部分区域人流量统计表

门诊区域	就诊人次（人）	人流量（人）
2A	401	882.2
2B	120	204
3A	30	51
3B	215	365.5
3C	453	770.1
3D	432	734.4
4A	216	367.2
4B	169	287.3

注：区域人流量 = 该区域就诊人次 + 预计家属人数；预计家属人数 =1.2× 就诊人次（儿科）或 0.7× 就诊人次（成人）。

通过实地调查及统计发现，门诊部分区域布局存在以下问题：

（1）门诊部分区域（儿童保健科、眼耳鼻喉科等）排长队现象严重，人流量大，如儿童保健科人流量超过 880 人，拥挤现象严重；各区域就诊人次差距大，人员过于集中。

（2）部分科室（2B 区、3A 区、4B 区等）部分房间利用率不高，人流量不足 200 人。

（3）超声科检查室布局较分散，门诊 2B 区、2C 区、3D 区、4A 区、4B 区、4C 区；住院部 1 楼、2 楼、8 楼均有超声检查室，不利于集中管理，资源利用率较低。

（4）妇科相关门诊科室（妇保科、妇科门诊 3B 区及 3C 区）功能分区欠明确，患者难以准确找到就诊地点，患者在不同部门及窗口来回奔波次数多，就诊体验差。

（5）主要业务区集中于主通道两侧及中庭北侧，人流量大。

（四）原因分析

通过绘制鱼骨图（图4.10.1），分析造成门诊排长队、拥挤的主要原因包括以下几个方面：①护理人员方面，导诊、分诊护士人员少，巡视不及时，不能及时疏散、引导就诊患者及家属，导致患者家属在部分区域聚集，如儿童保健科；②医生安排不合理，高年资医生主要在上午坐诊，导致患者就诊时间集中于上午时段，部分医生呼叫号源时平诊号与复诊号分布不合理，导致患者排长队现象严重；③患者方面，部分时段如周一、周二及上午时段就诊量大，虽然医院开展分时段预约，但多数患者就诊心切，提前来院，未按照挂号时段就诊，增加门诊人流量；④制度方面，新院区搬迁后，医院门诊管理制度、预约挂号制度等不完善，科室对患者就诊管理缺乏制度规范，就诊流程复杂，临床科室与检查科室间协调性差，就诊无序化明显；⑤空间设备方面，门诊布局不合理，空间利用率不足，如2B区、3A区、4B区等部分房间利用率不高，人流量不足200人。相关科室距离较远，超声科检查室布局较分散，妇科相关门诊科室（妇保科、妇科门诊3B区和3C区）功能分区欠明确，患者难以准确找到就诊地点，就诊不流畅，滞留时间长。

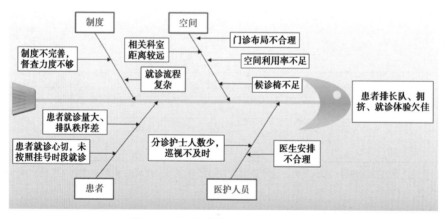

图 4.10.1　门诊拥挤的原因分析——鱼骨图

（五）找出主要原因

通过发放"门诊就医体验问卷调查表"，对100名患者及医务人员开展调查，找出就诊体验差的主要原因（图4.10.2）。经过调查分析，门诊布局不合理，相关科室距离较远、寻找困难，空间利用率不足占到所有原因的50%以上，确定该3项原因为患者排长队，就诊体验差的主要原因。

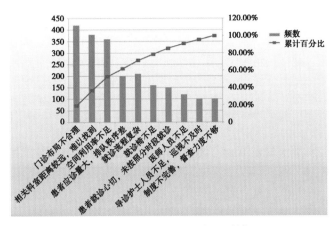

图 4.10.2 门诊拥挤的原因分析——柏拉图

（六）制定计划

医院成立以书记、院长为组长，业务副院长为副组长，相关科室负责人为成员的领导小组，多次召开沟通协调会，形成门诊布局调整方案（表 4.10.3）。

表 4.10.3 门诊布局调整方案表

科室	原位置	调整项目	备注
儿童保健科		增加2B区东侧5个诊室	
眼耳鼻喉科	2A区	2B区（除外儿保科）	
产科门诊（产前诊断中心）		增加2B区原超声科	
妇科内分泌	3C区1个诊室	3A区西侧5个诊室	
妇科门诊（含中医门诊）	3B及3C区	全部搬迁至3B区	
妇女保健科		减少3A区西侧5个诊室	
门诊手术室	3B区	住院部2楼计划生育科手术室	
计划生育门诊	3B区	3B区（靠扶梯处）	
乳腺科门诊	3B区	4B区	需解决分诊问题，暂由乳腺科及手术麻醉科轮流安排护士分诊
麻醉疼痛门诊	3B区	4B区	
营养门诊	4A区	4B区	
出生医学证明办理处	1楼大厅西侧	1B区北侧（药剂科对面）	

（1）门诊1楼调整方案：出生医学证明办理处由1楼大厅西侧调整到1B区北侧（门诊药房对面）。

（2）门诊2楼调整方案：眼耳鼻喉科从原来的2A区调整到2B区，除儿童保健科诊室外，其余诊室为眼耳鼻喉科诊室。2A区全部诊室及2B区东侧5个诊室设置为儿童保健科诊室。

（3）门诊3楼、4楼调整方案：妇女保健科减少3A区西侧5个诊室用于妇科内分泌科。妇科内分泌科诊室由原来的3C区1个诊室调整为3A区5个诊室。妇科门诊由分散的3B、3C区全部搬迁至3B区。计划生育门诊调整至3B区靠扶梯处，门诊手术室由原来的3B区搬迁至住院部2楼计划生育手术室。乳腺科门诊、麻醉科门诊由3B区搬迁至4B区，营养门诊由4A区搬迁至4B区。

二、D 阶段

根据搬迁日程安排（图4.10.3），拟定于7月7日妇女保健科完成搬迁，7月11日妇科内分泌科完成搬迁，7月13日营养门诊、麻醉疼痛门诊、乳腺科门诊、计划生育门诊、妇科门诊、门诊手术室完成搬迁，7月15日超声科、儿童保健科、眼耳鼻喉科完成搬迁。

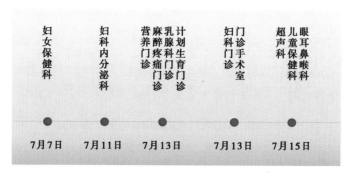

图 4.10.3　搬迁日程安排

在搬迁前，通过OA、微信群在院内发布通知，各科室做好搬迁准备，后勤保障科拟定各科室布局图，并制作新的标识标牌，在全院各科室通力协作下，7月15日，所有科室顺利完成搬迁计划。

三、C 阶段

搬迁完成后，门诊布局得到优化（图4.10.4），2017年7月18日，随机统计门诊区域人流量，较搬迁前明显减少，2楼A区、3楼B区、3楼C区、3楼D区、4楼A区、4楼B区门诊人流量较搬迁前均有下降，2楼B区、3楼A区门诊人流量较前均有增加，其中3楼A区门诊人流量增加近3倍（表4.10.4）。调整后功能分区更明确、布局更合理，儿保科、眼耳鼻喉科拥挤现象得到改善，计划生育科手术间使用率得以提高，超声科检查室更集中，使门诊各区域人流量得以调整、均衡。

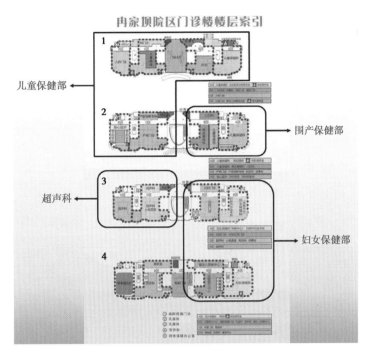

图 4.10.4 门诊区域楼层、诊室分布图

表 4.10.4 门诊区域调整后人流量统计表

门诊区域	调整后就诊人次	调整后人流量	调整前人流量	调整前后人流量增减情况
2A	274	602.8	882.2	−32%
2B（预计）	281	477.7	204	133%
3A	117	198.9	51	290%
3B	402	683.4	365.5	−47%
3C	248	421.6	770.1	−45%
3D	253	430.1	734.4	−45%
4A	262	445.4	367.2	−21%
4B	350	595	287.3	−107%

四、A 阶段

本次调整解决了门诊排长队、拥挤的问题，但在患者就医体验方面还需要做更多努力和调整，应大力提倡分时段就诊，从患者角度出发，在合适的位置增加候诊椅。从医院管理的角度，结合科室现状及发展情况，使科室布局更趋于合理。不能单凭硬件设施完善，更需要加强医护人员医德医风教育，提高医护人员服务质量，才能真正进一步改善患者就医体验，提高患者满意度。

本次调整门诊布局，涉及的范围非常广，涉及的科室、人员众多。但无论再大的困难，只要运用科学的思维方式，正确的方法，就能一步步得到有效解决，逐步提升服务质量。

针对部分科室部分时段仍有排长队现象，改善医疗服务需持续进行；部分科室业务用房依然紧张，如超声科拟新购入部分设备无房间安放；心理科设置地点待解决，这些问题将进入下一个 PDCA 循环。

模块五 医疗效率优化管理案例

5.1 关于现场"排长队"问题的持续改进

一、P阶段

（一）选题背景

自2016年12月28日重庆市妇幼保健院搬迁以来，儿童保健科在占地使用面积上，与旧院区相比较，并未有显著增加，而儿童保健科就诊的日门诊量，相比之前增加约10%~15%。安排正确的就诊流程，优化就诊秩序，提高家长的就诊体验，成为儿童保健就诊中迫切需要解决的问题。为此，探索利用PDCA循环提高儿童保健科就诊人群秩序，提高患者就医体验。

（二）发现问题

儿童保健科目前拥有医生人数11人，护士人数14人，导诊1人，人员数量较之前并未增加，而门诊量增加10%~15%，因此面临工作人员紧缺，场地不足的局面。家长在就诊过程中，常会遇到检查室排队时间长、等候时间久的状况。有部分医务人员提出，此类现象在后期极易出现医患纠纷，因报告不及时导致就医满意度下降等问题。

针对以上问题，开展了为期一周的现场调查。现场收集的有关就诊过程中，关于排长队问题的主要不满及希望的解决方式有以下几个方面：①希望医生能多放号，按照时间阶段放号；②有医生可以专门看现场号，早来早看；③可以提前在网上预约挂号；④测量室拥挤，空间小，工作人员少，秩序混乱。

总结问题，儿童保健科针对现场号源的安排，均是选择在网上预约的正号之后加号，现场来的家长早，需要长时间等候才可就诊，网上预约的家长不一定能够按时就诊，延误就诊时间，还存在看结果的家长，就诊人数多，等候时间长；科内的网上预约号，均是在早上7点和下午1点放号，放号后在手机端口、电脑端口和院内挂号机均可取号，但院内的挂号机速度更快，网上端口容易卡顿，造成家长很早来院抢号的现象。所有儿童均需要在测量室测量后才就诊，每个儿童可能由2~3名家长看护。诸多现象叠加，导致诊室外排长队，以及挂不到号的患者选择其他地方就诊、号源流失多、家长满意度降低。

（三）分析问题

儿童保健科成立专项CQI小组，组长由科主任担任，副组长由科护士长担任，具体由儿童保健科医生组、护士组、导诊组实施。从人员、设备、环境、流程以及相关部门五个方面进行原因分析，头脑风暴，并绘制鱼骨图（图5.1.1），认为主要问题集中在以下几个方面：①人员不够充足，岗位不够明确，无弹性调配；②未形成家长期待的"早来、早看、早走"就诊模式，就诊方式相对局限、不够人性化；③缺乏就诊取号、排队、自主报告一体化信息系统支撑，人工管理工作量大、成本高且效率较低；④环境布局不合理，无排队就诊设备；⑤无专人巡诊管理，就诊过程中容易产生矛盾；⑥质量管理不够健全，无良好的工作模式，缺乏医、护、家长之间的及时沟通。

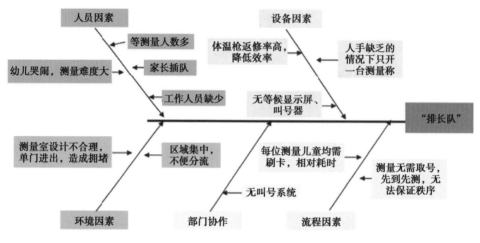

图 5.1.1　排长队的原因分析——鱼骨图

（四）设定目标及拟定计划

预计利用 6~12 个月的时间（图 5.1.2），通过后勤等部门合理安排诊室布局，优化环境；规划放号时间，维护网络挂号端口；向护理部、医务科阐明状况，新招聘人员，增加工作人手等多种方式达到以下目标：

（1）早上 8 点正式开诊之前，排长队人数明显减少。

（2）有医生专门看现场挂号，实现家长希望"早来、早看、早走"的目标。

（3）调整放号时间，由原来的每周四上午 9 点，改为每周四下午 5 点。

（4）联系信息科，优化网络挂号端口，实现挂号过程中无卡顿现象。

（5）调整测量室人员配置，设置机动岗。

（6）积极招聘新人员到岗试用。

（五）制定对策

（1）整改措施：制定制度、规范流程以及加强管理；网上放号时间管理；调整测量室布局；测量室新增叫号系统；环境优化；在专科诊室区域，新增设测量室；新增人员。

（2）责任部门及科室：①儿童保健科由科主任及护理组长牵头，调整科室布局，弹性安排护理人员岗位；②信息科负责科内放号时间调整及信息发布，维护网络端口；③人事科、护理部负责相应人员引进工作。

	2017.4	2017.5	2017.6	2017.7	2017.8	2017.9—	负责人
发现问题							—
原因分析 问题确定							质控小组
计划制定 对策拟定							质控小组
计划实施							科室全员
效果检查及 评价							质控小组
持续改进							科室全员

图 5.1.2 解决问题进度——甘特图

二、D阶段

（1）完善制度，科学管理。

（2）合理建设，信息化管理。

（3）持续人才引进。

三、C阶段

（1）制度明确，人员配置合理。完善护理人员的弹性调配方案，设置机动岗位、巡诊岗位和当日现场号门诊医生，及时发现医、护和家长之间的沟通问题，缓解就诊压力，避免医患纠纷，解决家长需求。

（2）信息化建设相对完善。与信息科取得良好沟通，在测量室外安装叫号设备，避免家长在门口拥挤测量现象；重新配置院内的取号系统，优化网络挂号端口，避免家长在院内排长队挂号现象。

（3）持续人才团队建设。经过实际需要统计，科内尚需要5~8名医生和5~10名护士，人才引进需要长时间的考察和推荐，通过院内公告发布招聘信息，已有数名医生、护士应聘，按照优中择优原则，选择适合团队建设的人才。

四、A阶段

（1）经过一年时间的持续改进，儿童保健科门诊建设日趋健全，人员配置基本到位。

（2）儿童管理的信息化、一体化逐步完善，极大程度上缩短了就诊过程中的资料录入时间。

（3）通过持续改进，家长的就医满意率逐步上升，基本维持在98%以上。

（4）针对就诊难，挂号难，排队长的问题基本得到改善，总门诊量较前相比增加了10%左右。

综上，在应用 PDCA 解决质量问题的持续改进过程中，十分客观地体现出质量管理中存在的问题和缺陷，改进效果显著。尽管门诊的优化方面有了明显的进步，但目前仍存在高峰时段，某些检查室人员排队多的现象，家长反映某些排队检查容易过号，对排号无法进行动态监控等问题。针对特殊问题，我们将列入下一个 PDCA 循环中，持续改善就医体验，解决家长问题。

5.2　践行舒适化医疗，提高分娩镇痛率 PDCA 案例分析

一、P 阶段

（一）选题背景

产妇分娩痛高达十级疼痛，可导致产程停滞、母亲衰竭、胎儿窘迫、剖宫产率增加等一系列不良后果。第一产程的剧烈疼痛是发生产后精神创伤的独立危险因素。为满足产妇对于舒适化诊疗的新需求，响应国家《关于印发加强和完善麻醉医疗服务意见的通知》（国卫医发〔2018〕21 号）精神，国家卫生健康委办公厅下发《分娩镇痛试点工作方案》（国卫办医〔2018〕1009 号）以促进并推广分娩镇痛在全国范围的开展，分娩镇痛工作正逐渐受到全社会的关注与重视。2019 年 3 月 18 日重庆市妇幼保健院正式成为国家分娩镇痛试点单位。虽然我院分娩镇痛工作开展较早，但回顾 2017 年分娩镇痛数据却发现分娩镇痛绝对数量低，分娩镇痛率波动大、未达标要求。查看试点医院评估细则，其中明确规定试点医院要做到椎管内分娩镇痛率 ≥ 40%。硬膜外分娩镇痛是目前临床中最常使用的分娩镇痛方法，其镇痛效果确切、对母婴影响小、产妇清醒能主动配合，并且当分娩过程中发生异常情况需实施紧急剖宫产时，可直接转用于剖宫产麻醉。为响应国家政策号召，切实提高分娩镇痛率，满足广大产妇对分娩镇痛舒适医疗的需求，探索利用 PDCA 循环进一步提高分娩镇痛率。

（二）现况调查

我院虽然已持续开展分娩镇痛工作，但搬迁新院区后，分娩镇痛工作积极性有所下降，2017 年分娩镇痛量月平均 131 例，分娩镇痛率月平均 21%，全年分娩镇痛率低于国家要求的 40%。人员、收费、流程、管理等多方面因素制约着分娩镇痛率的提升。

（三）成立 CQI 小组

针对上述问题成立 CQI 小组，具体成员与分工如表 5.2.1 所示。

表 5.2.1 CQI 小组成员及分工

成员	职务	分工	科室
A	组长，督导	主题选定、效果确认、全程把控	院办
B	副组长，督导	主题选定、效果确认、全程把控	医务科
C	组员，秘书	现状调查、因素分析、对策拟定、对策实施、标准推行	麻醉科
D	组员	对策拟定、对策实施、标准推行	产科
E	组员	对策拟定、对策实施、标准推行	产房

（四）设定目标

本项目预计在四年内，通过全院多部门参与产妇分娩镇痛工作，达到下列目标：

（1）规范分娩镇痛流程、完善分娩镇痛管理制度。

（2）加强分娩镇痛科普与宣传教育，强化知情同意及风险告知环节。

（3）完善分娩镇痛相关设备、设施、耗材。

（4）优化分娩镇痛技术与药物方案。

（5）一年提高分娩镇痛率＞40%，四年稳定在 60% 左右。

（6）申报分娩镇痛相关科研项目，开展分娩镇痛相关研究，切实改善分娩镇痛效果，提高分娩镇痛率。

（五）拟定计划

为实现上述目标，制定具体计划如图 5.2.1 所示。

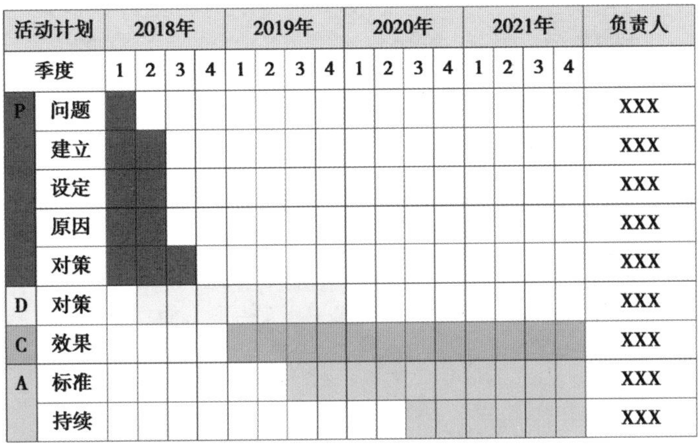

活动计划		2018年				2019年				2020年				2021年				负责人
季度		1	2	3	4	1	2	3	4	1	2	3	4	1	2	3	4	
P	问题																	XXX
	建立																	XXX
	设定																	XXX
	原因																	XXX
	对策																	XXX
D	对策																	XXX
C	效果																	XXX
A	标准																	XXX
	持续																	XXX

图 5.2.1 提高分娩镇痛率计划——甘特图

（六）分析原因

从人员、设备、环境、管理、流程五个方面进行原因分析，头脑风暴，并绘制鱼骨图（图 5.2.2），认为主要问题集中在以下几个方面：①人员方面：麻醉医师缺乏、助产士工作量大、团队协作力差、科普宣教不足、主观积极性缺乏；②设备方面：镇痛相关监护仪不足、镇痛泵款式老旧、硬膜外导管太硬，无专用操作车、局麻药物选择不恰当、镇痛药物运用不合理；③环境方面：无专用分娩镇痛操作间、参与人员多、担心副作用风险、影响产程进展；④管理方面：宣传力度不够、未纳入医疗保险范围、上级部门不重视、缺乏收费政策与考核指标；⑤流程方面：既定流程执行不到位、决定权不清晰、权责约束性不强。柏拉图分析导致分娩镇痛率较低的原因排位前三的依次是积极性不高、流程混乱和疏于监管（图 5.2.3）。

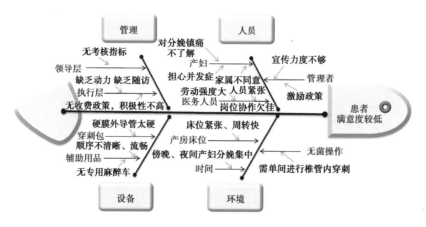

图 5.2.2　分娩镇痛率较低的原因分析——鱼骨图

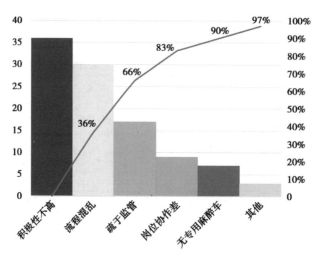

图 5.2.3　分娩镇痛率较低的原因分析——柏拉图

（七）制定对策

通过原因分析制定相应对策，如表 5.2.2 所示，具体如下：

（1）针对宣传力度不够的问题：①医院管理层加大宣传力度，通过新闻媒体宣传、门诊大屏幕强化宣传效果、举办各种分娩体验与宣传活动，扩大宣传面；②医院公众号APP定期发布推送宣传分娩镇痛；③孕妇学校（每3个月1期，现场200人，线上1500人）讲解分娩镇痛知识，覆盖大部分建档孕妇；④麻醉门诊增添分娩镇痛咨询服务，孕晚期产妇可直接在麻醉门诊初步评估，了解更为详尽的分娩镇痛相关知识。

（2）针对积极性不高、沟通不到位的问题，组织培训、提高团队协作力：①学习掌握心理护理及沟通方面的技巧；②做到换位思考，感受孕产妇及家属的心情；③产程中耐心解答产妇及家属提出的问题；④通过院内继续教育、小讲座、沟通协调会与产科医师、助产士一起学习沟通，共同学习分娩镇痛知识，加强各科宣教力度；⑤对于新进人员，岗前一周，进行椎管内麻醉理论及操作培训，分娩镇痛小组带领全科学习分娩镇痛规范化流程管理；⑥申请收费项目并在绩效分配上向分娩镇痛一线人员倾斜；⑦协调工作中配合欠佳的地方进行改进，提高分娩镇痛数量与质量；⑧多学科沟通会后各科积极改进，提高镇痛率及镇痛质量。

（3）改善分娩镇痛操作环境：①重新规划产房，改建单独的分娩镇痛操作间；②在单间内配备分娩镇痛相关耗材、药品、监测设备；③一对一镇痛服务，避免人员嘈杂。

（4）针对设备设施短缺问题：①购买加强型椎管内麻醉穿刺包，内含带钢丝硬膜外置管，更适合分娩镇痛时长期留置；②配备专用分娩镇痛车，携带相关耗材、文书，便于操作。

（5）针对流程混乱、制度不健全问题：①参照国家文件要求制定管理规范，明确机构设备要求、人员要求与技术管理要求；②在技术操作规范中明确镇痛前评估、适应证与禁忌证、物品仪器准备；③操作流程中明确产妇提出分娩镇痛要求是启动分娩镇痛的第一步；④医务科组织加强科室间分娩镇痛相关工作协调。

（6）疏于监督管理方面：①建立相关文件及检查表；②评价产妇满意度；③通过月度单个麻醉医师分娩镇痛量分析查找问题。

表 5.2.2　分娩镇痛规范化管理——"5W1H"

主题 （What）	原因 （Why）	对策措施 （How）	谁负责 （Who）	科室 （Where）	时间 （When）
分娩镇痛率未达标	意识不足	增加宣传力度	A	院办、医务科、宣传科	2018—2019
		加强岗位人员分娩镇痛培训	B	麻醉科	2018—2019
	流程混乱	优化操作顺序	C	医务科、麻醉科	2018—2019
		增加随访	D		

续表

主题 （What）	原因 （Why）	对策措施 （How）	谁负责 （Who）	科室 （Where）	时间 （When）
分娩镇 痛率未 达标	监管不足	改进相关制度与文件	E	医务科、麻醉科	2018—2019
		全科培训并考核分娩镇痛管理要求	F		
		制定检查表，定期监督检查	G		
	仪器设备	配备专用麻醉车	H	麻醉科	见甘特图
		购买加强型硬膜外穿刺包	I		

二、D阶段

（1）加大力度宣传分娩镇痛。通过新闻媒体、医院公众号、APP、微博、宣传手册、孕妇学校、门诊大屏幕、产科门诊、麻醉门诊等途径，多角度全方位宣传本院分娩镇痛相关服务。使每一位来我院就诊的产妇都能够接触并了解分娩镇痛。

（2）加强医务人员有效沟通、提高积极性。通过院内继续教育、小讲座、沟通协调会与产科医师、助产士一起学习沟通分娩镇痛相关问题与困惑；做到换位思考，感受孕产妇及家属的心情；对麻醉医师定期进行椎管内麻醉理论及操作培训，分娩镇痛小组带领全科学习分娩镇痛规范化流程管理；给予一线医务人员相应分娩镇痛津贴，并在科内绩效分配时向分娩镇痛倾斜。

（3）改善分娩镇痛操作相关设备、设施与耗材。更换椎管内麻醉穿刺包，内含带钢丝硬膜外导管，更适合分娩镇痛时长期留置，降低不良反应与导管相关并发症；根据具体需求配备专用分娩镇痛车，在分娩镇痛操作间内，配齐相关耗材、文书，便于操作。

（4）完善分娩镇痛制度、规范流程。医务科协调分娩镇痛工作相关各科室，麻醉科、产科、产房多次沟通讨论，按照国家规定与要求，完善本院相关制度、流程、管理规范；修订并优化现有知情同意书、分娩镇痛记录单、随访登记等相关文书。

（5）建立健全监管与反馈机制。对麻醉医师个人分娩镇痛工作量进行考核分析，定期抽查产妇满意度。除严格执行管理规范与操作规范外，新制定分娩镇痛随访制度并对相关并发症处理统一标准，强化管理，对分娩镇痛交接班、职责要求、不良事件上报明确划定。

三、C阶段

（1）宣传科普到位。通过多途径、多角度、全方位宣传理念，将分娩镇痛的宣传教育贯穿于孕期产检、分娩全过程，使孕产妇人人知晓、人人了解。

（2）医务人员积极性增加。通过多学科讨论分析积极性不高的原因，逐项逐条分析，了解个别人员的顾虑与担忧，一一打通各项环节，解决分娩镇痛相关问题与困惑。宣扬换位思考与舒适化诊疗理念，感受孕产妇及家属的心情，通过分娩镇痛为广大孕产妇解除对于疼痛的后顾之忧；给予一线医务人员相应分娩镇痛津贴，并在科内绩效分配时向分娩镇痛倾斜。

（3）改善分娩镇痛操作环境与相关设施。改建单独分娩镇痛操作间，做到一人一操作间；更换椎管内麻醉穿刺包，内含带钢丝硬膜外导管，更适合分娩镇痛时长期留置，降低不良反应与导管相关并发症；根据具体需求配备专用分娩镇痛车，便于相关操作。

（4）建立健全监管与督导反馈。定期考核麻醉医师个人分娩镇痛工作量，阶段性抽查产妇满意度。除严格执行管理规范与操作规范外，新制定分娩镇痛随访制度并对相关并发症处理统一标准，强化管理，对分娩镇痛交接班、职责要求、不良事件上报明确划定。

（5）分娩镇痛效果改善。分析总结分娩镇痛效果不佳原因包括：①镇痛泵问题：镇痛泵自身故障、气泡等因素致镇痛泵关机、未开机或夹闭；②导管问题：硬膜外导管打折、硬膜外导管堵塞、硬膜外导管移位；③导管脱出硬膜外腔：导管置入一侧发生单侧阻滞、导管置入硬膜外腔的长度；④产妇自身的因素：胎方位，难产因素。制定相应解决措施：①定期维护镇痛泵，及时排除故障及测定准确度，更换设备；②检查硬膜外导管是否打折、堵塞、误入一侧，是否过深，导管保持通畅并调整导管位置，可以退管1~2 cm；③按照阶梯给药后镇痛效果仍然不佳或者导管脱落，可与产妇及专家沟通重新置管，重新置管或选择高一个节段或者腰硬联合。

（6）寻求硬膜外分娩镇痛禁忌证产妇的相关镇痛方式。除常规硬膜外分娩镇痛技术外，开展新技术、新项目，在分娩镇痛技术与药物配伍上改进，开展瑞芬太尼静脉分娩镇痛，超声引导下阴部神经阻滞技术，经皮穴位电刺激分娩镇痛等，丰富分娩镇痛技术种类。

通过上述措施，2018—2021年度分娩镇痛量及分娩镇痛率逐年攀升，如图5.2.4、图5.2.5所示。

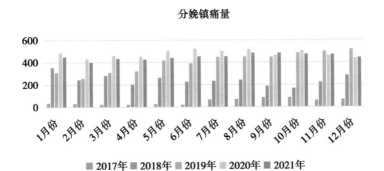

图 5.2.4　2017—2021 年度硬膜外分娩镇痛量比较

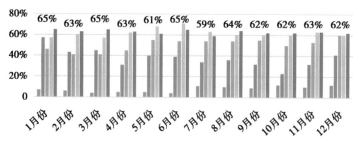

图 5.2.5　2017—2021 年度硬膜外分娩镇痛率比较

四、A 阶段

经过 3 年的持续改进，分娩镇痛率稳步上升并保持在 60% 左右。分娩镇痛门诊咨询常规化，优化了分娩镇痛操作流程与管理流程，通过持续改进，分娩镇痛量、分娩镇痛率、分娩镇痛满意度持续向好。

产出三项分娩镇痛相关科研项目，包括"瑞芬太尼给药模式对静脉分娩镇痛效果的临床研究""经皮穴位电刺激联合超声引导下阴部神经阻滞在分娩镇痛中的应用研究""高选择性 α2 肾上腺素能受体激动药联合低浓度局麻药辅助分娩镇痛方案的量效关系研究"。举办三届产科麻醉与分娩镇痛学习班，2018 年 10 月举办妇产科专科麻醉与镇痛培训班，2019 年 8 月举办分娩镇痛试点暨产科麻醉班，2021 年 6 月 20 日举办 2021 妇产科专科麻醉与镇痛培训班暨西部产科麻醉论坛暨产科麻醉与镇痛规范化管理高峰论坛，选派优秀医师赴永川、合川、潼南等多地妇幼保健院、西藏昌都市人民医院交流分娩镇痛工作经验与技术。

5.3　缩短急诊绿色通道停留时间

一、P 阶段

（一）选题背景

2021 年 4 月国家卫健委医管所发布《医疗质量管理与控制指标汇编（3.0 版）》，将急诊患者抢救室滞留时间中位数作为重要监测指标，反应急诊抢救工作效率与质量。此外，国家卫健委印发《三级妇幼保健院评审标准实施细则（2016 年版）》对急诊高危患者（符合住院指征的高危孕产妇、妇产科出血、异位妊娠、卵巢囊肿破裂或蒂扭转、子宫破裂、子痫、前置胎盘出血、产后出血、心力衰竭等）在"绿色通道"停留时间作为重要审查指标，定期评价服务质量，促进持续改进。为规范重庆市妇幼保健院急诊绿色通道管理，保障急诊绿色通道的通畅，结合本院实际制定《重庆市妇幼保健院急诊绿色通道管理办法及相关流程制度》。为此，探索利用 PDCA 质量管理工具优化绿色通道流程、提升急诊急救水平、缩短急诊绿色通道停留时间，确保危急重症患者获得及时、有效、连贯的就诊。

（二）发现问题

2017 年 12 月我院急诊科正式成立，医生团队为轮岗制，团队对急诊急救流程不熟悉，绿色通道启动标准不一致。同时需要跨团队的配合与支持，相互协作和沟通不畅，急诊绿色通道救治流程未进一步完善，急救设备物资不充分，导致急诊绿色通道患者在急诊科停留时间长，有延误诊疗和处置的风险。2020 年依据绿色通道服务范围急诊科开启绿色通道患者共 21 例，平均停留时间 63 min，达标率仅为 33.3%（图 5.3.1）。

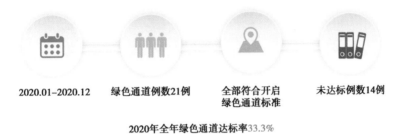

图 5.3.1 2020 年绿色通道达标率低

（三）现况调查

2020 年纳入急诊绿色通道案例 21 例，按病种分析主要集中在妇科系列，其中异位妊娠占 52%（图 5.3.2）。停留时间超过 30 min 的病种妇科系列占一半。通过案例发生时间的

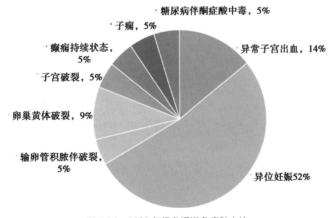

图 5.3.2 2020 年绿色通道各病种占比

分析发现绿色通道患者收治集中在特殊工作时段17:30—次日8:00，此时段在岗人员少，高年资医护人员少，处置、检查、会诊等时间延长。因此，造成急诊绿色通道患者在急诊科停留时间长。

（四）成立 CQI 小组

科室成立 CQI 小组，组长由科室主任担任，具体由急诊医疗组、护理组、医务科实施（图 5.3.3）。

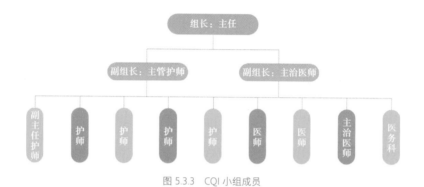

图 5.3.3　CQI 小组成员

（五）设定目标

本项目预计利用一年时间，通过全院多部门参与合作优化绿色通道患者管理，达到以下目标：

（1）优化急诊绿色通道患者救治流程。

（2）完善急诊急救设备的设置。

（3）2021 年绿色通道患者停留时间达标率达 50% 以上。

（六）分析问题

CQI 小组从人员、设备、制度、管理 四个方面进行原因讨论，绘制鱼骨图（图 5.3.4）。

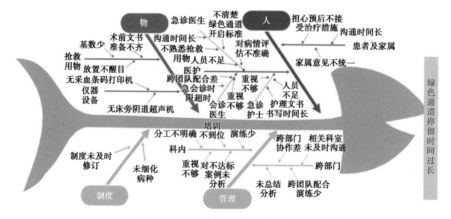

图 5.3.4　绿色通道停留时间过长的原因分析——鱼骨图

（七）要因分析

根据要因分析打分表（表5.3.1）打分后制作柏拉图（图5.3.5）分析主要原因，发现医师对标准及规范不熟悉、病情评估不准、抢救人员不足、物品准备不充分、跨部门协助差、演练培训不到位是导致绿色通道停留时间长的主要原因。

表 5.3.1　要因分析打分表

编号	停留时间长		组员打分					总分
	大要因	小要因	1组	2组	3组	4组	5组	
1		重视不够	3	2	3	2	3	13
2		人员不足	4	4	5	4	4	23
3	人员	病情评估不准	3	3	3	3	3	15
4		沟通不畅	3	3	3	2	2	13
5		不清楚开启时机	3	1	2	4	3	13
6		物品准备不充分	5	4	4	4	5	22
7		物品标识	3	2	3	3	2	13
8	用物设备	放置不醒目	2	2	3	2	2	11
9		无条码机、床旁超声机	3	2	2	2	3	12
10		制度未更新	1	2	1	2	2	8
11	制度	病种不齐	3	2	2	2	2	11
12		跨部门协作差	5	5	5	5	5	25
13		演练培训不到位	3	5	4	4	2	18
14	管理	团队沟通不畅	3	3	3	2	2	13
15		未分析总结	3	3	3	2	2	13

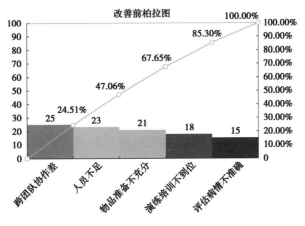

图 5.3.5　绿色通道停留时间过长的要因分析——柏拉图

（八）拟定对策

运用"5W1H"（表5.3.2）制定详细的改进措施，根据甘特图（图5.3.6）制定详细的PDCA计划。

表 5.3.2　制定改进措施——"5W1H"

What	Why	Who	Where	When	How
缩短急诊绿色通道停留时间	1.改善危重患者的结局； 2.保障危重患者及时高效救治； 3.提高团队间协作、快速反应能力； 4.提升患者满意度。	急诊科医生 急诊科护士 妇科医生 产科医生 ICU医生 超声科医生 检验科医生 手术室护士 入院处人员	急诊科 抢救室	危重症患者救治	1.组织各团队培训、演练； 2.高效沟通； 3.根据抢救需要配置用物； 4.协调各科室保证非正常工作时间段人员支出。

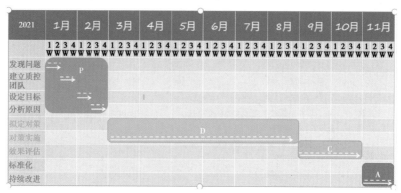

图 5.3.6　缩短急诊绿色通道停留时间——甘特图

二、D 阶段

（1）针对跨团队配合不佳：①医务科组织各科学习绿色通道制度；②明确绿色通道开启标准，通过医务科宣讲、制度学习、试卷考核等方式确保全员掌握；③补充通信设备，急诊配备专用急会诊沟通手机；④小黑板标记每日急会诊医生和电话，以便当日在岗人员查看；⑤学习 SBAR 电话沟通模式，制定标准沟通话术；⑥与医务科、检验科、医保科协调送检项目、费用报销等问题。

（2）针对物品准备不足：①抢救室物品 6S 管理，定地点、定物品、定数量、定人管理；②将记录文书按产科、妇科分类放置，以便拿取快速书写；③安装采血条码打印机，保障标本安全转运；④管理采血项目清单、抢救记录清单、出抢救室清单。

（3）针对培训演练不到位：①根据 2020 年绿色通道前三位病种为基础设计演练脚本；②对新轮转医生、规培医生、规培护士的入科培训增加绿色通道管理，每月演练成绩纳入轮转医生、规培医生、规培护士出科成绩；③绿色通道未达标案例科内组织分析、讨论、整改。

（4）针对重点时段医护人员薄弱：①充分利用夜间在岗的每一位人员，训练轮转医生、医管家、规培医生、安保人员，各司其职，高度配合；②优化绿色通道抢救流程、明确岗位职责；③夜间协调产科、妇科护理备班给予支持；④科主任协调 ICU 团队在节假日充分支持与保障。

三、C 阶段

项目目标值设定 2021 年绿色通道达标率为 50%，通过改善后 2021 年急诊科开启绿色通道患者 26 例，平均停留时间 37 min（图 5.3.7）。停留时间 ≤ 30 min 19 例，达标率为 73%。

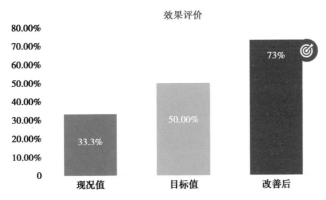

图 5.3.7 2021 年绿色通道达标率

（1）优化制度流程。医务科牵头各临床科室，明确绿色通道开启时机。规范疫情下无核酸结果急诊手术患者救治流程。进一步细化Ⅲ级急症病人在候诊过程中病情变化转为Ⅱ级，由急诊科医生开启绿色通道。完善急诊急救物品管理规范。

（2）规范科室管理。急救物品 6S 管理，定地点、定物品、定数量、定人管理、定期核查。记录文书按妇科、产科类进行分类放置。提升工作效率清单化管理，制定快速采血项目清单、抢救时间节点记录单、出抢救室核查单。保障标本转运安全增加采血条码打印机。确保信息沟通顺畅，配置急诊专用手机。建立急诊绿色通道登记本，急诊科接诊医生负责登记，急诊绿色通道时长 ≥ 30 min 的案例，科室内进行分析、讨论并整改，持续质量改进。

（3）强化急救能力。制定演练培训计划，医务科牵头，急诊科及相关科室参与，每季度进行急诊绿色通道演练一次。组织轮转医生、规培医生、规培护士学习绿色通道制度，将相关内容纳入出科考核。

（4）提升团队协作。科室内人员及跨科合作更加顺畅，配合协作能力更强。全面提升科内人员解决问题、沟通协调能力，增强团队责任心和凝聚力。

四、A 阶段

经过 11 个月的持续改进，急诊绿色通道管理进一步完善，救治流程得到优化，团队协作能力增强。将急诊绿色通道达标率纳入医疗质控指标，继续持续质量改进。

综上，应用 PDCA 持续质量改进工具，提升了绿色通道救治效率；优化了绿色通道制度，规范了急诊设备管理，通畅了跨团队合作沟通；团队增强了责任心、凝聚力、解决问题的能力、沟通协调的能力。但还有以下问题有待改进：①会诊医生对绿色通道开启有争议，沟通占比时间长；②现行急诊预检分诊标准不适用于妇产科急诊；③尚未将急诊分娩纳入绿色通道管理；④未关注和追踪患者的结局指标。上述问题将列入下一个 PDCA 循环持续改进。

5.4 优化建档转档流程持续质量改进项目

一、P 阶段

（一）选题背景

国家卫生健康委员会发布的《关于印发进一步改善医疗服务行动计划（2018—2020 年）的通知》指出，要优化诊区布局，保持环境整洁，设置醒目标识，提供便民措施，推进预约诊疗服务，有效分流患者，努力为患者提供优质护理服务，改善患者就医体验。卫生健康委员会在《关于印发公立医院高质量发展促进行动（2021—2025 年）的通知》中也强调要推进预约诊疗服务，建立健全优质护理及患者满意度管理等工作，切实提升患者就医体验，增强群众就医幸福感。另外，三甲复评牵头条款明细中也提到要有效分流患者，减少等待时间，改善服务体验。然而目前，大型公立三甲医院普遍存在看诊流程不科学，患者候诊时间较长，极大地影响了患者的就医满意度，也间接导致医疗资源的浪费。构建一种科学的、人性化的、连续的、可推广的预约诊疗服务模式已成为公立妇幼保健机构的迫切需求。因此，本项目利用 PDCA 循环持续优化建档转档流程，改善患者就诊体验。

（二）现状调查

据统计，2020 年 4 月—2021 年 3 月重庆市妇幼保健院孕妇就医满意度平均为 78.88%，其中关于候诊时间提出的意见或建议共计 37 次（图 5.4.1），有 40% 的孕妇最不满意"排队"，53.3% 的孕妇建议"排队整改"，其中 18 次提及建档转档的流程较繁琐（部分意见如表 5.4.1 所示），极大影响孕妇的就医感受。建档转档是孕妇迈入医院开始规律产检的第一站，直接定格孕妇对医院的第一印象，影响医院的整体认可度，也与国家政策文件要求的推进医疗服务高质量发展和增强群众就医幸福感的宗旨精神息息相关，因此建档转档流程亟需优化改进。

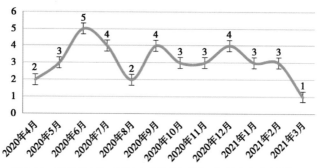

图 5.4.1　2020 年 4 月—2021 年 3 月孕妇候诊时间的意见或建议数量

表 5.4.1　孕妇针对建档意见反馈（部分）

序列	具体反馈
1	人太多了，建档的时候要等半天
2	建档排队流程繁琐
3	建档合理分诊
4	第一次来建档时一头雾水，完全没来过，我觉得应该有个流程表，或者有个动画视频教学，让人看得懂，毕竟第一次来啥都不知道，挂号是网上还是怎样，完全不知道

（三）成立持续质量改进工作小组

为有效推进本项目，促进建档转档流程持续改善，科室成立了持续质量改进工作小组（表 5.4.2）。

表 5.4.2　持续质量改进工作小组

成员	职务	分工	科室
A	组长、督导	主题选定、效果确认、全程把握	孕期保健中心
B	副组长、督导	主题选定、效果确认、全程把握	孕期保健中心
C	组员、秘书	现状调查、因素分析、对策拟定、对策实施	孕期保健中心
D	组员	现状调查、因素分析、对策拟定、对策实施	孕期保健中心
E	组员	现状调查、因素分析、对策拟定、对策实施	孕期保健中心
F	组员	对策拟定、对策实施	孕期保健中心
G	组员	对策拟定、对策实施	孕期保健中心
H	组员	对策拟定、对策实施	孕期保健中心
I	组员	对策拟定、对策实施	孕期保健中心
J	组员	对策拟定、对策实施	孕期保健中心
K	组员	对策实施、标准推行	孕期保健中心
L	组员	对策实施、标准推行	孕期保健中心

（四）设定目标

本项目预计利用 4 个月的时间，通过全科人员头脑风暴，充分考虑人机物法环等方面因素，拟定改进对策，促进建档转档流程优化，达到以下目标：

（1）对建档转档关键环节进行重点改造，调整部分建档步骤，解决候诊核心问题，形成科学的、人性化的、连续的、可推广的预约诊疗服务模式。

（2）本项目改进完成后，根据目标值公式确定患者候诊满意度应达到 89.02% 及以上。计算过程：目标值＝现况值＋改善值＝现况值＋（1-现况值）× 圈能力 × 改善重点＝78.88%+21.12% × 60% × 80%=89.02%。

（五）拟定计划

根据建档转档流程项目具体开展周期拟定了时间甘特图（图5.4.2）。

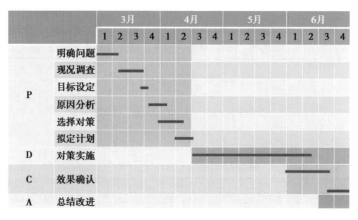

图 5.4.2　优化建档转档流程项目计划——甘特图

（六）分析原因

从人员、制度、设备、流程、环境五个方面进行原因分析，全科人员头脑风暴，绘制鱼骨图（图5.4.3），认为主要问题集中在以下几方面：①孕妇建档包括四个步骤，上下步骤承接不合理，建档转档流程整体较繁琐；②会议室宣教护士与建档医助沟通不到位，导致孕妇建档事宜交接不清；③科室未明确规定现场加号、外院转档、专家门诊孕妇建档取号类型及叫号顺序，出现插号情况；④建档宣教途径较单一，多数孕妇不知晓建档具体步骤，且微信公众号预建档挂号与到院正式建档界定不清晰，易误导孕妇；⑤预约挂号系统未二次分诊，高峰时段建档候诊孕妇多且集中（图5.4.4）。

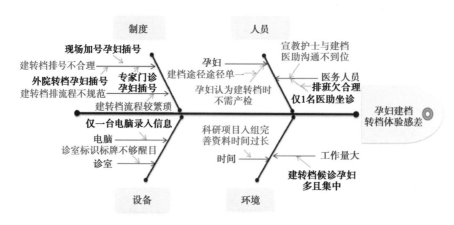

图 5.4.3　孕妇建档转档体验感差的原因分析——鱼骨图

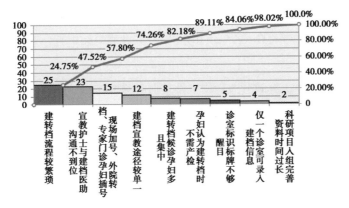

图 5.4.4　孕妇建档转档体验感差的原因分析——柏拉图

（七）制定对策

拟定整改措施：①优化建档转档流程；②加强建档流程宣传；③强化人员管理；④紧抓监督评估（表 5.4.3）。

表 5.4.3　优化建档转档流程项目整改措施——"5W1H"

主题 (What)	原因 (Why)	对策措施 (How)	谁负责 (Who)	实施地点 (Where)	时间 (When)
孕妇建档转档体验感差	流程	优化建档具体步骤	郑小利、熊鹭、姚晓明	产科门诊	见甘特图
		合理分布建档号、现场加号、外院转档号、专家门诊号	黄巧		
		增加醒目标识标牌	黄巧	产科门诊	见甘特图
		增加周末建档	黄巧、黄琳淳		
		制作建档攻略微文并推送到重庆市妇幼保健院公众号上，同时将微文二维码的立牌放置在导诊台旁，便于孕妇提前了解	郑小利、周银芳	产科门诊	见甘特图
	人员	宣教护士加强与建档医助的沟通，宣教护士加强对建档孕妇的巡视、分流	傅笛珂、王先莉	产科门诊	见甘特图
	管理	制定满意度调查表，定期审查	杨蓉、赵琳莉	产科门诊	见甘特图
		加强宣传，集中管理	黄巧、明菲、田芹		

二、D 阶段

（一）优化建档转档流程

（1）对调建档步骤中高危信息录入与母子健康手册填写顺序：对调后先到早孕建档门诊进行高危信息录入，再到会议室填写母子健康手册，同时制作建档温馨提示小卡片并派发给孕妇。

（2）合理分布建档号、现场加号、外院转档号、专家门诊号：针对不同孕妇合理区分号源类型，外院转档及专家门诊建档孕妇直接加"C"号，针对现场加号建档孕妇直接加"A"号。

（3）增加醒目标识牌：在早孕建档门诊门口增设醒目标识牌，同时配有叫号屏，方便孕妇注意。

（4）增加周末建档，有效分流：周末及节假日弹性排班，安排建档人员；分诊台护士可直接预约早孕建档号源。

（二）加强建档流程宣传

（1）微文推送：制作建档攻略微文并推送到重庆市妇幼保健院公众号上并加强宣传，打印产科建档攻略二维码并放置在分诊台醒目处。

（2）录制宣传视频：针对建档的具体流程录制宣传视频，并在门诊候诊大厅内电视上循环播放。

（3）早孕建档易拉宝展报：制作展报放在妇科门诊及妇女保健科门诊醒目区域，开通产科门诊早孕建档直通车。

（4）建立体外受精胚胎移植（IVF）早孕建档群：在完成受精卵放置术后且三超检查结束之后对 IVF 的孕妇建群，并在门诊四楼 B 区生殖医学中心增加早孕建档室。

（三）强化人员管理

加强沟通及巡视：加强分诊台护士与孕妇、会议室护士与孕妇、建档医助与孕妇等各个环节的沟通解释，会议室护士加强建档候诊区的巡视，如有问题及时解决。

（四）紧抓监督评估

（1）将建档转档流程改进纳入 2021 年优质护理工作计划，加强质量控制，严格按照标准化程序进行管理。

（2）对建档、转档孕妇进行改进前后候诊时长及满意度调查并对比分析，评估现有流程制度的有效性。

三、C 阶段

经过 2 个月的整改，孕妇建档转档候诊时间明显缩短（图 5.4.5），孕妇建档转档满意度显著提升（图 5.4.6），本项目改进有效，具体体现在以下四点。

（1）流程清晰，制度规范。对调建档步骤中高危信息录入与母子健康手册填写顺序、派发建档温馨提示小卡片、合理分布四类建档号源、增加醒目标识牌、开设周末建档诊室，本项目从流程、设备设施、人员等多方面做出调整，进一步畅通了建档通道，缩短了候诊时长，切实优化了建档流程，形成了建档转档多环节联动的科学诊疗服务模式。

（2）积极宣教，多方传播。本项目完成了微信公众号建档攻略微文的推送、建档指

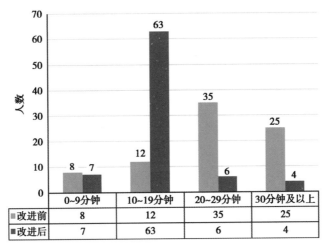

	0~9分钟	10~19分钟	20~29分钟	30分钟及以上
改进前	8	12	35	25
改进后	7	63	6	4

图 5.4.5 改进前后孕妇建档转档候诊时间对比图

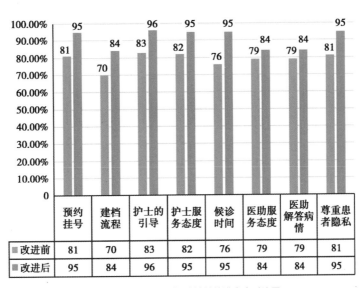

	预约挂号	建档流程	护士的引导	护士服务态度	候诊时间	医助服务态度	医助解答病情	尊重患者隐私
改进前	81	70	83	82	76	79	79	81
改进后	95	84	96	95	95	84	84	95

图 5.4.6 改进前后孕妇建档转档满意度对比图

导视频的录制、早孕建档易拉宝展报的制作、IVF早孕建档群的建立等宣教科普工作，通过多种形式、多种途径开展全方位的建档宣传，实现了线上、线下、多点、多维协同传播，且建档受众端口前移到生殖医学中心、妇女保健科、妇科门诊，目标群体扩大，进一步强化了建档宣传效果。

（3）人员协作，配合到位。全科人员共同协作，对现状进行了充分调查、分析了影响因素、共同拟定了改进对策、全程参与了实施方案、评估了质量改进效果，尤其是在建档关键四大步骤中各环节人员加强了沟通和巡视，专岗负责，及时为建档孕妇排忧解难，确保整个建档过程顺畅、和谐，改善了孕妇建档体验感。

（4）全面监管，持续改进。科室严格按照标准化程序进行科学管理，通过 PDCA 循环促进了建档转档流程的持续质量改进，还将质控工具应用融入日常管理中；通过对建档流程改进前后孕妇候诊时间及满意度调查对比分析显示，改进后，候诊时长主要集中在 10~19 min，占 78.75%，候诊时长少于 20 min 者占 87.5%，候诊时长明显缩短，建档孕妇的满意度从 78.88% 上升到 91%，质量改进效果明显。

四、A 阶段

经过 4 个月的持续改进，通过多人员、多途径、多方面综合整改影响孕妇建档转档体验感的关键因素，产科门诊建档转档流程日趋完善；通过持续改进，孕妇平均候诊时长明显缩短，孕妇满意度持续向好。科室整理了建档转档流程相关改进指标，并纳入产科门诊制度汇编文件中，日常工作严格按照标准化程序执行。提交优化建档转档流程持续质量改进项目申请书，并制作 2021 年护理质量改进项目记录手册。尽管建档转档流程得到明显优化，但目前仍存在早孕预建档、挂号信息填写步骤多，整体过程较为繁琐的问题，下一步将会对此问题进行 PDCA 持续质量改进。

5.5 PDCA 循环管理在住院费用床旁结算中的应用

一、P 阶段

（一）选题背景

随着我国居民健康意识的提高，民众对于医疗服务细节上的要求也在不断提升。公立医院要实现精细化管理，细节往往是管理质量和服务质量提升的突破点之一。在大型医院收费处经常能看到拥挤纵列的人群队伍，家属患者焦灼地等待着，不仅不利于医院的空间流动，也给患者带来时间浪费和体力耗费，挑战患者的忍耐度。尤其是住院患者，他们楼上楼下地跑，不断询问，往返于一楼收费室和住院病区，使患者的就诊体验大打折扣。

作为一家有温度、有爱心的母婴专科医院，优化患者费用结算流程，站在患者角度考虑问题、解决问题，是我们的应尽之责。且因结算不及时形成的大量住院病人欠费问题也日益堆积成为医院资金管理链条的堵点、痛点，提升费用结算效率刻不容缓。为此，重庆市妇幼保健院于 2021 年引入床旁结算模式优化住院服务流程，贯通院前院中院后服务，并探索利用 PDCA 循环提高床旁费用结算的管理水平。

（二）现状调查

通过对本院将近一年患者结算的现状分析发现，本院在门诊大楼每层楼均设置有收费室，而仅在住院楼一楼设置收费室，且医保办与收费室不在一个区域，住院患者结算时不仅需要楼上楼下多部门奔走，遇到高峰时期电梯排队和结算排队的等候时间较长，每位患者全流程结算时间超过 5 min。同时因出院结算不及时，形成大量医疗欠费，医院垫支资金难以收回（表 5.5.1）。

表 5.5.1　2016 年 1 月 1 日—2021 年 7 月 27 日出院欠费情况

欠费人次	54	欠费金额（元）	165562.42
未结人次	115	未结金额（元）	129457.37
纠纷欠费人次	22	欠费金额（元）	471554.98

（三）成立 CQI 小组

为优化患者费用结算流程，成立 CQI 小组，成员及分工如表 5.5.2 所示。

表 5.5.2　CQI 小组成员及分工

成员	职务	分工	科室
A	组长、督导	主题选定、效果确认、全程把握	财务科
B	副组长、督导	主题选定、效果确认、全程把握	信息科
C	组员、秘书	现状调查、因素分析、对策拟定、对策实施	财务科
D	组员	现状调查、因素分析、对策拟定、对策实施	护理部
E	组员	现状调查、因素分析、对策拟定、对策实施	普通妇科
F	组员	对策拟定、对策实施	信息科
G	组员	对策拟定、对策实施	用友
H	组员	对策拟定、对策实施	医保办
I	组员	对策实施、标准推行	HIS 系统

（四）设定目标

推动床旁结算需要多部门、多方人员的配合与协调，更需要大量的软件硬件设施投入，属于系统性工程。基于本院 2021 年的情况，拟从人员、系统及硬件配置多个层面对目标进行分解，分阶段实施完成该项结算模式改革，总体目标完成期限为两年。阶段性任务目标具体如下：

（1）在住院大楼各层更新配置床旁结算自助机。

（2）更换医院 HIS 系统，联合第三方软件公司做好结算系统数据接口，完善软件系统配置。

（3）制定新床旁结算操作手册，对医院相关人员进行培训，提升业务能力和服务意识。

（4）以医院妇产科作为试行科室，根据试行结果反馈问题，及时改进完善，最后在全院推行床旁结算。

（5）在床旁结算基础设施配置完成后，初期计划床旁结算实行率达 10%，施行一年后床旁结算率达 100%，总体上将住院患者结算时长由原来的 5 min 缩短至 1 min。

（五）拟定计划

住院费用床旁结算实施计划如图 5.5.1 所示。

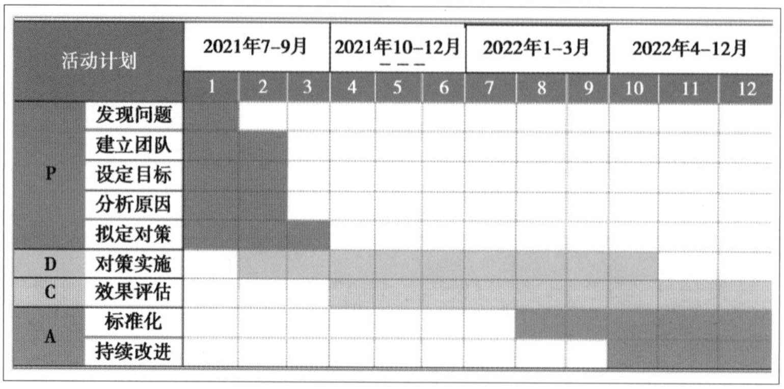

活动计划
2021年7–9月
2021年10–12月
2022年1–3月
2022年4–12月
1
2
3
4
5
6
7
8
9
10
11
12
P
发现问题
建立团队
设定目标
分析原因
拟定对策
D
对策实施
C
效果评估
A
标准化
持续改进

图 5.5.1 住院费用床旁结算实施计划——甘特图

（六）分析原因

从人员、监测、设备、环境、流程五个方面进行原因分析，绘制鱼骨图（图 5.5.2），认为主要问题集中在以下几个方面：①医院工作人员服务意识不强，业务培训不足，对患者及家属的咨询回答不够详细完整；②医院软件系统存在漏洞，偶尔出现故障导致费用结算失败；③费用结算流程相对复杂，尤其是医保患者还需要去医保办核实信息，甚至需要反结算；④医院票据管理制度不健全，对于患者费用缴纳后的票据、账务处理、数据统计存在一定问题和滞后性；⑤存在部分患者故意拖欠医疗费用导致结算不及时，积压住院欠款；⑥医院关于费用结算流程的宣传力度不够。

人
服务意识较弱
失误与差错
流程
多部门往返
大额退费
电梯拥堵
流程软件
HIS系统
数据传输
第三方支付平台
网络故障
硬件设施
结算自助机
网线搭建
主原因
故意拖欠
患者
医保结算审核
大额退费
收退费制度
票据丢失审核
收费稽核
内控制度
结算流程缺乏宣传指导
宣传

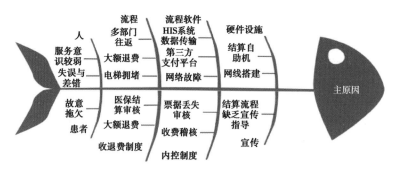

图 5.5.2 传统费用结算耗时长的原因分析——鱼骨图

（七）制定对策

1. 整改措施

（1）制定制度、规范流程。

（2）培训护士、结算收费等相关人员。

（3）配置相关软硬件设施设备。

（4）简化操作流程，提高护士参与度。

（5）多样化开展医院床旁结算宣传。

（6）加强内部控制，防范新型票据风险。

2. 责任部门/科室

财务科为主要牵头行政职能科室，护理部、信息科、普通妇科为主要配合职能科室，由财务科组织召开床旁结算专项讨论会，明确开展床旁结算的总体目标、具体布局以及相关科室职责分工，拟制床旁结算操作手册及宣传图标，完善相关票据制度及内控风险防范。充分借助信息化、媒体的力量多渠道多形式宣传医院床旁结算模式，提升患者参与度。

护理部与临床科室护士医生讲解床旁结算的流程及注意事项，做好相关培训工作。

信息科牵头组织建设"床旁结算信息系统"，对接医院 HIS 系统、HRP 系统以及其他医疗信息系统，实现数据对接与传输，准确统计相关费用数据及计算数据。

临床、医技科室在财务科及护理部指导下，先选择普通妇科病房作为试点科室，之后再予以推广，总结经验问题，及时完善补充相应流程，防范潜在风险。

二、D 阶段

（一）完善制度，规范流程

财务科、护理部、信息科、普通妇科等科室组织多次讨论，明确新结算模式的阶段性任务及流程，明确各科室职责分工，协调推进过程中出现的各种问题，讨论床旁结算在本院落地实施的具体流程（图 5.5.3），不断优化，尽量减少患者的奔波及等待时间。

（二）加强人员培训

从医保科到临床护士医生再到财务科，所有结算流程涉及到的人员科室均需要接受培训，熟悉各自领域的业务流程及风险，不断提高操作熟练度，提升服务意识，尽量向患者准确传达相关信息。

（三）简化操作流程，提高护士参与度

具体实施措施主要包括四个方面：①新增审核系统，提前处理社保等异常问题；②简

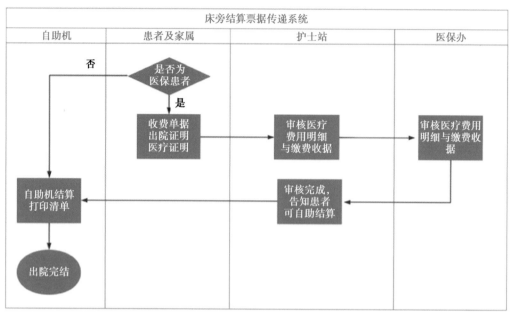

图 5.5.3 床旁结算落地实施的具体流程

化操作流程，达到一键办理出院；③安排人员协助病区办理；④申请床旁结算激励方案。

（四）积极与第三方软件公司沟通

积极与第三方软件公司沟通协调信息系统的更新替代，做好数据接口，确保各类费用数据准确及时传递，减少数据漏洞及错误，信息科同时也需做好医院内部数据系统建设，实现后台数据自动同步，方便患者操作。在住院病区更新硬件设施配置，增设床旁结算自助机。

（五）加强院内外宣传

具体实施措施主要包括四个方面：①在收费窗口、自助机摆放醒目的"温馨提醒"，让患者知晓；②在医院公众号、院内网对床旁结算进行宣传报道；③安排收费员前往病区对已入院的患者进行床旁结算的宣教指导。

（六）多渠道多形式提升患者参与度

充分借助信息化、媒体的力量多渠道多形式宣传，如利用官方微信、微信群、孕妇学校、微博、宣传资料等形式提高认识，提升患者参与度。

三、C 阶段

（一）完善制度，规范流程

与各职能科室举行专项会议反复沟通协商，逐步完善本院关于床旁结算模式的制度规范及流程设置，并对医院智能自助多渠道收费的相关内部控制进行补漏和完善。

（二）缩减患者费用结算等待时长

自费患者使用自助结算机，总体上出院结算等候时长由原先的 5 min 降低到 1 min，护士一键式办理出院结算，大大优化了财务结算和出院服务流程，提高工作效能，有效落实政府"最多跑一次"改革，也有助于疫情防控，简化了原有的出院结算流程。医保患者由于涉及医保支付政策及医保支付系统的数据交换和对接，涉及患者个人自付金额的结算，尚需后续的信息系统完善方可自助结算和票据打印。

（三）对账工作进一步加紧加实

医院通过一定的方式，将各类第三方支付平台的交易数据与医院收费系统的交易记录进行比较，能够及时分析和处理对账结果，对于医院多收（长款）、医院少收（短款）、退费失败等情况，能够查找原因并及时进行处理；对于其他对账异常，系统实现自动识别和提示。

（四）信息系统间互联互通

基本实现医院各信息系统之间的互联互通和自动化控制。医院各类业务操作系统，如化验 LIS 系统、大型设备检查、病理检查等系统，逐渐实现与缴费信息之间的自动控制。各类操作报告一旦打印，即作为医疗服务收入的确认时点，立即回写入相关操作系统。不同系统间的数据关联，更为医院精细化管理创造条件。医院财务成本核算与医院各类物资管理系统实现连通和数据核对，可深入贯彻收入成本匹配原则。

（五）完成自助服务设备投放

在医院门诊、住院大楼均安置有自助服务机，使患者可以通过自助服务设备实现自助挂号、自助充值和自助缴费、自助结算、票据自助打印等功能。医院收费方式从现金、银行 POS 机等拓展到以微信、支付宝为代表的互联网支付功能，多渠道的付费方式和多点的自助设备投放，可以大大节约患者排队等候时间，使患者支付更为便捷，提高患者满意度。

（六）培训相关员工

为更好地推进床旁结算，人员培训亦是关键。此次以普通妇科为试点科室，通过对该科室护士的培训，使其掌握结算流程及关键要点，提高了服务意识，同时也对收费室的员工加强培训，提升业务能力和素质，打造医院良好服务形象。

四、A 阶段

床旁结算是全院的系统工程，需要医生、护士及结算员全力支持。我院目前由于 HIS 系统尚未更换，故床旁结算的数据软件基础尚不完备。办理出院结算至少涉及两套系统，即医保收费系统、医院收费系统、银医通系统等，各自独立、通过接口链接，操作繁杂并且为此需设置专人进行对账，以保证各系统数据相符。因此，床旁结算模式还处于初步探索与尝试阶段，后续仍有许多工作要做，本次 PDCA 循环没有解决的问题作为遗留问题转入下一次 PDCA 循环。下一步将完成医院 HIS 系统更新，并推出手机 APP 功能，实现"一部手机走遍医院"。广泛开发医院 APP、微信公众号和支付宝生活号等移动端助医平台的功能应用，让患者在手机上即可完成覆盖预约挂号、当日挂号、预约检查、查询报告、查看领药单等多个就医诊疗环节，推进智慧就医新流程，达到时间、环节双减少，效率、满意度双提高的显著成效。

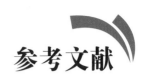

参考文献

[1] 张纹, 程湘玮, 王培红, 等. 新生儿低血糖预防与管理策略的构建 [J]. 中国护理管理, 2020, 20(11): 1694-1699.

[2] Adamkin DH. Low blood sugar levels in the newborn infant: dochanging goal posts matter? [J]. Semin Fetal Neonatal Med, 2021, 26(3): 101202.

[3] Dixon KC, Ferris RL, Marikar D, et al. Definition and monitoring of neonatal hypoglycaemia: a nationwide survey of NHS England Neonatal Units[J]. Arch Dis Child Fetal Neonatal Ed, 2017, 102(1): F92-F93.

[4] McKinlay CJD, Alsweiler JM, Ansell JM, et al. Neonatal glycemia and neurodevelopmental outcomes at 2 years[J]. N Engl J Med, 2015, 373(16): 1507-1518.

[5] Harris DL, Weston PJ, Harding JE. Incidence of neonatal hypoglycemia in babies identified as at risk[J]. J Pediatr, 2012, 161(5): 787-791.

[6] 中华医学会儿科学分会新生儿学组. 新生儿低血糖临床规范管理专家共识 (2021)[J]. 中国当代儿科杂志, 2022, 24(1): 1-13.

[7] 冯小芳, 黄小夏, 钱笑蓉, 等. 新生儿早期预警评分信息化系统的建立及应用 [J]. 中华护理杂志, 2021, 56(4): 485-489.

[8] Vento M, Lista G. Managing preterm infants in the first minutesof life[J]. Paediatr Respir Rev, 2015,16(3):151-156.

[9] Aylott M. The neonatal energy triangle. Part2: Thermoregulatory and respiratory adaption[J]. Paediatr Nurs, 2006,18(7):38-42.

[10] 王勤, 赵敏慧, 庄薇, 等. 早产儿低体温发生情况的调查 [J]. 解放军护理杂志, 2015, 32(14): 22-24.

[11] de Almeida MF, Guinsburg R, Sancho GA, et al. Hypothermiaand early neonatal mortality in preterm infants[J]. J Pediatr, 2014, 164(2): 271-275.

[12]Bissinger RL, Annibale DJ. Thermoregulation in very lowbirth-weight infants during the golden hour: results andimplcations[J]. Adv Neonatal Care, 2010, 10(5): 230-238.

[13]Bhatt DR, White R, Martin G, et al. Transitional hypothermia inpreterm newborns[J].J Perinatol, 2007, 27 Suppl 2: S45-S47.

[14] 柳艳丽, 周薇, 唐震海, 等. 塑料薄膜包裹对极低出生体重儿入院体温的影响 [J]. 中华围产医学杂志, 2014, 17(4): 244-248.

[15] 袁瑞琴, 杨传忠, 熊小云, 等. 极 / 超低出生体重儿入院即刻核心温度与颅内出血等并发症发生的关系研究 [J]. 护理研究, 2018, 32(1): 112-114.

[16] 山东省新生儿重症监护病房低体温质量改进临床研究协助组. 山东省多中心极 / 低出生体重儿入院低体温现状调查 [J]. 中华围产医学杂志, 2019, 22(8): 553-559.

[17] 李秋平, 封志纯. 重视我国超早产儿的救治 [J]. 发育医学电子杂志, 2015, 3(4): 207-211.

[18] 杨晓燕, 陈超, 石晶, 等. 中国新生儿无创辅助通气研究现状的可视化研究 [J]. 临床儿科杂志, 2015, 33(9): 771-775.

[19] 薛辛东, 谭静. 无创辅助通气在新生儿监护病房的临床应用 [J]. 中国实用儿科杂志, 2016, 31(2): 90-94.

[20] 李杨, 彭文涛, 张欣. 实用早产儿护理学 [M]. 北京: 人民卫生出版社, 2015.

[21]Ota NT, Davidson J, Guinsburg R. Early nasal injury resulting from the use of nasal prongs in preterm infants with very low birth weight: a pilot study[J]. Rev Bras TerIntensiva, 2013, 25(3): 245-250.

[22]Goel S, Mondkar J, Panchal H，et al. Nasal Mask Versus Nasal Prongs for Delivering Nasal Continuous Positive Airway Pressure in Preterm Infants with Respiratory Distress: A Randomized Controlled Trial[J]. Indian Pediatr, 2015, 52(12): 1035-1040.

[23]Newnam KM, McGrath JM, Estes T, et al. An integrative review of skin breakdown in the preterm infant associated with nasal continuous positive airway pressure[J]. J ObstetGynecol Neonatal Nurs, 2013, 42(5): 508-516.

[24] 卢林阳, 胡少文. 鼻塞式持续正压通气早产儿鼻损伤的预防 [J]. 中华护理杂志, 2011, 46(12): 1232-1233.

[25] 胡小平. 鼻塞式连续气道正压通气对极低体重早产儿鼻损伤的预防效果 [J]. 国际护理学杂志, 2013, 32(7): 1499-1500.

[26] 顾晓蓉, 陆秀文, 徐红. 我院患儿发生压疮情况分析 [J]. 护理研究, 2013, 27(1B): 126-128.

[27] 李磊, 王自珍, 孔祥永, 等. 鼻塞鼻罩交替使用预防极低出生体重儿经鼻持续正压通气致鼻损伤的效果 [J]. 中华新生儿科杂志 (中英文), 2017, 32(2): 131-133.

[28] 姜玉新. 科学管理 勇于创新 严控质量：超声质控常用方法及研究 [J]. 中华医学超声杂志 (电子版), 2020, 17(7): 706.

[29] 景柏华, 陈倩. 胎儿大脑中动脉血流检测的临床意义 [J]. 实用妇产科杂志, 2019, 35(12): 893-896.

[30] Vollgraff Heidweiller-Schreurs CA, De Boer MA, Heymans MW, et al. Prognostic accuracy of cerebroplacental ratio and middle cerebral artery Doppler for adverse perinatal outcome: systematic review and meta-analysis [J]. Ultrasound Obstet Gynecol, 2018, 51(3): 313-322.

[31] Akolekar R, Ciobanu A, Zingler E, et al. Routine assessment of cerebroplacental ratio at 35-37 weeks' gestation in the prediction of adverse perinatal outcome [J]. Am J Obstet Gynecol, 2019, 221(1): 65; e1-65; e18.

[32] Christoff P. Running PDCA cycles [J]. Curr Probl Pediatr Adolesc Health Care, 2018, 48(8): 198-201.

[33] 中国医师协会超声医师分会. 中国产科超声检查指南 (2019 版) [M]. 北京：人民卫生出版社, 2019.

[34] 马远珠, 毛婷, 陈圳荣, 等. 我国 21 省孕妇学校健康教育现状调查及创新分析 [J]. 中国妇幼卫生杂志, 2020, 11(3): 33-39.

[35] 崔丽净, 王谱新, 邹文霞, 等. 我国孕妇学校发展进路与研究前沿趋势的可视化分析 [J]. 中国妇幼卫生杂志, 2019, 10(5): 34-40.

[36] 徐燕, 杨越, 邱翠萍, 等. 孕妇学校健康教育管理模式研究进展 [J]. 中国健康教育, 2020, 36(6): 557-560.

[37] 刘晓晨, 田丽娟, 王昶. 我国患者隐私保护现状及对策 [J]. 中国当代医药, 2017, 24(18):13-15; 27.

[38] 杨琳, 李泽华, 吕宜灵. 妇产科护理操作中的患者隐私保护 [J]. 卫生软科学, 2013, 27(8): 502-505.

[39]Yang L, Li ZH, Lyu YL. Privacy protection of patients in nursing operations in the department of Obstetrics and Gynecology[J]. Soft Science of Health, 2013, 27(8): 502-505.

[40] 谭秋荣. 护理文书质量缺陷的调查与分析 [J]. 护理实践与研究, 2018, 15 (20): 12-14.

[41] 王密芳, 张飞飞, 李爱丹, 等. 重症护理文书质量控制信息反馈系统的设计与应用 [J]. 护理管理杂志, 2021, 21(4): 301-304.

[42] 冯璇, 周晓美, 蒋岩, 等. 基于任务驱动的结构化护理评估系统的构建与应用研究 [J]. 护士进修杂志, 2020, 35(17): 1543-1545.

[43] 金楚珍, 林佩颖, 柳秀丽, 等. 实时质控加图片质控在某三甲医院 ICU 轮转护士质控管理中的应用 [J]. 中医药管理杂志, 2021, 29(7): 178-180.

[44] 姚丽, 陈燕, 张志刚, 等. 国内护理领域信息化建设相关研究的可视化分析 [J]. 护士进修杂志, 2019, 34(7): 581-586.

[45] 中华医学会妇产科学分会产科学组. 产后出血预防与处理指南 (2014)[J]. 中华妇产科杂志, 2014, 49(9): 641-646.

[46] 刘兴会, 陈锰. 基于大数据的产后出血临床处理 [J]. 中国实用妇科与产科杂志, 2018, 34(1): 33-37.

[47] 刘兴会, 陈锰. 全球产后出血指南异同 [J]. 中国实用妇科与产科杂志, 2017, 33(6): 556-559.

[48] 朱方玉, 漆洪波. ACOG 实践简报 "产后出血 (2017 版)" 解读 [J]. 中国实用妇科与产科杂志, 2018, 34(6): 623-627.

[49] 程兰. 产后出血的研究进展 [J]. 国际妇产科学杂志, 2018, 45(2): 136-140.

[50] 吴雅娟, 单委, 蒋敏, 等. 产后出血的病因、诊断及治疗研究进展 [J]. 中华妇幼临床医学杂志 (电子版), 2018, 14(6): 740-744.

[51] 郑云燕, 王榕娟. 产后出血高危因素的分析与预见性护理 [J]. 国际护理学杂志, 2018, 37(9): 1212-1214.

[52] 刘兴会, 陈锰. 严重产后出血的早期预警 [J]. 中华妇幼临床医学杂志 (电子版), 2016, 12(5): 497-500.

[53] 张方芳, 徐永莲, 刘兴会, 等. 产后出血原因及相关危险因素 135 例临床分析 [J]. 实用妇产科杂志, 2014, 30(2): 144-146.

[54] 蓝根妹. 护理干预对产妇心理状态及产后出血的影响 [J]. 中国实用护理杂志, 2010, 26(21): 56-57.